Schattauer

Die digitalen Zusatzmaterialien haben
wir zum Download auf www.klett-cotta.de
bereitgestellt. Geben Sie im Suchfeld auf unserer
Homepage den folgenden Suchcode ein:
OM40180

Susanne Annies

Selbstwertübungen

Ein Arbeitsbuch für die Psychotherapie von Kindern, Jugendlichen und Erwachsenen

Schattauer

Dr. Susanne Annies
Psychologische Psychotherapeutin
Adalbert-Stifter-Str. 94
94145 Haidmühle
dr.susanne.annies@gmail.com

Besonderer Hinweis:
Die Medizin unterliegt einem fortwährenden Entwicklungsprozess, sodass alle Angaben, insbesondere zu diagnostischen und therapeutischen Verfahren, immer nur dem Wissensstand zum Zeitpunkt der Drucklegung des Buches entsprechen können. Hinsichtlich der angegebenen Empfehlungen zur Therapie und der Auswahl sowie Dosierung von Medikamenten wurde die größtmögliche Sorgfalt beachtet. Gleichwohl werden die Benutzer:innen aufgefordert, die Beipackzettel und Fachinformationen der Herstellerfirmen zur Kontrolle heranzuziehen und im Zweifelsfall Spezialist:innen zu konsultieren. Fragliche Unstimmigkeiten sollten bitte im allgemeinen Interesse dem Verlag mitgeteilt werden. Die Benutzer:innen selbst bleiben verantwortlich für jede diagnostische oder therapeutische Applikation, Medikation und Dosierung.
In diesem Buch sind eingetragene Warenzeichen (geschützte Warennamen) nicht besonders kenntlich gemacht. Es kann also aus dem Fehlen eines entsprechenden Hinweises nicht geschlossen werden, dass es sich um einen freien Warennamen handelt.

Schattauer
www.schattauer.de

Gestaltungskonzept: Farnschläder & Mahlstedt, Hamburg
Cover: Bettina Herrmann, Stuttgart
unter Verwendung einer Abbildung von adobe stock / Valerii Honcharuk
Gesetzt von Eberl & Koesel Studio, Kempten
Gedruckt und gebunden von Friedrich Pustet GmbH & Co. KG, Regensburg
Lektorat: Miriam Seifert-Waibel, Hamburg
Projektmanagement: Dr. Nadja Urbani
ISBN 978-3-608-40180-6
E-Book ISBN 978-3-608-12279-4
PDF-E-Book ISBN 978-3-608-20667-8

Bibliografische Information der Deutschen Nationalbibliothek
Die Deutsche Nationalbibliothek verzeichnet diese Publikation in der Deutschen Nationalbibliografie; detaillierte bibliografische Daten sind im Internet über http://dnb.d-nb.de abrufbar.

Dank

Zu großem Dank bin ich Frau Dr. Nadja Urbani vom Schattauer Verlag verpflichtet, die sich des Projekts angenommen und es mit zielgerichteten Fragen und Anmerkungen in die richtigen Bahnen gelenkt hat.

Familie und Freund:innen unterstützten dieses Projekt mit fachlichem Rat, Korrekturen, Rückmeldungen, Probelesen und einem langen Wochenende mit Photoshop-Arbeiten. Ein Riesendank geht dafür vor allem an Attiya, Bettina, Graziella, Hendrik, Jannis, Joshua, Max, Meison, Nicole, Regina und Sebastian!

Inhalt

1 Selbst, Selbstkonzept und Selbstwertgefühl in Psychologie, Psychotherapie und Neurowissenschaften

1.1 Einführung ins Thema

> »In its widest possible sense, however, a man's Self is the sum total of all that he CAN call his, not only his body and his psychic powers, but his clothes and his house, his wife and children, his ancestors and friends, his reputation and works, his lands and horses, and yacht and bank-account.«
>
> *(William James 2001 [1892], S. 44)*

William James (1842–1910)[1], einer der amerikanischen Urväter der Psychologie, beschrieb bereits 1890 das Selbst (»Self«) als das Wissen um unsere eigene Person. Er unterschied zwischen dem Ich (»I«) und dem Mich (»Me«). Es geht hier unter anderem um die Frage, wer spricht, wenn jemand sagt: »Ich halte mich nicht für wertvoll.« Das Ich gilt bei James als reflektierendes, selbstaufmerksames Bewusstsein, währenddessen das Mich das Selbstkonzept umfasst, mit all seinen Gefühlen, Körperempfindungen, Erinnerungen und Gedanken.

Der *dtv-Atlas zur Psychologie* nennt das Selbst unser individuelles Vergegenwärtigungssystem. Die Entwicklung eines Selbst im Sinne von Selbstbild, Selbstwertgefühl usw. sei ein lebenslanger Prozess (vgl. Benesch 1987, S. 468). Das *Lexikon der Psychologie – Dorsch* (Wirtz 2021) definiert das Selbst als selbstbezogenes Wissen. Das Selbstkonzept wird definiert als ein System aus kognitiven und affektiven Einstellungen zu sich selbst. Es geht also um die Frage, wer ich bin, was ich über mich denke und glaube, was ich fühle, was ich mag, was ich kann, was ich gerne mache und wovon ich träume. Das Wissen über unser Selbst, respektive das, was wir von uns glauben, ist eine Art Informationssammlung, die sich durch unsere Interaktionen mit unserer Umwelt,

---

1 Bei noch lebenden Persönlichkeiten werden im Folgenden die Lebensdaten nicht angegeben.

unseren Mitmenschen, unserem Körper und unserem Bewusstsein entwickelt (vgl. Bukowski 2019; Neisser 1988).

FALLBEISPIEL 1

Mia[2] ist 9 Jahre alt, als die Grundschullehrerin auf dem Elternsprechtag der Mutter mitteilt, dass sie glaubt, Mia sollte der Schulpsychologin vorgestellt werden. Mias Mutter ist zwar erschrocken, aber nicht überrascht. Bereits im Kindergarten wurde deutlich, dass Mia ein schüchternes und ängstliches Mädchen ist, welches sich schwertut, mutig und selbstsicher zu agieren. Sie steht hinter anderen Kindern zurück, bleibt oft stumm, obwohl ihre sprachliche, motorische und intellektuelle Entwicklung unauffällig ist. Sie verweigert den Sportverein, weil sie zu viel Angst hat. Auch in der Grundschule und im Klassenzimmer ist Mia zurückhaltend und traut sich nicht, sich zu melden. Wenn ihre Mutter oder ihr Vater sie fragen, warum sie sich nicht melde, sagt Mia: »Ich sage vielleicht etwas Doofes und dann lachen die anderen Kinder. Ich kann nicht so gut erklären wie die anderen.«

Das Selbstkonzept eines Menschen entwickelt sich bereits im Säuglingsalter, wenn Babys bemerken, dass sie Gegenstände bewegen können und sich daran erfreuen. Mit zunehmenden Monaten sind Kleinkinder in der Lage, sich im Spiegel zu erkennen, und haben eine Vorstellung von Geschlecht und Alter. Das Kindergarten- und Vorschulalter ist in der Regel dadurch geprägt, dass sich Kinder unrealistisch positiv wahrnehmen (z.B.: »Ich kann schon bis 100 zählen!!! Hör mal: 1, 2, 3, 4, 5, 7, 8, 10, 11, 13, 14, 20, 30, 40, 100!«). Im Grundschulalter setzt dann zumeist eine differenzierte Wahrnehmung des Selbst, seiner Attribute und Fähigkeiten, ein (vgl. Siegler et al. 2021).

Vor diesem Hintergrund ist einerseits verständlich, dass Mia als Grundschulkind einen kritischen Blick auf sich und ihre Fähigkeiten hat. Andererseits wird deutlich, dass Mias kritisches Selbstkonzept bereits sehr früh, vermutlich im Kindergartenalter, entstanden ist und sie sich schon lange nicht traut, mutig und selbstbewusst zu agieren. Hier behindert ihr kritisches Selbstkonzept ein unproblematisches Agieren in der Schule und ihre Schullaufbahn. Viele unserer kleinen und großen Patient:innen hadern mit dem Selbstwert, und das oft schon einige Jahre.

FALLBEISPIEL 2

Martin ist 17 Jahre alt, als er das erste Mal entscheidet, in Psychotherapie zu gehen. In den letzten Monaten war er oft sehr niedergeschlagen und dachte sogar über Selbstmord nach. Er geht in die zwölfte Klasse eines Gymnasiums, was er unproblematisch schafft. In seiner Freizeit zockt er gerne und geht vier Mal die Woche ins Fitnessstudio. Das macht er schon mehrere Monate und isst besonders eiweißreich, um endlich mehr Muskeln aufzubauen. Martin hat zwei Onlinekumpel, mit denen

2 Alle Patientenangaben in diesem Kapitel sind anonymisiert und verfremdet. Die Namen und Umstände wurden verändert.

er ein Fantasyspiel zockt, zu seinen Klassenkamerad:innen oder Fitnessstudiokolleg:innen hat er aber wenig Kontakt. Er hatte noch keine Freundin, obwohl er sich seiner Heterosexualität sicher ist und sich auch schon öfter verliebt hat. In der psychotherapeutischen Exploration erweist sich seine langjährige Schüchternheit, Scham und sein Rückzugsverhalten als problematisch. Er sagt über sich: »Ich bin viel zu lang und dünn. Ich kann den Mädels nichts bieten. Was soll ich denn auch sagen?!« Martin möchte gerne selbstbewusster werden und träumt davon, auch mal auf ein Musikfestival zu gehen, wo er mit anderen jungen Männern und Frauen ausgelassen tanzen und feiern kann – was er sich bisher nicht zutraut.

In dieser Fallskizze zeigt sich die Besonderheit des Jugendalters: Der Körper, seine Attraktivität und die sozialen Vergleiche rücken mehr in den Vordergrund. Das Selbstkonzept beginnt sich auszudifferenzieren, ist oft noch ambivalent und erstreckt sich nicht nur auf persönliche und interpersonelle Fähigkeiten sowie innere Attribute, sondern zusätzlich auch auf die körperlichen (vgl. ebd.). Viele Jugendliche und oft auch Erwachsene hadern mit ihrer körperlichen Erscheinung, gerade vor dem Hintergrund unrealistischer und unerreichbarer Schönheitsideale in der westlichen Welt und in den sozialen Medien. Dies beginnt teils im Grundschulalter, wenn auch die Jugend das besonders vulnerable Alter für die Entstehung von körperbezogenen psychischen Erkrankungen, wie Essstörungen, ist. Dabei spielt der Selbstwert als Vulnerabilitätsfaktor eine entstehungsbegünstigende Rolle (vgl. Legenbauer & Bühren 2021). Das Problem am negativen Selbstkonzept und in der Folge am niedrigen Selbstwertgefühl sind der Zusammenhang mit einem verminderten Wohlbefinden und psychischen Störungen, gerade Depressionen, Angst- und Essstörungen (vgl. Potreck-Rose & Jacob 2016; Hilbert et al. 2019; Sarubin et al. 2020; Orth & Robins 2014, 2022).

FALLBEISPIEL 3

Frau Meier ist 63 Jahre alt und kommt zum ersten Mal in ambulante Psychotherapie, nachdem sie aufgrund einer rezidivierenden depressiven Erkrankung, einer posttraumatischen Belastungsstörung und einer chronifizierten Schmerzstörung in einer stationären psychosomatischen Klinik behandelt wurde. Dort habe sie ihr inneres Kind entdeckt, ein sehr verletztes Wesen, so beschreibt es die Patientin. Frau Meier ist schwer rheumatisch erkrankt und hat chronische Schmerzen. Sie ist zum zweiten Mal verheiratet und hat zwei erwachsene Kinder. Der Lebensweg kann als traumatisch beschrieben werden, mit diversen Gewalterfahrungen in der Herkunftsfamilie und in den Partnerschaften. Ihre aktuelle Ehe ist trotz aller Streitigkeiten und Abwertungen relativ stabil. Frau Meier leidet darunter, dass sie ihrem üblichen Fleiß und Arbeitsstreben nicht mehr konsequent nachgehen kann. Aufgrund ihrer körperlichen Einschränkungen kann sie ihren erlernten Beruf nicht mehr ausüben und denkt über Frührente nach. Sie sagt erschöpft und traurig über sich: »Ich bin ein Nichts. Eigentlich schon immer.«

Auch in dieser Fallskizze begegnen wir dem Zusammenhang von Selbstkonzept und psychischer Erkrankung. Wir sehen eine schwer kranke Frau, die bisher gut »funktionierte« und zuvor niemals stationäre oder ambulante Psychotherapie in Anspruch nahm. Im Zusammenhang mit der Exazerbation einer körperlichen Erkrankung als Stressor brach die Patientin jedoch zusammen. Eine wichtige Ressource und Selbstwertquelle der Person, ihre Arbeit, ist weggefallen. Damit wird ihr Selbstkonzept infrage gestellt. Viele Patient:innen mit einem negativen Selbstkonzept im Sinne negativer Grundannahmen über sich (vgl. Beck 1999) haben dieses negative Bild von sich aufgrund schwieriger Erfahrungen früh erworben. Oft schaffen sie es aber über weite Strecken, dies mittels bestimmter Ressourcen, Regeln und Verhaltensweisen zu kompensieren. Stellen sich hier Veränderungen ein, zum Beispiel Verluste und Krisen, kommt es häufig zu einer psychischen Dekompensation. So kann die Patientin in diesem Fall ihrer Arbeit nicht mehr nachgehen, wodurch das subjektive Erleben, ein Nichts zu sein, intensiviert wird. Die Arbeit war eine wichtige Säule des Selbstwerts und eine Kompensationsmöglichkeit für das negative Selbstkonzept.

FAZIT

Selbstkonzept und Selbstwert werden früh geprägt. In jungen Jahren ist ein negatives, teils unklares oder kritisches Selbstkonzept zwar relativ normal, stellt jedoch einen Vulnerabilitätsfaktor für psychische Erkrankungen dar. Auch wenn Patient:innen Strategien entwickeln, ihr negatives Selbstkonzept zu kompensieren und zu bewältigen, stellen Entwicklungsaufgaben, Krisen und Verlusterfahrungen Herausforderungen dar. Unter diesen Stressoren kommt es häufig zu einer Dekompensation. Dies ist dann oft der Startpunkt für eine Psychotherapie.

1.2 Selbst, Selbstkonzept und Selbstwertgefühl in der Entwicklungspsychologie

> »Human nature is not a machine to be build after a model [...], but a tree which requires to grow and develop itself on all sides, according to the tendency of the inward forces which make it a living thing.«
>
> *(John Stuart Mill 1851, S. 107)*

Der britische Philosoph John Stuart Mill (1806–1873) war ein Freiheitsdenker. Er glaubte an die freie und individuelle Entwicklungskraft eines jeden Menschen. Diese Möglichkeit zur freien Entwicklung forderte er von der Gesellschaft und der Politik. Die Entwicklungspsychologie beschreibt die Phasen dieser Entwicklung, der Selbstwerdung (vgl. Kegan 1994; Oerter & Montada 2008; Greve 2018; Thomsen et al. 2018; Lohaus & Vierhaus 2019; Siegler et al. 2021): Bereits im Säuglingsalter entwickelt sich ein erstes rudimentäres Selbstkonzept. Über die Wahrnehmung des eigenen Körpers – etwa die Fähigkeit, ein Spielzeug zu bewegen oder mittels Weinen und Schreien die Nähe der Eltern zu regulieren – erlebt sich der Säugling um den achten Lebensmonat zunehmend als eigenständige, abgetrennte Entität. Dies kann als soziale Kognition und Entwicklungsvorstufe der *Theory of Mind*[3] begriffen werden (vgl. Astington & Edward 2010; Sommerville 2010; Moore & Corbit 2019). Bei autistischen Kindern nimmt man hingegen ein vermindertes Selbstbewusstsein, eine verminderte Wahrnehmung des Selbst, an. Bei gesunden Kindern werden die Interaktionen mit Bezugspersonen über geteilte Aufmerksamkeit und über Objektreichungen zum Spielen zunehmend intensiver.

Sich selbst im Spiegel zu erkennen (z.B. Rouge-Test[4]), gelingt ungefähr ab dem 18. Lebensmonat und zeugt von der inneren Abbildung des Selbst in der Erinnerung und der Entwicklung eines Selbstkonzepts. Rochat (2003) postuliert in Bezug auf das Selbstbewusstsein und die Spiegelerkennung ein fünfstufiges Modell (*Five-Levels of Self-Awareness*). Aus Konfusion (Stufe 0), einem undifferenzierten Zustand, entwickelt sich das metakognitive und reflektierte Selbstbewusstsein (»Ich bin Ich. Andere nehmen mich auf eine bestimmte Weise wahr«, Stufe 5), und zwar über die Differenzierung (»Da ist ein Spiegelbild!«, Stufe 1), die Situationserkenntnis (»Ich bin das im Spiegelbild!«, Stufe 2), die Identifikation (»Ich kann mich wieder und klarer im Spiegel erkennen und identifizieren!«, Stufe 3) und die Permanenz (»Ich kann mich im Spiegel, auf Fotos von früher und auch in Videos erkennen!«, Stufe 4). Das metakognitive Ich-Bewusstsein entwickelt sich erst ab ca. dem fünften Lebensjahr. Aufgrund unterschiedlicher Ergebnisse des Rouge-Tests in unterschiedlichen Kulturen ist man sich einig, dass es einen kulturellen Einfluss darauf gibt, wie Kinder über sich selbst und ihre Umwelt denken.

Das Wiedererkennen auf Fotografien gelingt ungefähr ab 24 Monaten. Auch Autonomiewünsche, die mit Selbstbehauptung und Durchsetzung eigener Ziele einhergehen, nehmen in dieser Zeit immer mehr zu. Mit dem Spracherwerb beginnt dann die Narration der eigenen Lebensgeschichte, die zusätzlich vom Selbstbewusstsein zeugt. So wird das Selbstkonzept in der Kindheit immer komplexer. Die Interaktionen und Bindungserfahrungen mit Bezugspersonen geben den Kindern eine Rückmeldung über das, was andere von ihnen glauben, was sie für sie empfinden und welche Gefühle diese ihnen entgegenbringen. Neben diesem Einflussfaktor auf das Selbstkonzept werden jedoch auch genetische, kulturelle, geschlechtsspezifische Aspekte, körperliche Attraktivität und die eigenen Selbstzuschreibungen als weitere Einflüsse diskutiert.

Kinder im Kindergarten- und Vorschulalter haben in der Regel eine überaus positive Sicht auf sich selbst, wobei dies eine gute, motivierende Grundlage zur Exploration

---

3 Die *Theory of Mind* beschreibt die Fähigkeit, mentale Vorgänge wahrzunehmen, zu verstehen und als Ursache von Handlungen einzuordnen – bei sich selbst und anderen Menschen.

4 Dem Kind wird von Versuchsleiter:innen ohne dessen Kenntnis ein Punkt im Gesicht angebracht. Versucht das Kind, den Punkt zu entfernen, wenn es sich im Spiegel erblickt, spricht das dafür, dass es sich selbst erkannt hat.

des eigenen Lebensraums darstellt. Warum diese positive Selbstsicht vorhanden ist, ist nicht abschließend geklärt. Eine unvollständige *Theory of Mind* (vgl. Knopf & Mack 2007) kann als Ursache vermutet werden, sodass die eigene Vorstellung mit der Realität verwechselt wird. Selbstbeschreibungen in diesem Alter sind oft sehr konkret und beziehen sich auch auf Vorlieben (z. B. »Ich bin sehr groß und ich kann super Fußball spielen«). Erst im Grundschulalter wird die Selbstwahrnehmung langsam differenzierter und damit kritischer (z. B. »Ich kann gut lesen und schreiben, aber Rechnen verstehe ich nicht so gut. Da sind meine Noten schlechter. Mein Freund kann das viel besser als ich. Er ist auch beliebter als ich«).

Mit zunehmendem Alter können Kinder Konzepte höherer Ordnung bilden, im Teenageralter zunehmend abstrakt denken und damit ein umfassendes und zusammenhängendes Bild von sich selbst entwickeln. Auch der soziale Vergleich sowie das sich Ausprobieren in verschiedenen Lebensbereichen nehmen immer mehr zu. Diese Entwicklung hin zu einem kritischen, differenzierten Selbstkonzept, welches für unterschiedliche Lebensbereiche unterschiedlich aussehen kann (z. B. für Leistung, Freundschaften, Werte, Elternbeziehung), setzt sich über die Adoleszenz fort. Man spricht auch von erarbeiteter Identität, einer Art idealem Endpunkt des Selbstkonzepts. Im Gegensatz dazu stehen eine übernommene, eine kritische/unentschiedene oder eine diffuse Identität (vgl. Erikson 1979, 1981; Marcia 1980). Die Selbstfindung, das Bilden eines Selbstkonzepts beziehungsweise einer eigenen Identität, gerade in Abgrenzung und Verbundenheit zu anderen, kann zu emotionalen und kognitiven Identitätskrisen führen. Negative oder verwirrende Selbstwertgefühle gehören in der Adoleszenz dazu, genauso wie ein starker Egozentrismus und das Beschäftigt-Sein mit den Wirrungen des Selbst und seiner Außenwirkung. Durch ein einfühlsames und erklärendes Umfeld kann es leichter gelingen, die Komplexität des menschlichen Selbst und Seins zu verstehen und in das eigene Selbstkonzept zu integrieren. Als erschwerende Bedingungen der Identitätsfindung gelten Faktoren wie: einer ethnischen oder ausgegrenzten Minderheit anzugehören oder in einem gewaltbereiten Umfeld groß zu werden. Erst mit den Jahren, im Erwachsenenalter, wird das Selbstkonzept stabiler und differenzierter (vgl. Orth & Robins 2014). Dabei sind sich Erwachsene ihrer verschiedenen Anteile und Säulen der Identität (vgl. Petzold 2012) zunehmend bewusster. Der Selbstwert stabilisiert sich sukzessive bis zum 30. Lebensjahr, bis er mit zunehmendem Alter wieder etwas sinkt. Die möglichen Selbstbilder, Konzepte und Ressourcen, die Lebensentwürfe und Möglichkeiten können bis zum eigenen Tod reflektiert, umgesetzt oder als Ausgleich für schwächer werdende Anteile benutzt werden (vgl. Hannover & Greve 2012).

Als Herausforderungen für die Entwicklung des Selbst werden vielfältige soziokulturelle und biopsychosoziale Faktoren diskutiert. Das Temperament eines Kindes wird als *trait*-Variable gesehen und ist mit verschiedenen Entwicklungsherausforderungen assoziiert (vgl. Kristal 2005). Die Langzeitstudie der Universität von Otago in Neuseeland, auch *Dunedin Multidisciplinary Health and Development Study* genannt, untersucht bis zum heutigen Tag über 1000 Menschen, die 1972/73 in der Stadt Dunedin in einem bestimmten Krankenhaus geboren wurden (vgl. Belsky et al. 2020). In Interviews werden ihre psychologische und physiologische Entwicklung und Gesundheit untersucht. Ein Ergebnis der Studie, welches sich auch auf die Langzeitstudien von Thomas & Chess (1977) und Bronfenbrenners ökosystemischen Ansatz (1981) bezieht, besagt, dass sich die vermutlich genetisch determinierten Temperamenteigenschaften gerade der gehemmten und der untersteuerten Kinder (in Bezug auf Impulse und Affekte) als Persönlichkeitsanteile langfristig manifestierten und bis ins Erwachsenenalter größtenteils als stabil erweisen. Gleiches zeigte sich im Hinblick auf die damit zusammenhängende Selbstkontrolle. Warum jemand die Richtung, die ihm genetisch, biologisch oder sozial vorgegeben wurde, verlassen kann, ist nicht geklärt. Es gibt Hinweise darauf, dass frühe positive intime Beziehungen und Interaktionen auch das Verhalten und seine Richtung ändern können (vgl. Belsky et al. 2020).

Gilt das Jugendalter, wie oben erwähnt, als herausfordernde Phase für die Entwicklung des Selbstkonzepts, so sind mit zunehmendem Alter – einhergehend mit möglichen Erkrankungen, Ausscheiden aus dem Arbeitsleben, dem näher rückenden Tod, Stressoren und Verlusten – das Selbstkonzept und der Selbstwert erneut Herausforderungen ausgesetzt. Eine Erkrankung kann beispielsweise dazu führen, dass bestimmte Interessen und Wertvorstellungen nicht mehr verfolgt werden können oder gar von einer verkürzten Lebensperspektive ausgegangen werden muss. Das bisherige Selbstkonzept muss eventuell angepasst oder flexibilisiert werden, wenn die Veränderungen nicht marginalisiert oder akzeptiert werden können. Vielfältige Ressourcen scheinen diesen Prozess der Anpassung zu erleichtern. In Carl Gustav Jungs Modell der Individuation, auch Individuationsprozess genannt (vgl. Fromm et al. 2018, S. 144 ff.; Kast 2019), geht es hingegen nicht um Anpassung, sondern um Integration und Werdung, die Reifung zum und Bewusstwerdung des wahren Selbst als Höhepunkt der menschlichen Entwicklung im Alter.

FAZIT

Vielfältige – biologische, soziale und psychologische – Faktoren wirken auf unser Selbst ein. Bereits im Säuglingsalter beginnt die Entwicklung eines Selbstkonzepts über die Interaktionen mit dem eigenen Körper, den Bezugspersonen und der Umwelt. Während in der frühen Kindheit das Selbstkonzept eher sehr positiv ausgeprägt ist, beginnt im späteren Kindes- und Jugendalter mit zunehmenden sozialen Vergleichen und abstrakterem Denken eine erste kritische Phase seiner Entwicklung. Mit dem Erwachsenenalter kann sich mehr Stabilität einstellen, aber durch Krankheit, Verluste und nahenden Tod ergeben sich erneut kritische Phasen für das Selbstkonzept und den Selbstwert. Psychotherapeutisch bieten sich damit verschiedene Ansatzpunkte. Ein vielfältiges, konstruktives, integratives Selbstkonzept kann erarbeitet und unterstützt werden, die Ressourcen und das Selbstwirksamkeitserleben können über Handlungsorientierung, Akzeptanz oder Reflexion gestärkt werden.

1.3 Selbst, Selbstkonzept und Selbstwertgefühl in der Philosophie und frühen Psychologie

»[...] But when it comes to being DeLa it's just me, myself and I.«
(De La Soul 1989)

Die US-amerikanischen Hip-Hop-Band De La Soul rappte 1989 auf ihrer Single *Me, Myself and I* über das Selbst – und trägt damit einen Diskurs weiter, der tief verwurzelt ist. Bereits vor 2000 Jahren wurde schon über das Selbst nachgedacht. Im Hinduismus und den vedischen Schriften (ca. 2000 v. Chr.) wird der oder das *Atman* oder *Atma* als das ewige Selbst definiert (vgl. Müller 1879; Dimock et al. 2023). Das Wort ist mit dem deutschen Atem verwandt. *Atman* ist Bewusstsein und verbunden mit *Brahman*, dem göttlichen Urgrund. Hiervon unterschieden wird *Jiva* als individuelle Persönlichkeit und unsichtbarer Körper. Im Buddhismus hingegen wird die Existenz eines unabhängigen, aus sich heraus bestehenden Selbst bezweifelt, da alles als veränderlich und vergänglich angesehen wird. Das Nicht-Selbst heißt *Anatta* oder *Anatman*. Aber tief in jedem Menschen gebe es die Buddha-Natur, das wahre Selbst, zugänglich in der Erleuchtung (vgl. Dalai Lama 1996; Oldenberg 1993; Schittko 2019). Allein an diesen kurzen Beschreibungen sehen wir, dass das Nachdenken über unser Selbst und unser Bewusstsein eine jahrtausendealte Tradition hat.

Das Orakel von Delphi war im antiken Griechenland eine wichtige Stätte kultischer Weissagung. Am Apollontempel gab es laut Überlieferung folgende altgriechische Inschrift: *gnothi seauton* (ins Deutsche übersetzt: Erkenne Dich selbst). Die Bedeutung des Satzes wird als Aufforderung zur Selbsterkenntnis, zur Erkenntnis der eigenen Fähigkeiten und Begrenztheit gedeutet. Diese Inschrift respektive ihre Nachwirkungen in den Schriften griechischer Philosophen, etwa bei Sokrates, bezeugen den uralten Wunsch des Menschen, sein Selbst zu verstehen (vgl. Carrera 2020; Fröhlich 2018, 2021).

Die Psychologie ist ursprünglich eine Geisteswissenschaft gewesen und zunehmend eine Naturwissenschaft geworden. Die ihr zugrundliegenden Denkströmungen wurzeln in der indoasiatischen Philosophie und der Antike. Kein Wunder, dass sich Albert Ellis (1913–2007), Begründer der Rational-Emotiven Verhaltenstherapie, auf Ideen des stoischen Philosophen Epiktet berief. Der hatte gesagt, dass es nicht die Dinge selbst sind, die uns beunruhigen, sondern die Vorstellungen und Meinungen von den Dingen. Auch Aaron T. Beck (1921–2021), Begründer der Kognitiven Therapie, berief sich auf antike Denker wie Platon, Sokrates und die Stoiker (vgl. Evans 2012, S. 18 ff.). Carl Gustav Jung (1875–1961) wiederum brach 1937 zu einer spirituellen Reise nach Indien auf und forschte in Asien und im Buddhismus zum Selbst und zu Ähnlichkeiten dieser Konzepte mit jenen der Psychoanalyse (vgl. Wilhelm & Jung 2005). Der Psychoanalytiker Erich Fromm (1900–1980) wiederum verglich die Transformation des Bewusstseins in der Psychoanalyse mit dem Zen-Buddhismus (vgl. Fromm et al. 1971 [1960]).

In ihrer wunderbaren wissenschaftshistorischen Betrachtung des Selbstbegriffs in Psychologie und Psychotherapie beschreibt Christiane Ludwig-Körner (1992) die lange

Tradition der Betrachtung des Selbst. Hierzu greift sie auf die Wurzeln der Psychologie zurück, nämlich auf die griechisch-römische und die moderne Philosophie seit René Descartes (1596–1650). Im Folgenden stellt sie den Selbstbegriff in der Psychologie des 19. und 20. Jahrhunderts dar. Wir begegnen Begriffen wie Selbst, Person, Identität, Bewusstsein, Ich und Seele. Es gab und gibt Streitigkeiten, ob der Begriff des Selbst notwendig sei (vgl. Allport 1983, S. 40), gar eine erspürbare Entität vorgaukele, die es so gar nicht gebe. In den philosophischen Schulen seit Descartes steht die Frage im Raum, ob und wie das Selbst von der transzendenten Seele, dem Körper und seinen Sinnesempfindungen, dem Bewusstsein und den Interaktionen mit anderen und der Welt zu trennen sei. Descartes plädierte für Entität. Für Immanuel Kant (1724–1804) bildete dagegen der Verstand im Zusammenspiel mit den Sinnen die Grundlage von Erkenntnis. Das transzendentale Selbstbewusstsein, ein abstrahiertes Bewusstsein für das eigene Denken, ist nach Kant die Grundlage des eigenen Denkens (Kant 2016 [1787]). Er forderte einen kritischen Verstand, wie er zum Beispiel im kategorischen Imperativ als ethischer Handlungsmaxime deutlich wird (Kant 1990 [1900 ff.], AA IV, S. 421). Philosophen wie Friedrich Nietzsche (1844–1900) als Vertreter des Nihilismus, Sören Kierkegaard (1813–1855) als Vertreter der Existenzphilosophie und Arthur Schopenhauer (1788–1860) als Vertreter des Idealismus beschäftigten sich mit der Suche nach dem wahren Selbst in einer eher kollektivistisch geprägten Zeit (vgl. Rathgeb 2022).

In den Anfängen der Psychologie begegnen wir dann wieder William James, der zwischen dem *Ich*, unserem Selbstbewusstsein, und dem *Mich*, unserem empirischen Selbstkonzept, trennt (James 1890, S. 291 ff.). Das Ich erscheint als unser pures Selbst, unser Selbstbewusstsein – unteilbar, transzendent, wurde es auch mit dem Begriff der Seele assoziiert. Das Mich ist das, was als zugehörig zum Ich begriffen wird. Zum Mich gehören Bereiche wie das Körper-Selbst, das soziale Selbst und das geistige Selbst als empirische Bereiche des Mich, die wir als Teil von uns begreifen. James, der mit Sigmund Freud bekannt war, gilt heute als Urvater der amerikanischen Psychoanalyse. Die Psychologie und Psychotherapieschulen haben sich in ihren diversen Fachbereichen mit dem Begriff des Selbst beschäftigt (vgl. Ludwig-Körner 1992, S. 9). Aus heutiger psychologischer Sicht haben sich das Selbst und das Selbstkonzept gegen Begriffe wie Seele, Ich oder Person als Modelle durchgesetzt. Dies ist eine Kombination aus phänomenologischer und naturwissenschaftlicher Betrachtung.

Wie in Kapitel 1.1. beschrieben, wird das Selbst als unser Bewusstsein *für uns* und das Wissen *über uns* definiert (vgl. Benesch 1987, S. 468; Thomsen et al. 2018; Wirtz 2021), das Selbstkonzept als unser Selbstbild. Es geht also um unsere Einstellungen zu und Ideen über uns selbst, zu unseren Eigenschaften und Fähigkeiten, unserem Körper, unseren sozialen und geistigen Möglichkeiten und Erfahrungen. Dies kann etwas Generelles sein (z. B. »Ich bin ein hilfsbereiter Mensch«) oder etwas Spezifisches (z. B. »Ich kann Englisch sprechen«). Der Selbstwert wird als unsere subjektive Bewertung unseres Selbstbilds beschrieben (z. B. »Ich mag mich« oder »Ich kann mich nicht akzeptieren, wie ich bin. Ich lehne mich ab«). Das Selbstwertgefühl ist die damit zusammenhängende Gefühlskomponente, die aus der Bewertung unseres Selbstbilds entsteht. Das Selbstwertgefühl wird oft gleichgesetzt mit Selbstsicherheit oder Selbstvertrauen.

FAZIT

Der Mensch denkt schon lange über sich selbst nach, wer, wie und was er ist, welches Bewusstsein, welche Grenzen und Möglichkeiten ihm innewohnen. Seit Tausenden von Jahren beschäftigt sich die Philosophie und seit dem 19. Jahrhundert die Psychologie mit dem Begriff des Selbst, des Selbstkonzepts und des Selbstwerts. Das Selbst hat sich gegen Begriffe wie Seele, Ich oder Person durchgesetzt. Das Selbstkonzept oder Selbstbild ist hingegen die kognitive Selbstkonzeptualisierung unseres Selbst, das Selbstwertgefühl die affektive Komponente.

1.4 Selbst, Selbstkonzept und Selbstwertgefühl in der Psychoanalyse

»Die Psychoanalyse ist ein Werkzeug, welches dem Ich die fortschreitende Eroberung des Es ermöglichen soll.«

(Sigmund Freud 1992 [1923], S. 292)

Der Selbstbegriff in der psychoanalytischen Theorie kann als dynamisches Konstrukt verstanden werden, welches sich über die Lebensphasen entwickelt und die Identität und die Erfahrungen des Individuums umfasst. Die vielfältige und lange Geschichte der Psychoanalyse (vgl. Kriz 1989; Ludwig-Körner 1992), die hier nur in kurzen Ausschnitten über das Selbst dargestellt werden kann, hat ihren Ursprung in Österreich und wurde von dort über die Emigrations- und Fluchtbewegungen durch die Aggression und Judenverfolgung Nazideutschlands in die USA und Großbritannien getragen. Der österreichische Mediziner Sigmund Freud (1856–1939) kann als ihr Vater bezeichnet werden. Auf ihn geht auch das Strukturmodell der Psyche zurück. Freud entwickelte über die Hypnose, das unzensierte Sprechen (freie Assoziation) und die Traumdeutung die psychoanalytische Behandlung zur Bewusstwerdung des Unbewussten, um Traumata, Konflikte und Affekte auszudrücken, zu verstehen und zu heilen. Träume interpretierte er als Begegnung mit und als Wunscherfüllung des Unbewussten, das während des Traums in kreativer und entfremdeter Weise deutlich wird. Traumdeutung sei demnach auch der Weg zum Verständnis unseres Unbewussten, das in unserem Selbst ein Zuhause hat (Freud 1971).

In Freuds Strukturmodell der Psyche mit den drei Instanzen Ich, Es und Über-Ich finden das Selbstbewusstsein, die Selbsterkenntnis und das Selbstbild des Menschen zusammen, der sich in seiner kindlichen Entwicklung als abgetrennt von anderen identifizieren lernt (Freud 1975, 1984). Teils beschrieb Freud das Ich auch als Ich-Selbst. Das Ich hat nach Freud eine Vermittlerrolle zwischen den Einflüssen und Anforderungen der Umwelt und den Reaktionen des Es und Über-Ich. Letztlich kann von einem Kräftespiel dieser drei Instanzen gesprochen werden. Im Es seien die Triebe, die Bedürfnisse und Affekte als Unbewusstes beheimatet. Im Über-Ich, welches dem Bewusstsein teils zugänglich, teils verborgen sei, fänden sich die Gebote und Verbote der Eltern und der Gesellschaft sowie die Angst des Kindes. Durch diese Gefühlskomponente sei das Über-Ich auch Teil des Es.

Sigmund Freuds Tochter Anna Freud (1895–1982) führte sein Werk fort und prägte die Kinderpsychoanalyse und die Ich-Psychologie (Freud 1980). Sie überwarf sich mit der österreichisch-britischen Psychoanalytikerin Melanie Klein (1882–1960), die auch die Spieltherapie weiterentwickelte. Klein formulierte eine psychoanalytische Entwicklungstheorie und die Objektbeziehungstheorie mit Fokus auf die prägenden unbewussten Anteile (Objekte) des Kindes in der Interaktion mit der Mutter. Diese Objekte sind die Repräsentanten der Affekte und Bedürfnisse des kindlichen Selbst (vgl. Kohrs & Boll-Klatt 2019).

Der Selbstbegriff durchlief in der weiteren Geschichte der Psychoanalyse durch ihre zahlreichen Protagonist:innen eine Vielzahl an Definitionen und theoretischen Beschreibungen (vgl. Ludwig-Körner 1992). Eine Weiterentwicklung der Ich- und Selbst-Psychologie erfolgte durch die österreichisch-amerikanischen Psychoanalytiker Heinz Hartmann (1894–1970) und Heinz Kohut (1913–1981). Hartmann (1977) etwa prägte die Ich-Psychologie, indem er zwischen dem Selbst und dem Ich differenzierte. Das Selbst ist nach Hartmann das Gesamtsystem des Menschen, seines Körpers und seines psychischen Apparats. Es wird auch als Person benannt. Das Ich beschreibt er hingegen als ein Teilgebiet der Persönlichkeit, das durch seine Funktionen bestimmt wird (ebd., S. 120). Das Ich als Instanz bleibt bei Hartmann bestehen. Ich-Funktionen sind zum Beispiel Wahrnehmung, Realitätsprüfung, Kontrolle, Charakter, Handeln und Denken.

Kohut wiederum sah das Selbst als Zentrum der psychologischen Erfahrungen eines Menschen, welches sich sukzessive aus Selbstkernen in der Interaktion mit Bezugspersonen und Bedürfniserfahrungen als kohärentes System entwickelt (vgl. Strozier et al. 2021). Ein starkes Selbst und ein starker Selbstwert ergeben nach Kohut einen gesunden Narzissmus. Er ging über die Triebtheorie Freuds hinaus und formulierte die Bedeutung der Bedürfnisse nach Spiegelung, Bestätigung und Zugehörigkeit des Kindes durch die Eltern (»Glanz im Auge der Mutter«; vgl. Ludwig-Körner 1992, S. 276). Ein autonomes, gesund-narzisstisches Selbst, ein gesundes Selbstwertgefühl und eine gute Selbstregulation entwickelten sich aus einer bestätigenden, regulierenden Interaktion mit den Eltern, wodurch die Fähigkeit zur Selbstregulation der genannten Bedürfnisse ausgebildet werden könne. Ein pathologischer Narzissmus entsteht nach Kohut über die fehlende Bedürfnisbefriedigung und die dadurch gehemmte Entwicklung des Selbst, was auch als Strukturdefizit beschrieben wird (Kohut 1976, 1981; vgl. Siegel 1996).

Mit dem österreichisch-amerikanischen Psychiater Otto Kernberg entstand die Übertragungsfokussierte Psychotherapie (Transference-Focused Psychotherapy; vgl. Yeomans et al. 2017; Caligor et al. 2018). Fokus der Therapie ist die Integration von abgespaltenen Teilen des Selbst und der Objekte in die Selbstrepräsentation. In Abgrenzung zu Sigmund Freud entwickelten sich ab 1912 die tiefenpsychologischen Strömungen (= in die Tiefen der Seele, ins Unbewusste; vgl. Wirtz 2021). Besonders prägend waren der Schweizer Psychiater Carl Gustav Jung und der österreichisch-amerikanische Mediziner Alfred Adler (1870–1937). Jung entwickelte die analytische Psychologie. Seines Erachtens umfasst das Selbst das Bewusste, das Unbewusste und das Potenzial, die Anlagen, eines Menschen (Jung 2022). Das Selbst könne als ein Strukturprinzip gesehen werden, welches die gesamte Psyche, die Person an sich mit ihrem Bewusstsein, dem Unbewussten und den prägenden Archetypen umfasst. Es strebe zur Selbstverwirklichung im Sinne eines Individuationsprozesses zum wahren Selbst. Jung vergleicht das Selbst mit dem indischen *Atman*. Das Ich hingegen könne das Selbst nie ganz erfassen und sei jener Teil, der vom Selbst bewusst werde. Persona und Schatten repräsentieren demnach das Ich-Ideal, dem die Schattenseiten der Persönlichkeit gegenüberstehen. Die Integration dieser Schattenseiten in das Ich sei wiederum ein Teil der Selbstverwirklichung.

Adler begründete die Individualpsychologie (Adler 1982, 2008). Ihm zufolge ist der Mensch ein soziales, unteilbares Individuum aus Körper und Seele/Psyche mit einer freien schöpferischen Kraft. Sogenannte positive Minderwertigkeitsgefühle des Kindes durch seine biologische Hilflosigkeit sind nach Adler der Ursprung für Wachstumsprozesse, die Selbstentwicklung und das Verfolgen von Zielen. Sollten diese Minderwertigkeitsgefühle in der frühen Kindheit nicht gut kompensiert werden können, entstünden Minderwertigkeitskomplexe im Sinne eines negativen Selbstwerterlebens. Adler setzte sich für die Erziehungsberatung als Präventionsmaßnahme und die Therapie von Kindern und Jugendlichen ein und kann als Brückenbauer zwischen Psychoanalyse und Verhaltenstherapie gesehen werden, da er kognitive Kompensationsstrategien und negative Selbstbilder fokussierte.

FAZIT

Psychoanalyse und Tiefenpsychologie definieren das Selbst und seine Instanzen mit Fokus auf die frühen Beziehungs- und Motiverfahrungen, die uns als Menschen prägen. Es gibt Struktur- und Prozessdefinitionen des Selbst. Auch wenn die Definitionen nicht einheitlich sind, kann das Selbst als übergeordnetes Konstrukt – mit dem Ich, den Selbst- und Objektrepräsentanzen, mit bewussten, unbewussten und vorbewussten Anteilen des Menschen – beschrieben werden. Das Selbst und sein Unbewusstes fanden so ihren Weg in das Denken der Psychotherapeut:innen. Psychotherapeutisch wurde damit die Anteilsarbeit mit dem Selbst begründet, genauso wie die therapeutische Beziehung als Nachreifungsraum für das Selbst der Patient:innen.

1.5 Selbst, Selbstkonzept und Selbstwertgefühl in der humanistischen Psychologie

> »Man kommt nicht als Frau zur Welt, man wird es. Kein biologisches, psychisches, wirtschaftliches Schicksal bestimmt die Gestalt, die das weibliche Menschenwesen im Schoß der Gesellschaft annimmt. Die Gesamtheit der Zivilisation gestaltet dieses Zwischenprodukt zwischen dem Mann und dem Kastraten, das man als Weib bezeichnet. Nur die Vermittlung eines Anderen vermag das Individuum als ein Anderes hinzustellen.«
>
> *(Simone de Beauvoir 2018, S. 334)*

Die französische Schriftstellerin, Philosophin und Feministin Simone de Beauvoir (1908–1986) beschreibt die Sozialisation und Selbstwerdung als Frau im Kontext von Zivilisation und Gesellschaft. Sie ist eine Vertreterin des Existenzialismus und repräsentiert damit eine Wurzel der humanistischen Psychologie.

Der Selbstbegriff in der humanistischen Psychologie bezieht sich auf ein organismisches Modell, in dem das Sein und das Werden des Selbst eines Menschen auf eine Selbstaktualisierungstendenz zurückgeführt werden. In Amerika geprägt, fußt die humanistische Psychologie auf philosophischen, organismischen, phänomenologischen, gestaltpsychologischen, psychoanalytischen und behavioristischen Konzepten. Die Persönlichkeit ist als eine Gestalt zu verstehen, die ihrer Selbstbestimmung folgt. Charlotte Bühler (1893–1974), die mit anderen Lehrenden wie Abraham Maslow (1908–1970) und Carl Rogers (1902–1987) die American Association for Humanistic Psychology gründete, spricht von einem Kernselbst, einer Art Kern und Prozess der Persönlichkeit, und einem phänomenalen, selbstbewussten Selbst. Die humanistische Psychologie strebt nach einer Stärkung des Selbst der Patient:innen, danach, ihr Potenzial und ihre Selbstakzeptanz zu stärken, in ihrer ganzen Kraft zu entfalten und zur Erfüllung zu bringen.

Viele Forschende und Praktizierende prägten die humanistische Psychologie (vgl. Ludwig-Körner 1992; Kriz 1989). Dazu gehören im engeren und weiteren Sinn Kurt Goldstein (1878–1965), Charlotte Bühler (1893–1974) mit ihrem Mann Karl Bühler (1879–1963), Abraham Maslow, Viktor E. Frankl (1905–1997) mit der Logotherapie, Jacob Moreno (1889–1974) mit dem Psychodrama, das Ehepaar Fritz (1893–1970) und Lore Perls (1905–1990) mit Paul Goodmann (1911–1972), die zusammen die Gestalttherapie prägten, Hilarion Petzold mit der Integrativen Therapie und Carl Rogers mit der klientenzentrierten Psychotherapie, die in Deutschland auch Gesprächspsychotherapie heißt.

Mit Maslow rückten die basalen Bedürfnisse und die Bedürfnisse von Selbstverwirklichung in den Vordergrund. Unter guten Bedingungen könne das gesunde Wachstumsbedürfnis zur Selbstverwirklichung führen. Mit Moreno und dem Psychodrama kamen soziologische Konzepte dazu, die sich in den verschiedenen Rollen des Individuums ausdrücken. Auch hier geht es um das Entwicklungspotenzial des Selbst, und zwar im Sinne von Rollenvielfalt, die therapeutisch, erlebniszentriert, szenisch, auf der Bühne oder mit Stühlen ausgedrückt wird.

In Frankls Logotherapie wird das Sein des Menschen als leiblich, geistig und seelisch beschrieben. Der geistige Aspekt ermögliche Selbstdistanzierung und Selbsttranszendenz (Frankl 2010, 2020). Frankl glaubte an die Entwicklung des Individuums im Sinne seiner Werte und Sinnvorstellungen.

In der Gestalttherapie nach Perls und Goodman ist der Gestaltgedanke verinnerlicht. Das Selbst wird als Gestalt gesehen, als strukturelle Einheit, die mehr ist als die Summe ihrer Teile und durch das Gewahrsein in der therapeutischen Arbeit aktiviert werden kann (Perls 1978, S. 209; Perls et al. 1981). Nach der Gestalttherapie entwickelt der Mensch zunehmend ein Selbstbild, ein Ich, welches seine Möglichkeiten reflektiert und auslotet. Dem Selbst innewohnend sei ein Strukturbildungsprinzip, die Gestaltwerdung, aber auch eine Kontaktfunktion, durch die das Selbsterleben möglich wird. Das Selbst sei im Fluss, in Bewegung und Entwicklung, weshalb auch vom Selbst als Prozess gesprochen wird. Perspektiv- und Rollenwechsel werden mittels Stuhlarbeit unterstützt. Das Selbst als Oberbegriff in der Gestalttherapie vereinigt Ich, Es und Persönlichkeit. In diesen Begrifflichkeiten zeigt sich auch der Einfluss der Psychoanalyse.

Mit der Integrativen Psychotherapie nach Petzold kommt das Leib-Selbst ins Spiel, dem das Rollen-Selbst folgt. Das Leib-Selbst beinhaltet das spontane Aktivitätsstreben, welches die Rollen hervorrufen kann. Die Selbstentwicklung nach Petzold gelingt in Richtung eines zunehmend bewussten Selbst. Aus dem archaischen Leib-Selbst (auch Ich) über ein Ich-Bewusstsein kann die dritte Stufe, die Identität, entwickelt werden (vgl. Kriz 1989; Petzold 2004).

Rogers' Gesprächspsychotherapie vereinigt ebenfalls die Selbstaktualisierungstendenz, die organismische Sichtweise und die Autonomieentwicklung. Dem Menschen wird ein Gespür für diese Entwicklungsprozesse zugesprochen. Rogers sieht die Entwicklung des Selbst als ein Zusammenspiel aus Körperwahrnehmungen, Bedürfnissen und Umweltinteraktionen, aus denen sich die Gestalt des Selbst mit ihren Werten entwickelt. Mittels der Gesprächsvariablen Empathie, Akzeptanz und Echtheit unterstützen die Therapeut:innen die Patient:innen, in Kontakt mit sich, ihren Gefühlen und ihrem Selbst zu kommen. Dadurch kann eine Person sich wieder spüren und ihr wahres Selbst erfahren und wiederentdecken – ein Weg in Richtung Gesundheit (Rogers 1983a, 1983b, 2018). Eine neuere, humanistisch geprägte Therapie ist die Emotionsfokussierte Therapie (EFT) nach Leslie Greenberg und Sue Johnson (Greenberg et al. 1993; Elliott & Greenberg 2007; Sutter & Greenberg 2021). Die EFT unterstützt das emotionale Erleben, auch mit erlebnisaktivierenden Techniken wie Stuhldialogen. Ziel ist der Ausdruck von Emotionen und Bedürfnissen, die in der Biografie frustriert und verletzt wurden. Damit können Trost und Selbstakzeptanz gefördert werden. Die EFT wurde auch für Paarinteraktionen entwickelt.

FAZIT

Viele Psychotherapeut:innen der humanistischen Psychologie haben dafür gesorgt, dass wir dem Selbst starke Kräfte der Selbstaktualisierung und Selbstverwirklichung zuschreiben dürfen. Diese Herangehensweise fußt auf einem Vertrauen in den Menschen per se, in seine Ressourcen und Kräfte, die psychotherapeutisch geweckt werden können, um zum wahren Selbst zu kommen. Die Besinnung auf die Individualität, die Identität, die Emotionen, die Bedürfnisse, das Selbst und seine Akzeptanz, auch im Sinne eines gestärkten Selbstwertgefühls, sind der humanistischen Psychologie immanent.

1.6 Selbst, Selbstkonzept und Selbstwertgefühl in der Systemischen Therapie

»We are the Borg. Lower your shields and surrender your ships. We will add your biological and technological distinctiveness to our own. Your culture will adapt to service us. Resistance is futile.«

(Star Trek – First Contact 1999 [1996])

Die Spezies Borg assimiliert in den *Star-Trek*-Filmen Individuen, ob Menschen oder andere Wesen, in die Gruppe der Borg, notfalls unter Zwang. Das Individuum ist nur noch Teil der Gesamtheit, geht darin auf.

In den Anfangsjahren der Systemischen Therapie wurde der Selbstbegriff vom britischen Anthropologen und Sozialwissenschaftler Gregory Bateson (1904–1980) radikal infrage gestellt – zugunsten eines Gesamtsystems, in dem das Ich aufgehe (Bateson 1981, S. 410). Er erfuhr eine Ausweitung auf systemische Strukturen, Kontexte, Kommunikation und weist hier Parallelen zur Autopoiesis auf (vgl. Ahlers 1994; Kriz 1989; Maturana & Varela 1980). Die Person beziehungsweise das Selbst ist gemäß der Systemischen Therapie also Teil eines großen Gesamtsystems, wie der Familie, der Gesellschaft, der Stadt, des Lands. Das autonome Selbst, im Sinne des selbstaufmerksamen Ich nach William James, wird zunehmend als soziales Selbst betrachtet, wie es der amerikanische Ingenieur, Wirtschaftswissenschaftler und Soziologe Charles Horton Cooley (1864–1930) beschrieben hat. Cooley sprach von einem sogenannten Spiegel-Selbst. Damit ist gemeint, dass wir uns selbst durch die Augen der anderen Menschen wahrnehmen. Im Fokus steht die Vorstellung, wie wir auf andere wirken und wie andere diese Wirkung bewerten. Daraus entsteht nach Cooley unser Selbstgefühl (Cooley 1922 [1902]; vgl. Ludwig-Körner 1992). Selbstreflexion erfolgt demnach im Sinne des systemischen Denkens durch den Bezug zu anderen Menschen und die Zirkularität, also die Rückkopplungen im System. Damit entstehen Konstrukte über uns selbst im Zusammenwirken mit dem System, etwa der Familie. Deshalb wird in der Systemischen Therapie die Problemdefinition vom individuellen Selbst und seinen Eigenschaften in Richtung des Systems und seiner Strukturen verschoben und *im* und *mit* dem System gearbeitet.

Auch wenn das autonome Selbst zugunsten des sozialen Selbst zunächst aus dem Blickwinkel des systemischen Denkens geriet, so wird doch in der systemischen Einzeltherapie mit der Person, ihren Erfahrungen und Veränderungen gearbeitet, sodass in den verschiedenen Therapieschulen der Systemischen Therapie der Selbstbegriff weiter aufgegriffen wurde. Kriz (1990) nennt das Selbst den Angelpunkt für die Messung einer therapeutischen Veränderung.

Die Geschichte der Systemischen Therapie (vgl. Ahlers 1994; Kriz 1989; von Schlippe et al. 2000 [1995]; von Schlippe & Schweitzer 2016) beginnt in den 1950er Jahren durch die therapeutische Arbeit mit schizophrenen Patient:innen. Der Einfluss der Familie auf den Krankheitsverlauf stimmte die ersten systemisch arbeitenden Praktiker:innen nachdenklich. Die vorherrschende Psychoanalyse und die humanistischen Verfahren prägten die Systemische Therapie, ebenso wie Kommunikationstheorie, sozialer Konstruktivismus, Systemtheorie und Kybernetik.

Prägend für diese Denkrichtung war die berühmte Palo-Alto-Gruppe in Kalifornien, zu der auch der oben genannte Gregory Bateson gehörte. Wichtige Vertreterinnen waren zudem beispielsweise Salvador Minuchin (1921–2017), Jay Haley (1923–2007), Virginia Satir (1916–1988) und Paul Watzlawick (1921–2007). Der Fokus der Palo-Alto-Gruppe lag auf den Faktoren Kommunikation, Interaktion und Struktur in sozialen Systemen – nicht nur auf die Familie, sondern auf das gesamte Lebenssystem bezogen. Die Arbeitsgruppe um den ungarisch-amerikanischen Psychiater Ivan Boszormenyi-Nagy (1920–2007) nahm die generationenübergreifende Loyalitätsthematik und Gerechtigkeitsthematik mit dem Begriff der Beziehungskonten in den Blick.

In Europa war die Arbeitsgruppe um Mara Selvini Palazzoli (1916–1999) in Mailand prägend. Selvini Palazzoli, die ursprünglich als Psychoanalytikerin tätig war, gilt gemeinhin als radikale Vertreterin der Familientherapie, die die Bindungen des Einzelnen in seiner sozialen Welt als Ursprung der Entwicklung des Selbst sieht. Das Selbst ist nach Selvini Palazzoli das, was im Familienspiel individuell mitspielt (Palazzoli et al. 1992). Die (psychisch erkrankte) Person wird nicht als solitär gesehen, sondern im System der Familie verortet und verbunden. Das bis heute gängige zirkuläre und neutrale Fragen sind ihr besonderer Verdienst.

Helm Stierlin (1926–2021) in Heidelberg führte die Arbeiten der Palo-Alto-Gruppe weiter. Wichtige Begriffe sind bei Stierlin die Delegation von Lebenszielen der Eltern auf die Kinder und die bezogene Individuation im Familiensystem (= Selbstwerdung mit Abgrenzung und Kontakt). Stierlin sieht das starke beziehungsweise schwache Selbstwertgefühl als Ergebnis des Wachstumsprozesses des Kindes durch die Delegation der Eltern (Stierlin 1994, 2001; vgl. Ritscher 2006). Selbstwert war auch ein wichtiges Thema der amerikanischen Sozialarbeiterin Virginia Satir, die berühmt wurde mit der Transformational Systemic Therapy (vgl. Hagen & Sabey 2018). Aus einer humanistischen Perspektive arbeitete Satir an der Selbstaktualisierung und dem Selbstwert im familiären System über Faktoren wie Zuversicht, Selbstverantwortlichkeit, Akzeptanz der Vergangenheit und kongruente Kommunikation. Familienrekonstruktionen und biografische Anteilsarbeit mittels therapeutischer Skulpturen sowie der tiefe Glauben an Wachstum begleiten dies. Satir (2013, S. 13) begreift die Gefühle und Vorstellungen von sich selbst als Selbstwert, welche im familiären System erlernt und weitergegeben wurden. Mittels eines gestärkten Selbstwerts kann nach Satir eine stimmige Kommunikation und Problemlösung realisiert werden.

Neuere Entwicklungen der Systemischen Therapie sind die Lösungsorientierte Kurzzeittherapie nach Insoo Kim Berg (1934–2007) und Steve de Shazer (1940–2005) mit der Ressourcenaktivierung und Lösungssprache sowie die Systemische Entwicklungsberatung, die sich etwa in der Erziehungsberatung (nach Marte Meo) der Niederländerin Maria Aarts oder im Eltern-Coaching des Israeli Haim Omer manifestiert. Auch die narrativen rekonstruktiven Ansätze nach dem amerikanischen Psychologen Harold A. Goolishian (1924–1991) zählen zu den neueren Ansätzen, die durch den Australier Michael White (1948–2008) und den Neuseeländer David Epston weiterentwickelt wurden (White & Epston 2013). Im Sinne der Narration wird das Selbst als Autor seiner eigenen Geschichte gesehen, auch im Familienverbund.

FAZIT

In der Systemischen Therapie wird auf das soziale Selbst fokussiert. Reziproke Einflüsse des sozialen Systems, der Blick über Generationen hinweg, die Einflüsse der Familie, der Gesellschaft und der Umwelt auf das Selbst und das Selbstwertgefühl sind bis heute psychotherapeutische Meilensteine, die bis in die Eltern- und Erziehungsberatung wirken. Und mit Virginia Satir kamen systemische Skulpturen und Anteilsarbeit dazu. Darüber hinaus stellen die sozial-konstruktivistischen Einflüsse auf den Selbstbegriff und den Selbstwert im Sinne des Erzählens der eigenen Geschichte eine wunderbare Ergänzung der psychotherapeutischen Methoden dar.

1.7 Selbst, Selbstkonzept und Selbstwertgefühl in der Kognitiven Verhaltenstherapie und deren dritter Welle

1.7.1 Verhaltenstherapie

»[...] In my own mind. Am I living in a box? Am I living in a cardboard box?«
(Living in a Box 1987)

Die britische Popband Living in a Box sang 1987 über das Gefühl, geistig in einem Pappkarton gefangen zu sein – und evoziert damit das Bild einer Trennung vom Außen. Das Bild des Geistes in einer Box, getrennt vom beobachtbaren Verhalten, wird auch als *Black Box* (schwarzer Karton/Kasten) bezeichnet. Sie ist ein Synonym für die Abkehr vom Innenleben, vom Bewusstsein des Menschen. Diese Sicht ist eng gekoppelt an die behavioristische Grundsatzposition, nur das Verhalten und nicht das Bewusstsein zu untersuchen (vgl. Watson 1913). Sie geht zurück auf den amerikanischen Psychologen John Broadus Watson (1878–1958). Diese Gegenposition, unter anderem zur Psychoanalyse, entstand aus dem Wunsch heraus, experimentelle Wissenschaft und ein fundiertes Vokabular zur Psychologie zu generieren. Das menschliche Verhalten wurde nun operationalisiert und über Verhaltensanalysen aus Stimulus und Response vermessen.

Der Selbstbegriff im Behaviorismus und in der folgenden Verhaltenstherapie kann mit Watson (1919, S. 392) und Skinner (1953, S. 285; 1974, S. 149) als Arbeitsweise des Organismus unter bestimmten Bedingungen beziehungsweise als ein gemeinsames Repertoire von funktional miteinander verbundenen Verhaltensweisen definiert werden. Das selbstsichere Selbst und positiver Selbstwert sind nach Skinner (1969, 1989) das Ergebnis positiver Verstärker, zum einen durch erfolgreiche, positiv verstärkte Verhaltensweisen, zum anderen durch positive Rückmeldungen anderer. Skinner (1957) beschrieb Sprache und mentale Prozesse, zum Beispiel Selbstwert, als verdecktes Verhalten.

Die Geschichte des Behaviorismus und der nach ihm folgenden Verhaltenstherapie hatte viele Protagonist:innen, denen eine empirische Fundierung ihrer Arbeit gemeinsam ist und die über Laborstudien mit Tieren behavioristische Lerntheorien entwickelten (vgl. Graham 2023; Ludwig-Körner 1992; Kriz 1989; Phelps 2015). Ein wichtiger Vertreter war der oben genannte amerikanische Psychologe Watson, der mit seinem Manifest zum Stimulus-Response-Behaviorismus Geschichte schrieb. Ein weiterer bedeutender Protagonist war der russische Physiologe Iwan Petrowitsch Pawlov (1849–1936) mit der Theorie der klassischen Konditionierung und dem berühmten Pawlow'schen Hund. Dieser sabberte bereits bei Glockenklang, nicht nur oder erst im Angesicht des Futters. Das Laborexperiment brachte Pawlow den Nobelpreis ein und war ein Meilenstein im Hinblick auf das Verständnis von scheinbar unwillkürlichen Reaktionen bis hin zu Angstreaktionen. Das heutige Verständnis vom Traumagedächtnis und die sogenannten Expositionstherapien wären ohne ihn nicht denkbar.

Der amerikanische Psychologe Edward Lee Thorndike (1874–1949) bereitete mit dem Gesetz des Effektes (Lernen durch Versuch und Irrtum) den Weg für die Theorie der operanten Konditionierung, die dann der amerikanische Psychologe Burrhus Frederic Skinner (1904–1990) formulierte. Auch das sogenannte programmierte Lernen (Lernaufbau über kleine Verhaltenseinheiten) ist Skinners Verdienst. Seine Experimente mit Tauben (z. B. Lesen, Pingpong spielen, Kriegsdienst) wurden weltberühmt. Er publizierte darüber hinaus eine Gesellschaftsutopie zum operanten Konditionieren, *Futurum Zwei. »Walden Two«* (1972). Er gilt gemäß der *Review of General Psychology* als berühmtester Psychologe, noch vor Piaget und Freud (vgl. Haggbloom et al. 2002). Durch die Theorien der operanten und klassischen Konditionierung wurden diverse Verhaltensmodifikations- und Trainingsprogramme möglich, die unter anderem durch die südafrikanisch-amerikanischen Psychotherapeuten Joseph Wolpe (1915–1997) und Arnold Lazarus (1932–2013) geprägt wurden.

Weil ethische Fragestellungen in der Zeit des frühen Behaviorismus nachgeordnet waren, wurden Experimente zum klassischen Konditionieren von Furcht mit Kleinkindern (einem kleinen Jungen namens Albert, nach Watson) oder zum operanten Konditionieren von Tauben im Kriegsdienst (nach Skinner) traurig berühmt. Dennoch bereiteten diese Forschenden den Weg für grundlegende behavioristische Analysen und Techniken, die bis heute effektiv wirken. In der Verhaltenstherapie sind dies etwa die Verhaltensanalyse, die systematische Desensibilisierung, die Expositionstherapie, das Selbstbehauptungstraining und Selbstregulationstechniken mit Selbstverstärkung, durch welche der Mensch in die Lage versetzt wird, sich selbst zu regulieren und zu helfen (vgl. Kanfer & Saslow 1974; Kanfer et al. 2012).

FAZIT

Im Behaviorismus und in der Verhaltenstherapie konzentriert sich der Selbstbegriff auf die funktional miteinander verbundenen Verhaltensweisen des Individuums. Dank der behavioristischen Lerntheorien wurde der therapeutische Fokus auf das gegenwärtige Verhalten und seine auslösenden und aufrechterhaltenden Faktoren im Sinne der Verhaltensanalyse verschoben, sodass in der Gegenwart hilfreiche Interventionen gefunden werden können. Auch das Selbst, der Selbstwert und die Selbstsicherheit profitieren davon mittels verschiedener Verfahren wie Selbstregulation und Selbstbehauptungstraining.

1.7.2 Kognitive Therapie

»Das: Ich denke, muß alle meine Vorstellungen begleiten können; denn sonst würde etwas in mir vorgestellt werden, was gar nicht gedacht werden könnte, welches eben so viel heißt, als die Vorstellung würde entweder unmöglich, oder wenigstens für mich nichts sein. Diejenige Vorstellung, die vor allem Denken gegeben sein kann, heißt Anschauung. Also hat alles Mannigfaltige der Anschauung eine notwendige Beziehung auf das: Ich denke, in demselben Subjekt, darin dieses Mannigfaltige angetroffen wird.«

(Immanuel Kant 2016 [1787], S. 68)

Der deutsche Philosoph Immanuel Kant (1724–1804) formulierte in seiner *Kritik der reinen Vernunft* (1787) Fragen und Theorien zur Erkenntnis. Für ihn bildete der Verstand im Zusammenspiel mit den Sinnen die Grundlage von Erkenntnis. Das transzendentale Selbstbewusstsein, ein abstrahiertes Bewusstsein über das eigene Denken, sei die Grundlage des eigenen Denkens. In Kants Satz »Ich bin mir meiner selbst als denkenden Subjects bewußt, ich bin mir meiner selbst als Objects der Anschauung bewußt« (Kant & Krause 1888, S. 71) wird dieses Selbstbewusstsein beschrieben.

Mit der Kognitiven Therapie, der sogenannten zweiten Welle der Verhaltenstherapie (vgl. Heidenreich & Michalak 2013), wurden die kognitiven Prozesse des Selbst wie Gedanken, Vorstellungen und Schemata in den Fokus von Forschung und Praxis genommen. Der Selbstbegriff in der Kognitiven Therapie bezieht sich auf die Wahrnehmung, Interpretation und Bewertung des eigenen Selbst. Die Grundannahmen, auch Schemata über sich selbst, beschreiben das Selbstbild und den Selbstwert (z. B. »Ich bin unwichtig«). Diese Annahmen wirken in der theoretischen Konzeptionalisierung der Kognitiven Therapie als aufrechterhaltende Faktoren bei psychischen Störungen, sodass sie im Fokus der Behandlung stehen.

Bereits in den Anfangsjahren der Verhaltenstherapie (vgl. Kriz 1989; Ludwig-Körner 1992) wurde der radikale Behaviorismus durch Forschungen des amerikanischen Psychologen Edward C. Tolman (1886–1959) zum latenten Lernen ohne Belohnung infrage gestellt. Tolman entdeckte in Experimenten mit Ratten die innere, kognitive Landkarte. Verdeckte Konditionierungsprozesse auf der Vorstellungsebene waren bereits mit Joseph Cautela in den 1960er Jahren diskutiert worden (Cautela 1967; vgl. Roth 2011). Mit dem südafrikanisch-amerikanischen Psychologen Arnold Lazarus, der eine multimodale, eklektizistische Verhaltenstherapie forderte und formulierte, sowie dem kanadischen Psychologen Albert Bandura (1925–2021), der über das Modelllernen die sozial-kognitive Lerntheorie formulierte und den Begriff der Selbstwirksamkeitserwartung prägte, wurde der Fokus auf die kognitiven Prozesse verschoben.

Unabhängig voneinander entwickelten zwei amerikanische Psychotherapeuten die Kognitive Therapie wegweisend weiter: Albert Ellis (1913–2007) und Aaron T. Beck (1921–2021). Die Rational-Emotive Therapie von Ellis legt den Fokus auf Disputation irrationaler Annahmen, die sich immer wieder selbst verstärken. Im Hinblick auf das Selbst und den Selbstwert formulierte er mehrere irrationale, hinderliche Annahmen zu Perfektion, Kompetenz oder Dependenz (Ellis 1962, 1969, 1977). Beck (1967; Beck et al. 1979, 2010) stellte auch in Zusammenarbeit mit seiner Tochter Judith Beck (1999) den Zusammenhang von Gedanken, Gefühlen und Verhalten her und entwickelte in der Folge ein wegweisendes kognitives Modell. Dieses geht von automatischen Gedanken aus, die im Alltag kurzfristig aufscheinen, und darunter liegenden bedingten Annahmen und letztlich Grundannahmen zum Selbstbild, zur Zukunft, zum Weltbild und zum Fremdbild, die auf dem Boden der Biografie geprägt wurden. Zum Selbstbild wurden drei Oberthemen/Heuristiken der Grundannahmen formuliert, nämlich Hilflosigkeit, fehlende Akzeptanz und Wertlosigkeit. Veränderungstechniken wie Kognitionsanalyse und Disputationstechniken begleiteten dies und wurden auf alle psychischen Störungen erfolgreich angewendet (vgl. Beck 2005; Thoma et al. 2012; Kendall & Peterman 2015; Friedberg & Thordarson 2018). Der amerikanische Psychologe Donald Meichenbaum entfaltete auf der Grundlage der Theorien von Ellis und Beck eine wegweisende Methode: das Selbstinstruktionstraining; wobei er die Veränderung des inneren,bewertenden und bestrafenden Sprechens fokussierte. Dieser Ansatz ist gegenwartsorientiert, sucht pragmatisch nach angemessenen und hilfreichen Selbstinstruktionen und wurde später erweitert um die narrative Rekonstruktion der Vergangenheit (vgl. Meichenbaum 1995, 2012, 2014, 2017).

Auch die britische Psychologin Melanie Fennell (1997, 2004, 2005a, 2005b, 2021) nahm das Modell von Aaron und Judith Beck als Ausgangsbasis für das Thema Selbstwert. Sie formulierte den Teufelskreis der Aufrechterhaltung über die aktivierten, negativen Grundannahmen zum Selbst, welche zu einem maladaptiven Verhalten und damit zur Verstärkung und Aufrechterhaltung eines negativen Selbstbilds und eines negativen Selbstwertgefühls führen würden. Damit brachte sie ein erfolgreiches Therapiekonzept zur Selbstwertstärkung auf den Weg (vgl. Waite et al. 2012; Kolubinski et al. 2018).

Die Ziele der kognitiven Arbeit allgemein können einerseits als Überprüfung und Veränderung von zugrundeliegenden Annahmen beschrieben werden, andererseits als Erkenntnisprozess über eigene Denkmuster im Sinne der metakognitiven Distanz (vgl. Beck et al. 2010; Alford & Beck 1997, S. 142).

Drei weitere Therapiemanuale aus dem deutschen Sprachraum, die teils Elemente anderer Schulen beinhalten, müssen in diesem Kontext genannt werden. Erstens die Klärungsorientierte Psychotherapie nach Rainer Sachse (1996, 2003a, 2003b), die aus der Gesprächspsychotherapie entstanden und von der Kognitiven Verhaltenstherapie und Klaus Grawes (1998) Allgemeiner Psychotherapie inspiriert ist. Es werden hier Bedürfnisse und interaktionelle, kognitive Schemata fokussiert, verstanden und geklärt (verfügbar gemacht), um motivkongruente Verhaltensweisen, Interaktionen und Schemata zu ermöglichen. Davon kann der Selbstwert als Motiv und Schema profitieren. Zweitens haben Friederike Potreck-Rose und Gitta Jacob (2016; Potreck-Rose 2014) ein kognitiv-behaviorales Selbstwertkonzept und Therapiemodell geschaffen, das durch die Anteilsarbeit des Selbst (liebevolle:r Begleiter:in, Kritiker:in, Faulpelz) und den Achtsamkeitsaspekt in die dritte Welle und zurück in die Gestalttherapie weist. Drittens bildet die Selbstbestimmungstheorie, eine Motivationstheorie nach Richard M. Ryan und Edward L. Deci (2017), im Zusammenspiel mit der kognitiven Theorie der Selbstdiskrepanz nach Edward T. Higgings (1987) die Grundlage des kognitiv-behavioralen Selbstwertbuchs von Sven Hanning und Fabian Chmielewski (2019). Die kognitive Arbeit und die Erfüllung von Bedürfnissen dienen hier der Selbstwertstärkung.

FAZIT

Mit der Kognitiven Therapie wurde die *Black Box* mit Leben gefüllt. Das Selbst wurde neu gedacht. Kognitionen und Schemata wurden als aufrechterhaltende Faktoren eines negativen Selbstbilds und eines negativen Selbstwertgefühls identifiziert. Dadurch konnten vielfältige kognitive Techniken und Übungen zur Selbstwertsteigerung generiert werden.

1.7.3 Dritte Welle der Kognitiven Verhaltenstherapie

> »The miracle is not to walk on water. The miracle is to walk on the green earth, dwelling deeply in the present moment and feeling truly alive.«
> *(Thich Nhat Hanh 1996, S. 28)*

Der buddhistische Mönch und Schriftsteller Thich Nhat Hanh (1926–2022) verbrachte aufgrund der politischen Wirren in Vietnam einen Großteil seines Lebens in einem Meditationszentrum in Frankreich. Er setzte sich für den Buddhismus, Solidarität und Frieden ein. Die Vermittlung meditativer Praxis war ihm ein wichtiges Anliegen.

Buddhistische Einflüsse kennzeichnen auch die dritte Welle der Verhaltenstherapie, im Zuge derer der Selbstbegriff neu gedacht wurde. Der Selbstbegriff der dritten Welle der Verhaltenstherapie versteht das Selbst als Kontext (*self as context*). Diese Definition entstammt der Akzeptanz- und Commitment-Therapie (ACT), kann aber letztlich auf die anderen Ansätze der dritten Welle übertragen werden. Das Selbst als Kontext wird unterschieden vom Selbst als Inhalt (*self as content* – auch als Selbstkonzept beschrieben) und Selbst als Prozesss (*self as process* – auch als wissendes Selbst beschrieben; vgl. Barnes-Holmes et al. 2016; Godbee & Kangas 2020; McHugh et al. 2019; McHugh & Stapleton 2023). Beim Selbst als Kontext geht es um eine Art Kern des Selbst – das transzendente, das beobachtende Selbst, wie es im Ich, im Hier und Jetzt erfahren wird. Vielleicht kann hier wieder der Kreis geschlossen werden zu James (1890), der das Ich als selbstaufmerksames Bewusstsein vom Mich als Selbstkonzept unterschied.

Die Metaperspektive auf das Selbst und das Denken vereinigt in gewisser Weise alle Ansätze der dritten Welle der Kognitiven Verhaltenstherapie, die die kontextuellen und experientiellen Aspekte in der Therapie und oftmals auch einen transdiagnostischen Ansatz fokussieren (vgl. Michalak et al. 2021; Heidenreich & Michalak 2013). Die Geschichte der dritten Welle begann in den 1990er Jahren in den USA. Prägende Vertreter:innen sind unter anderen Jon Kabat-Zinn, Marsha Linehan und Steven Hayes.

Die achtsamkeitsbasierten Ansätze der dritten Welle wurden maßgeblich durch den amerikanischen Mediziner Kabat-Zinn geprägt. Achtsamkeit (*mindfulness*) bedeutet das bewusste Wahrnehmen des gegenwärtigen Moments, die Hinwendung der Aufmerksamkeit auf das Hier und Jetzt mit den Attributen aufmerksam, nicht beurteilend/bewertend, akzeptierend und nicht beeinflussend (vgl. Michalak et al. 2021). Kabat-Zinn (2009) spricht auch vom wohlwollenden Pioniergeist. Dazu gehört ebenso Selbstmitgefühl, nach Neff (2012) bestehend aus Selbstfreundlichkeit, Verbundenheit und Achtsamkeit. Achtsamkeitsübungen können laut ACT das Selbst als Prozess insofern stärken, als sie eine Distanz zu unseren ständigen Bewertungen und Einordnungen aufbauen können und damit das Selbst als Kontext fördern. Manualisierte achtsamkeitsbasierte Trainingsprogramme gibt es unter anderem zu Stressbewältigung (Kabat-Zinn 2009), zur Rückfallprophylaxe bei Depressionen (Segal et al. 2009), zur Rückfallprophylaxe bei Abhängigkeit (Marlatt 1994; Bowen et al. 2012), zu Erziehungsverhalten (*mindful parenting*; vgl. Bögels & Restifo 2014) und zu achtsamem Selbstmitgefühl als Fähigkeit und Haltung an sich (vgl. Gilbert 2009, 2010; Neff 2012; Germer 2015). Fehlendes Selbstmitgefühl ist nach Paul Gilbert ein Grund für Scham und Selbstkritik, was bei mangelndem Selbstwert deutlich wird. Selbstmitgefühlstraining gilt als selbstwertstärkend (vgl. Thomason & Moghaddam 2021). Auch die Metakognitive Therapie nach Adrian Wells kann zu den achtsamkeitsbasierten Ansätzen gezählt werden (Wells 2008, 2011). Die Selbstregulation soll demnach durch das Erlernen metakognitiver Distanz und über die Modifikation von Metakognitionen erfolgen.

Der amerikanische Psychologe Jeffrey Young formulierte die Schematherapie als Weiterentwicklung der Kognitiven Therapie mit vertiefender, erlebnisaktivierender Anteilsarbeit, inspiriert von Psychoanalyse und Gestalttherapie (Young 1990; vgl. Berbalk & Young 2009; Roediger 2016). Ein Schema- und Modusmodell steht für das Selbst, wobei der Selbstwert in den vielfältigen negativen Selbstschemata und internalisierten Botschaften der Eltern begründet liegt. Diese Konzeptualisierung wird auf der Metaebene mit den Patient:innen erarbeitet und mit vielerlei imaginativen Techniken (vgl. Smucker & Niederee 1995; Hackman et al. 2011) vertieft und verändert. Die amerikanische Psychologin Marsha Linehan formulierte die Dialektisch-Behaviorale Therapie (DBT) der Borderline-Persönlichkeitsstörung und erweiterte die Kognitive Verhaltenstherapie um Achtsamkeit und Akzeptanz im Sinne eines buddhistisch inspirierten Denkens (Linehan 1993, 1996). Der weise Verstand (*wise mind*) wurde zum Synonym für eine Synthese aus Verstand und Emotion, aus Akzeptanz und Veränderung. Im Sinne einer achtsamen, mitfühlenden, selbstbewussten, tiefen Weisheit, die jedem Menschen innewohnt, könne der weise Verstand eine vermittelnde Instanz des Selbst sein (Linehan 2015).

Eine weitere akzeptanz- und wertebasierte Therapie mit der Besinnung auf den frühen Behaviorismus nach Skinner ist die bereits erwähnte Akzeptanz- und Commitment-Therapie (ACT) des amerikanischen Psychologen Steven Hayes (2004; Hayes et al. 2011; vgl. Luoma et al. 2017). ACT wurde auf Basis der Bezugsrahmentheorie (*Relational Frame Theory*) formuliert. Unser Verhalten ist demnach das Resultat gelernter Bezugsrahmen, aus denen wir kaum ausbrechen können und die uns in unserer Flexibilität behindern. Auch Selbstbilder, Gedanken, Worte und dazugehöriges Verhalten sind dadurch gelernt und bedingen Inflexibilität. In der Therapie geht es um Achtsamkeit (Selbst als Prozess), Akzeptanz von Erleben, kognitive Distanz zu und Defusion von unseren Gedanken und Worten (Selbst als Inhalt) sowie um engagiertes Handeln für ein wertebasiertes Leben.

Des Weiteren sind in diesem Kontext die Behaviorale Aktivierung mit Wertebasierung nach Jacobson et al. (2001) und das Cognitive Behavioral System of Psychotherapy (CBASP) nach James P. McCullough (2000) zu nennen. Letzteres vermittelt dank Situationsanalysen und interpersonellem Diskriminationstraining neue Verhaltensfertigkeiten und einen Ausbruch aus alten Übertragungsphänomenen (psychodynamischer Einfluss) beziehungsweise Verhaltensmustern.

Die Ansätze der dritten Welle zeigen sich zunehmend evidenzbasiert (vgl. Öst 2008; Heidenreich & Michalak 2013; Hunot et al. 2013; Lohmann & Annies 2016; Voderholzer 2019; Haller et al. 2021) – auch im Kinder- und Jugendbereich (vgl. Perkins et al. 2023).

FAZIT

Die dritte Welle der Kognitiven Verhaltenstherapie fokussiert die metakognitive Perspektive auf das Selbst und das Selbstkonzept. Das Selbst als Kontext ist das zentrale Konstrukt. Die verschiedenen Ansätze der dritten Welle bieten einen hilfreichen Ansatz mit einem vielfältigen Methodenrepertoire aus Achtsamkeit, Mitgefühl, Akzeptanz, Werteorientierung, Erlebniszentrierung unter Rückbesinnung auf den Behaviorismus. Das Selbst, das Selbstkonzept und das Selbstwertgefühl können metakognitiv und mit Mitgefühl betrachtet werden. Ob die dritte Welle wirklich eine radikale Weiterentwicklung der

Kognitiven Verhaltenstherapie darstellt, wird noch diskutiert (vgl. Alford & Beck 1997; MacLeod & Ciarrochi 2012; Hofmann & Asmundson 2008).

1.8 Exkurs: Allgemeine und prozessbasierte Psychotherapie

Wo führt die Reise hin? Für die Psychotherapie von großer Bedeutung ist die Konsistenztheorie nach Klaus Grawe (1943–2005). Als Gutachter für das deutsche Psychotherapeutengesetz von 1998 blickte er schulenübergreifend auf die Wirkprinzipien der Psychotherapie und plädierte für eine Allgemeine Psychotherapie. Diese formulierte er 1998 im Werk *Psychologische Therapie*. Grundlage dessen ist eine Konsistenztheorie. Einer der ersten Psychologen, die eine Selbstkonsistenztheorie formulierten, war der amerikanische Psychologe Prescott Lecky (1892–1941), der in die humanistische und kognitive Schule eingeordnet werden kann. Nach Lecky strebt der Organismus nach Selbst-Konsistenz, also Einklang, ob im Kognitiven, in den Bedürfnissen und Motiven, in den Werten oder im Selbstbild (vgl. Ludwig-Körner 1992; Stevens 1992; Lecky 1945). Die Konsistenztheorie nach Grawe umfasst ein Erklärungsmodell der Entstehung und Aufrechterhaltung psychischer Störungen über die Erfahrungen mit den Grundbedürfnissen (Bedürfnis nach Orientierung und Kontrolle, nach Lustgewinn und Unlustvermeidung, nach Bindung und nach Selbstwert; vgl. Grawe 1998; Grosse Holtforth & Grawe 2004; Petzold 2006; Wirtz 2021). Demgemäß strebt der Mensch nach Konsistenzerleben mit seinen Bedürfnissen. In der Psychotherapie werden die biografisch geprägten, motivationalen, neuronal gespeicherten Schemata im Sinne der Selbstregulation (Ziele und Mittel zur Befriedigung der Bedürfnisse) analysiert. Das Stichwort ist Schemaanalyse, eine Weiterentwicklung der Plananalyse (vgl. Caspar 2018, 2000).

Wirksam sind in der Therapie die Reduktion von Inkonsistenzerleben und die gesunde Erfüllung der Bedürfnisse. Durch die Klärung der motivinkongruenten Schemata kann auf Basis der empirischen Wirkfaktoren (Ressourcenaktivierung, Problemaktualisierung, motivationale Klärung, Problembewältigung, therapeutische Beziehung) schulenübergreifend ein passendes Methodenrepertoire zur Bewältigung und zum gesunden Konsistenzerleben gefunden werden (vgl. Grawe & Caspar 2012; Sachse 2003a, 2003b). Das Motiv Selbstwert steht dabei gleichberechtigt neben den anderen Grundbedürfnissen und wird ebenso unterstützt. Kanfer et al. (1996) haben in ihrem Konzept der Selbstmanagement-Therapie darauf Bezug genommen und die Bedeutung der allgemeinen und spezifischen Wirkfaktoren in der Psychotherapie hervorgehoben (vgl. Kazantis et al. 2018; Norcross & Lambert 2018).

Bis heute werden schulenübergreifende Positionen diskutiert. So schreibt Paul Gilbert über die Suche nach einem integrativen Modell, welches neurobiologische, interpersonelle, soziokulturelle, kontextualistische und behavioristische Aspekte beinhaltet (vgl. Gilbert & Kirby 2019). Stefan Hofmann und Steven Hayes fordern einen

Paradigmenwechsel mit dem Ansatz der prozessbasierten Psychotherapie (PBT; vgl. Hayes & Hofmann 2017; Hayes et al. 2020). PBT will empirisch abgesicherte biopsychosoziale Prozesse der Veränderung fokussieren, die in einem Metamodell abgebildet werden und damit die individualisierten, evidenz- und prozessbasierten Therapiestrategien absichern sollen. Hierzu gibt es bereits einen Fragebogen[5] zur Therapieplanung, der sich auf individuelle, aktuelle Probleme und Hindernisse der Veränderung in den Patient:innen bezieht.

FAZIT

Die Psychotherapie kommt einer schulenübergreifenden Haltung mit Evidenzbasierung und Wirkfaktorenfokussierung näher. Dies kann die Selbstwertarbeit in der Therapie bereichern. Es geht um die Frage, was unsere Patient:innen individuell brauchen und wovon sie individuell profitieren. Hierzu können funktionale Analysen im Sinne der Verhaltensanalyse (vgl. Kanfer et al. 1996), der Konsistenztheorie (vgl. Grawe 1998) und der prozessbasierten Therapie (vgl. Hayes et al. 2020) Auskunft geben, genauso wie allgemeine und spezifische Wirkfaktoren. Das breite Methodenspektrum der Psychotherapieschulen bietet dazu ein Füllhorn an Möglichkeiten.

1.9 Selbst, Selbstkonzept und Selbstwertgefühl in den Neurowissenschaften

> »I got power, poison, pain and joy inside my DNA.«
> *(Kendrick Lamar 2017)*

Der US-amerikanische Rapper Kendrick Lamar setzte sich 2017 in seinem Album *Damn* sozialkritisch und provokativ mit der DNA und unserer Identität auseinander. Gemäß den Neurowissenschaften, die sich des Themas des Selbst schon lange annehmen, spielen genetische Faktoren im Sinne unserer DNA in diesem Kontext eine Rolle. Im Zuge des Fortschritts der Bildgebung, insbesondere der funktionellen Magnetresonanztomografie (fMRT), können hierzu zunehmend mehr Aussagen getroffen werden.

Der amerikanische Neurowissenschaftler Joseph LeDoux hat in seinem New Yorker Labor das Lernen und das Gedächtnis zu Gefahren untersucht. Mit seinem Buch *Das Netz der Persönlichkeit* (2006) hat er eine Theorie über das Selbst auf synaptischer Basis vorgestellt. Nach LeDoux sind Gene im Zusammenwirken mit der Umwelt die Grundlage der Verschaltung unserer Synapsen im Gehirn. Unsere neurologische Ausstattung prägt unsere Erfahrungen, die wiederum Einfluss nehmen auf unsere neurologische

5 Der Fragebogen findet sich unter: https://pbatsupport.com/

Ausstattung. All dies geschieht über unsere Synapsen. Diese sind Dreh- und Angelpunkte, welche Informationen übertragen und unsere Funktionen bestimmen. Damit nimmt er Bezug auf die Hebb'sche Lernregel, dass die gemeinsame und wiederholte Aktivierung zwischen zwei Neuronen deren Verbindung stärkt und dadurch Lernen im Sinne neuroplastischer Strukturen abbildet (Hebb 2002 [1949]). Unsere Aktivitäten und Erfahrungen prägen über die Verbindungen der Synapsen die neuroplastischen Strukturen, die unsere Individualität bestimmen. Wir bilden individuelle, implizite und explizite Erinnerungen, Gedanken, Gefühle und Motivationen aus, welche unser Selbst und unsere Persönlichkeit ausmachen. Und so schreibt Le Doux:

> »Mein Begriff von Persönlichkeit ist recht einfach: Das Selbst, die Quintessenz unseres Seins, spiegelt Muster der Interkonnektivität zwischen Neuronen (den Nervenzellen) im Gehirn wider. Verbindungen zwischen den Neuronen beziehungsweise deren Synapsen sind die Hauptkanäle des Informationsflusses und der Informationsspeicherung.« (LeDoux 2006, S. 10 f.)

Die Identifikation des Geists und des Selbst (i. S. von Informationsverarbeitung, Kognitionen, Intelligenz, Bewusstsein) in den Strukturen des Gehirns geht auf die Antike in Griechenland zurück und mündete im 20. Jahrhundert in der Modularitätstheorie (vgl. Fodor 1983, 2000). Aktuell wird davon ausgegangen, dass bestimmte Hirnareale bei der Selbstreflexion und Mentalisierung synchron aktiv sind. Dieses Netzwerk, *Default Mode Network* (DMN) genannt, wurde 2001 von einer Gruppe Neurowissenschaftler:innen um Marcus Raichle entdeckt (Raichle et al. 2001; vgl. Otti et al. 2012). Das DMN ist im Ruhezustand des Gehirns aktiviert und sichtbar im fMRT. Das DMN ist weniger aktiv bei externalen Aufgaben und externaler Aufmerksamkeit. Hauptbestandteile des DMN sind kortikale Mittellinienstrukturen sowie laterale parietale und temporale Anteile. Im Einzelnen: ventro-medialer präfrontaler Cortex, dorso-medialer präfrontaler Cortex, posteriorer cingulärer Cortex, Precuneus, inferiorer parietaler Lobulus. Als damit assoziiert gelten auch der perigenuale anteriore cinguläre Cortex, der retrospleniale Cortex, die hippocampale Formation, der temporo-parietale Übergang und der temporale Cortex.

Das DMN ist im geistigen Ruhezustand aktiv und ermöglicht Selbstreflexion, autobiografische Erinnerungen, Selbstnarration, Selbstversunkenheit, Zukunftsträumerei, *Theory of Mind*, Mentalisierung und auf das Selbst bezogene geistige Prozesse (vgl. Otti et al 2012; Berg & Wendenburg 2018; Stangl 2023). Deshalb wird auch vom *Core-Self*-System gesprochen, das Selbstwahrnehmung und Selbstwirksamkeit ermöglicht (vgl. Davey et al. 2016, S. 396). Auch wenn einzelne Teile des Netzwerkes mit bestimmten Prozessen, wie der *Theory of Mind*, eher assoziiert sind als andere Teile, so agieren sie dennoch stets vernetzt.

Im Laufe der menschlichen Entwicklung scheint das DMN sich in A-Form zu entwickeln. Die strukturelle Vernetzung und Interaktionen sind im Fötus, bei Säuglingen, kleinen Kindern und alten Menschen nachzuweisen, aber am schwächsten ausgeprägt; im Erwachsenenalter sind sie am deutlichsten ausgeprägt (vgl. Schöpf et al. 2012; Mak et al. 2017). Wie im Kapitel zur Entwicklungspsychologie beschrieben, lassen sich hier Parallelen finden zum rudimentären Selbstkonzept bei Säuglingen und dem Selbsterkennen im Spiegel sowie auf Fotos ab dem zweiten Lebensjahr. Befunde zum DMN gelten noch als vorläufig. Es fehlen auf jedes Lebensalter bezogene Befunde, auch Widersprüchlichkeiten sind nicht eindeutig geklärt. Deshalb sind Zusammenhänge zur Entwicklungspsychologie des Selbst nur mit großer Vorsicht zu interpretieren.

Verschiedene Autor:innen (Otti et al. 2012; Nair et al. 2020; Harikumar et al. 2021) diskutieren das DMN im Hinblick auf psychische Erkrankungen wie ADHS, Autismus, Schizophrenie, Demenz, bei denen die autobiografische Erinnerung, die Selbstreflexion und die *Theory of Mind* beeinträchtigt sein können. Um das DMN und das Bewusstsein für das Selbst (als Kontext) zu stärken, werden unter anderem Achtsamkeitsmeditation und Yoga Nidra benannt, welche nachweislich zur Steigerung der dopaminergen Aktivität und zur Verbesserung der Interkonnektivität des DMN beitragen können (vgl. Taylor et al. 2012; Lou et al. 2017).

In Bezug auf das DMN wird in neueren Studien mit halluzinogenen Drogen im Einsatz bei therapieresistenten Depressionen über einen ähnlichen Mechanismus der Veränderung nachgedacht (vgl. Carhart-Harris et al. 2016a, 2016b, 2017; Gattuso et al. 2023). Unter Halluzinogenen kann sich die Perspektive auf das Selbst ändern. Manche Forschende sprechen von einem Reset. Ein sogenannter heilsamer Ego-Tod unter Halluzinogenen wurde schon vor Jahrzehnten von den ersten Forschenden diskutiert (vgl. Leary et al. 2007 [1964]; Pollan 2018). Nicht nur das Selbst, auch der Selbstwert wird mit dem DMN assoziiert. Neben dem DMN scheint auch der Hippocampus im limbischen System eine Verbindung zum Selbstwert aufzuweisen (vgl. Lu et al. 2018). Bei hohem Selbstwert wird eine geringere neurale Reaktivität bei auf das Selbst bezogenen bedrohlichen Reizen festgestellt (vgl. Yang et al. 2017; Will et al. 2017).

Weitere Forschungstheorien aus kognitions- und neurowissenschaftlicher Sicht zum Selbst sind die *Integrated Information Theory* (IIT; vgl. Oizumi et al. 2014; Tononi et al. 2016) und die *Predictive Coding* beziehungsweise *Predictive Processing Theory* (PPT; vgl. Cepelewicz 2018; Rupert 2022). Die IIT geht der Frage nach, wie aus Erfahrungen, zum Beispiel einem Sinneseindruck, Bewusstsein wird. Das Selbst ist nach dieser Theorie eine aus verschiedenen Eindrücken, Erfahrungen und Informationen generierte Integrationsleistung des Gehirns und seiner Areale, die zu einem subjektiven Gefühl des Selbst führt. Die Theorien des *Predictive Coding* und *Predictive Processing* beschreiben die Vorhersageaktivitäten des Gehirns. Laut diesen Theorien werden im Gehirn ständig sinnstiftende Modelle und Vorhersagen über Erfahrungen generiert, die auf der Ebene von Sinneseindrücken und Erfahrungen wiederum angepasst werden (z.B. »Sommer bedeutet Wärme. Wenn es mir aber nicht warm ist, stimmt etwas nicht. Was kann eine Erklärung sein?«).

Das *Predictive Processing* beschreibt das Selbst als eine Art übergeordnetes Repräsentationsmodell, welches generiert wurde, um die eigenen Handlungen vorherzusagen und zu erklären. In einem interessanten Artikel zum Selbst als Bewusstsein wird dieses Repräsentationsmodell mit einer Hierarchie des Mich (nach William James) verglichen (vgl. Wozniak 2018). Beide Theorien – *Predictive Coding* und *Predictive Proces-*

sing – erinnern an das Modell der Autopoiesis, der Selbstorganisation und Selbstreferenz der biologischen Systeme, auch von Kognition und Selbst, wie sie Maturana und Varela schon in den 1980er Jahren beschrieben haben:

> »I have shown the emergence of a self-referring system capable of making descriptions and of generating, through orienting interactions with other, similar, systems and with itself, both a consensual linguistic domain and a domain of self-consciousness, that is: I have shown the emergence of the observer.« (Maturana & Varela 1980, S. 48)

FAZIT

Die Neuroplastizität unseres Gehirns auf der Basis von synaptischen Verbindungen und Strukturen macht unsere Individualität aus. Aus neurowissenschaftlicher Sicht ist das auf das Selbst bezogene Denken im *Default Mode Network* (DMN) unseres Gehirns zu lokalisieren. Dieses Netzwerk ist im Ruhezustand aktiviert und bei manchen psychischen Erkrankungen, wie Autismus und Demenz, beeinträchtigt. Dadurch sind die autobiografischen Erinnerungen, Selbstreflexion und *Theory of Mind* erschwert. Selbstwert wird mit dem DMN und dem limbischen System assoziiert. Das DMN kann beispielsweise über Achtsamkeitsmeditationen gestärkt werden. Psychotherapeutisch relevant erscheint vor allem die Neuroplastizität unseres Gehirns, welches wir durch Erfahrung und Übung, auch in der Psychotherapie, beeinflussen können. Von Interesse ist auch, dass Ruhezustände essenziell sind, um sich selbst zu spüren und zu hören. Ohne diese Ruhe können wir anscheinend nicht zu uns selbst finden.

1.10 Ein kurzes Resümee

Das Selbst ist ein vielfältiges Wesen. Und der Mensch denkt über sein Selbst und sein Selbstkonzept schon seit Ewigkeiten nach. Bereits bei Säuglingen ist das Selbstkonzept nachweisbar, welches sich über die Lebensspanne immer mehr entwickelt. Das Selbst hat viele Anteile, manche davon sind bewusst, manche verborgen. Das Selbst hat Bedürfnisse und will zur Selbstverwirklichung, zu seiner ganz eigenen Gestalt kommen. Das Selbst ist auch ein soziales Wesen, wird konstruiert und erscheint in Rollen. Das Selbst ist ein Netz aus gelernten Verhaltensweisen, aus gelernten Gedanken und Einstellungen. Das Selbst ist Kontext und distanzierter Beobachter, es ist Gehirn und Körper und arbeitet in seinem eigenen Netzwerk. Das Selbst und der Selbstwert wachsen in guten Beziehungen, durch hilfreiche Erfahrungen, durch den Fokus auf Gelingendes, durch Selbstmitgefühl und durch die Distanz zu alten, ungünstigen Verhaltensmustern und Schemata.

Das Selbst gibt uns noch manche Rätsel auf, aber in der Psychotherapie können wir unseren Patient:innen helfen, ihr Selbst zu entdecken, zu enträtseln, zu verstehen, zu fühlen, wertzuschätzen, zu unterstützen und zu sich selbst und ihrem Selbstwert zu finden.

2 Zur praktischen Umsetzung von Selbstwertarbeit

Anhand zweier exemplarischer Erkrankungen soll der Einsatz von Selbstwertübungen reflektiert werden.

2.1 Depressive Störungen

Depressionen gelten mit einer Lebenszeitprävalenz von 16 bis 20 Prozent als häufigste psychische Störung, die in jedem Lebensalter auftreten kann (vgl. Nationale Versorgungsleitlinie, Unipolare Depression 2022). Vom Kindes- bis zum Jugendalter steigt die Zwölfmonatsprävalenz von ca. 2 auf 5 Prozent, mit einer weiteren Erhöhung in der späten Adoleszenz (vgl. Hoffmann et al. 2012; Maughan et al. 2013). Mit der Corona-Pandemie sei ein Anstieg der Fälle zu beobachten, vermeldete das *Ärzteblatt* im März 2023 unter Berufung auf die Stiftung Kindergesundheit (Ärzteblatt 2023).

Der häufigste Störungsbeginn liegt vor dem 30. Lebensjahr. Frauen sind doppelt so häufig betroffen. Komorbiditäten mit anderen psychischen Störungen sind mit ca. 60 Prozent als hoch anzusehen. Die Mortalität ist im Vergleich zur Allgemeinbevölkerung zweifach erhöht. Depressive Episoden verlaufen bei ca. 70 Prozent aller Patient:innen rezidivierend. Das Rückfallrisiko steigt mit jeder Episode. Unbehandelt remittieren Depressionen nach ca. acht Monaten, wobei es auch chronische Verlaufsformen gibt. Eine effektive Behandlung verkürzt die Krankheitsdauer auf etwa vier Monate. Die Kosten für die Sozialsysteme werden wegen der Arbeitsunfähigkeitszeiten, Behandlungskosten, Invalidität und Todesfälle als hoch eingeschätzt.

In der 10. und 11. Auflage der *International Classification of Diseases* (WHO 1992, 2022) finden sich die unipolaren Depressionsdiagnosen bei den affektiven Störungen. Die ICD-11-Kriterien unterscheiden sich leicht von denen der ICD-10. Die Codierung (hier mit Verweisen auf die älteren ICD-10-Codierungen) der depressiven Störungen lautet nach ICD-11[6] wie folgt:

---

6 Hier und im Folgenden zitiert nach: https://www.bfarm.de/DE/Kodiersysteme/Klassifikationen/ICD/ICD-11/uebersetzung/_node.html (letzter Zugriff: 6. Juli 2023).

6A7 Depressive Störungen
6A70 Einzelne depressive Episode (ICD-10 F32)
6A71 Rezidivierende depressive Störung (ICD-10 F33)
6A72 Dysthyme Störung (ICD-10 F34.1)
6A73 Gemischte Depressive- und Angststörung (ICD-10 F41.2)
6A7Y Sonstige näher bezeichnete depressive Störungen (ICD-10 F34, F38)
6A7Z Depressive Störungen, nicht näher bezeichnet (ICD-10 F39)

In der ICD-11 wird das zeitgleiche Auftreten von fünf (aus einer Liste von zehn) depressiven Symptomen gefordert, um eine depressive Episode zu diagnostizieren (vgl. WHO 2022; Stein et al. 2020). Das Zeitkriterium von 14 Tagen bleibt bestehen. Ein Hauptsymptom aus dem affektiven Cluster und mehr als drei Symptome aus dem kognitiven und neurovegetativen Cluster werden gefordert. Eine erhebliche Funktionsbeeinträchtigung muss festgestellt werden. Der Schweregrad ermittelt sich nun aus der Symptomausprägung und der Funktionsbeeinträchtigung. Ausschlusskriterium bleibt etwa die Anwesenheit einer anderen Erkrankung – ob organisch, medikamentös oder psychisch –, die den Zustand besser erklärt. Auch eine Trauerreaktion kann als Ausschlusskriterium gewertet werden, außer die depressive Reaktion dauert länger als einen Monat und zeigt unübliche Trauersymptomatik wie Selbstwertverlust, generalisierte Schuldgefühle, psychotische Symptome, Suizidgedanken und psychomotorische Hemmung.

Das affektive Cluster umfasst als Hauptsymptomatik die depressive Stimmung sowie den Interessen- oder Freudeverlust an Aktivitäten, die üblicherweise als angenehm erlebt werden. Das kognitive Cluster umfasst die verminderte Konzentration und Aufmerksamkeit, das verminderte Selbstwertgefühl mit vermindertem Selbstvertrauen, Schuldgefühlen und Wertlosigkeitserleben, Hoffnungslosigkeit und zuletzt Suizidgedanken oder Todesgedanken. Das neurovegetative Cluster umfasst den Antriebsverlust mit erhöhter Ermüdbarkeit/Fatigue, Schlafstörungen, Veränderungen bei Appetit oder Gewicht und die psychomotorische Agitiertheit oder Hemmung.

Unterschiede zum ICD-10 bestehen in der Schweregradfeststellung nicht über die Menge an Symptomen, sondern über deren Ausprägung und Ausmaß der Funktionsbeeinträchtigung.

Unterschiede zum *Diagnostic and Statistical Manual of Mental Disorders* (DSM-V; vgl. American Psychiatric Association 2013) bestehen in der Nennung des Symptoms Hoffnungslosigkeit und der Definition des Trauerfalls als Ausschlusskriterium.

Bei Kindern äußert sich eine depressive Erkrankung neben Traurigkeit oft über Reizbarkeit, teils mit überaktivem, aggressivem Verhalten. Auch ein Emotionsausdruck mit somatischen Symptomen ist typisch (vgl. Maughan et al. 2013; Abel & Hautzinger 2013; Deutsche Gesellschaft für Kinder- und Jugendpsychiatrie und Psychotherapie 2016; American Psychological Association 2019).

Multifaktorielle Ätiologiemodelle mit biologischen und psychosozialen Faktoren zum Auftreten von Depressionen sind weiterhin richtungsweisend. Neben genetischen Faktoren, körperlichen Erkrankungen, soziodemografischen Faktoren wie Geschlecht, sozioökonomischer Status, Migrationserfahrung und höherem Lebensalter werden psychische Komorbiditäten, Gewalt und Traumata, soziale Isolation, Stressoren und ein ungesunder Lebensstil diskutiert (vgl. Aldenhoff 1997; DGPPN 2017; LeMoult et al. 2020; Nationale Versorgungsleitlinie, Unipolare Depression 2022).

2.1.1 Behandlung

Behandlungsoptionen umfassen Selbstmanagementansätze wie psychoedukative und bibliotherapeutische Maßnahmen, Sport- und Bewegung, Lichttherapie, Schlafentzug, medikamentöse Therapien, ergo- und soziotherapeutische Maßnahmen, Psychotherapie sowie verschiedene Hirnstimulationsverfahren, die oft in therapieresistenten Fällen und zumeist stationär angeboten werden. Psychotherapeutische Maßnahmen sind vielfältig und effektiv (vgl. Plessen et al. 2023) und sollten auf allgemeinen und spezifischen Wirkfaktoren wie starker therapeutischer Allianz, Ressourcenaktivierung, Problemaktualisierung, motivationaler Klärung, Problembewältigung, Monitoring und Feedback im Therapieprozess, kognitiven, emotionalen und behavioralen Strategien mit Hausaufgaben beruhen (vgl. Grawe 1998; Norcross & Lambert 2018; Flückinger 2021; Nationale Versorgungsleitlinie, Unipolare Depression 2022). Die American Psychological Association (2019) empfiehlt bei Jugendlichen und Erwachsenen Kognitive Verhaltenstherapie (KVT) sowie Interpersonelle Therapie (IPT) als evidenzbasierte Interventionen, darüber hinaus den Wirkstoff Fluoxetin zur medikamentösen Therapie. Bei Kindern fehlt die Evidenz für eine Therapierichtung, auch wenn KVT gute Effekte vorweist (vgl. Oud et al. 2019).

Kognitive Verhaltenstherapie

Die KVT integriert lernpsychologische Theorien wie die Verstärkerverlusttheorie nach Levinsohn, kognitiv-lerntheoretische Modelle wie die Theorie der gelernten Hilflosigkeit nach Seligman sowie auch die kognitive Theorie nach Beck. Die evidenzbasierte klassische Depressionstherapie besteht aus den drei Modulen Verhaltensaktivierung, Veränderung von Kognitionen und Erwerb von Fertigkeiten wie soziale Kompetenz, Problemlösen und Genussfertigkeit (vgl. Hautzinger 2021). Im Kinder- und Jugendbereich wird dieser Ansatz ergänzt um den Einbezug von Bezugspersonen (vgl. Abel & Hautzinger 2013). Auch zur Rückfallprophylaxe zeigt sich der Ansatz effektiv (vgl. Bockting et al. 2005).

Neuere Ansätze der dritten Welle der KVT, wie die Akzeptanz- und Commitment-Therapie (vgl. Eifert 2022), die achtsamkeitsbasierte kognitive Therapie bei Depressionen (vgl. Michalak & Heidenreich 2004; Segal et al. 2015) und das Cognitive Behavioral Analysis System for Psychotherapy (CBASP) nach James McCullough (2000; vgl. Brakemeier et al. 2021), gelten als hilfreich – auch im Bereich der chronischen Depressionen und der Rückfallprophylaxe (vgl. Hayes et al. 2011; Churchill et al. 2013; Ataie Moghanloo et al. 2015; Kuyken et al. 2015; Negt et al. 2016).

Ansatzpunkte für Selbstwertarbeit

Die klassische Depressionsbehandlung gilt als effektiv (vgl. Wiles et al. 2016; Plessen et al. 2023). Ein besonderes Augenmerk sollte auf eine effektive Rückfallprophylaxe im Sinne des Selbstmanagementansatzes gelegt werden. Grundsätzlich kann eine individualisierte Depressionsbehandlung mit den drei Bausteinen Verhaltensaktivierung, Veränderung von Kognitionen, Fertigkeitentraining und gegebenenfalls Elternarbeit ausreichenden Erfolg erzielen, ohne dass ein ausführliches kognitives Arbeiten mit dem Fokus auf den Selbstwert notwendig ist. Das bedeutet, dass Behandelnde abwarten sollten, ob die der Depression genuin innewohnenden Selbstwertzweifel durch die allgemeine Symptombesserung nachlassen. Auch durch die Wirkfaktoren der therapeutischen Beziehung und Ressourcenaktivierung kann bereits das Motiv Selbstwerterhöhung und – damit das Selbstkonzept und das Selbstwertgefühl – gestärkt werden. Sollte sich jedoch herausstellen, dass negative Selbstkonzepte, Selbstwertgefühle und Selbstunsicherheit persistieren oder gar langjährig vorhanden sind, ist es sinnvoll und notwendig, daran zu arbeiten. In diesem Fall ist von einem Vulnerabilitätsfaktor auszugehen, denn Kognitionen, wie sie in einem negativen Selbstkonzept deutlich werden, stehen im dringenden Verdacht, als Mediatoren im Therapieprozess zu fungieren (vgl. Driessen & Hollon 2010; Breuninger at al. 2019; A-Tjak et al. 2021; Vittorio et al. 2022; Mobach et al. 2023).

PRAXISTIPP Exemplarische Übung

Als exemplarische Übung sei hier auf die *Selbstwertliste* (vgl. S. 195) im Übungskapitel verwiesen. Hier werden hilfreiche Selbstverbalisationen zu den eigenen Ressourcen, Stärken, Fertigkeiten, Bewältigungsleistungen usw. gesammelt. Die Liste kann als Begleiterin in der Therapie zur Selbstwertstärkung und als Erinnerungshilfe für die Rückfallprophylaxe fungieren.

CAVE

Implizit kann durch eine gelungene Beziehungsgestaltung das Motiv Selbstwerterhöhung gestärkt werden. Selbstwertübungen sind grundsätzlich eine hilfreiche Ergänzung der Psychotherapie. Ohne individualisierte Prüfung und Passung sollten diese Interventionen bei depressiven Störungen allerdings nicht durchgeführt werden. Damit würden ethische Prinzipien der Psychotherapie, etwa das Prinzip der minimalen Intervention, verletzt (vgl. Kanfer et al. 2012).

2.2 Borderline-Persönlichkeitsstörung

Für die Borderline-Persönlichkeitsstörung (BPS) werden Prävalenzraten von 2 bis 6 Prozent angegeben (vgl. Grant et al. 2008; Gunderson et al. 2018; Volkert et al. 2018; Winsper et al. 2020; Voderholzer 2022; DGPPN 2022). Frauen und Männer scheinen gleich häufig betroffen, wenn auch die Studienlage heterogen ist. Zumeist sind Symptome in der Kindheit und Jugend bereits beobachtbar, wenn auch zur Adoleszenz die Symptomausprägung am höchsten ist. Die S3-Leitlinie der Deutsche Gesellschaft für Psychiatrie und Psychotherapie, Psychosomatik und Nervenheilkunde e. V. (DGPPN) verweist auf die mögliche Diagnosestellung ab dem zwölften Lebensjahr (vgl. Winsper et al. 2016; Wertz 2020; DGPPN 2022). Komorbiditäten sind häufig. Die Suizidalitätsrate liegt zwischen 2 und 7 Prozent. Das Suizidrisiko bleibt über den Verlauf hoch. Kardiovaskuläre und gastrointestinale Erkrankungen sind im Vergleich zu Patient:innen ohne BPS erhöht. Die Lebenserwartung ist um fünf bis neun Jahre vermindert. Langzeitstudien über zwei bis zehn Jahre belegen eine Remission der Borderline-Symptomatik bei ca. 85 Prozent der Fälle. Gerade die impulsive Symptomatik remittiert. Trotz Inanspruchnahme von Behandlungen bleiben oft langfristige Funktionseinschränkungen. Risikofaktoren für einen schlechteren Verlauf sind komorbider Substanzmissbrauch und sexuelle Traumata in der Kindheit (vgl. Winograd et al. 2008; Gunderson et al. 2018; Zanarini 2007; Zanarini et al. 2010; Biskin 2015; Herpertz et al. 2022; DGPPN 2022).

In der ICD-11 (WHO 2022) findet sich die Borderline-Persönlichkeitsstörung bei den Persönlichkeitsstörungen. Die ICD-11-Kriterien unterscheiden sich stark von denen der ICD-10 (WHO 1992). Die Codierung (hier mit Verweisen auf die älteren ICD-10-Codierungen) der Persönlichkeitsstörungen sowie Persönlichkeitsmerkmale und -muster nach ICD-11 lautet wie folgt:

6D10	Persönlichkeitsstörung
6D10.0	mild (ICD-10 F60.X)
6D10.1	moderat (ICD-10 F60.X)
6D10.2	schwer (ICD-10 F60.X)
6D10.Z	Schweregrad nicht näher bezeichnet
QE50.7	Persönlichkeitsproblematik
6D11	Ausgeprägte Persönlichkeitsmerkmale oder -muster
6D11.0	Negative Affektivität (ICD-10 F60.0 paranoid / F60.4 histrionisch / F60.5 zwanghaft / F60.6 ängstlich-vermeidend / F60.7 dependent / F60.8 narzisstisch)
6D11.1	Distanziertheit (ICD-10 F60.0 paranoid / F60.1 schizoid / F60.6 ängstlich-vermeidend)
6D11.2	Dissozialität (ICD-10 F60.2 dissozial / F60.4 histrionisch / F60.8 narzisstisch)
6D11.3	Enthemmung (ICD-10 F60.2 dissozial / F60.4 histrionisch)

6D11.4 Anankasmus (ICD-10 F60.5 zwanghaft)
6D11.5 Borderline-Muster (ICD-10 F60.3 emotional-instabil)

In der ICD-11 (WHO 2022; vgl. Herpertz et al. 2022; Bach & First 2018; Bach et al. 2022; Renneberg & Herpertz 2021) wurde das kategoriale System der Persönlichkeitsstörungen zugunsten eines dimensionalen Systems verändert. Die Codierung setzt zunächst das Vorhandensein einer Persönlichkeitsstörung voraus, wobei ein Schweregrad angegeben werden muss. Danach können verschiedene Persönlichkeitsmerkmale zusätzlich codiert werden. Das Zeitkriterium umfasst nun eine zweijährige Dauer. Die Hauptsymptomatik der Persönlichkeitsstörung umfasst Funktionsstörungen des Selbst (wie Identität, Selbstwertgefühl, Selbstwahrnehmung, Selbststeuerung) und/oder des interpersonellen Verhaltens (wie Beziehungen eingehen und aufrechterhalten, Konfliktfähigkeit, Perspektivübernahme). Auf emotionaler, kognitiver und Verhaltensebene muss die Persönlichkeitsdysfunktion sichtbar werden. Hier geht es um Angemessenheit, Stabilität und Flexibilität von Verhalten, Selbstregulation und Selbstkontrolle, Ausbleiben von Selbstschädigung und Gewalt. Die Persönlichkeitsdysfunktion muss über viele soziale und persönliche Situationen hinweg mit erheblichem Leidensdruck oder Funktionsbeeinträchtigungen deutlich werden. Ausschlusskriterien bleiben die Anwesenheit einer anderen Erkrankung, einer Nebenwirkung eines Medikaments, eines biologischen Zustands und einer sozio-kulturell-politischen Situation, die die Symptomatik besser erklären. Der Schweregrad wird über das Funktionsniveau ermittelt. Die Persönlichkeitsstörung kann ohne Zuordnung zu einem Persönlichkeitsmerkmal allein diagnostiziert werden.

Ein zusätzliches Borderline-Muster kann vergeben werden, wenn zunächst eine Persönlichkeitsstörung diagnostiziert und dann ein tiefgreifendes Muster mit Instabilität der zwischenmenschlichen Beziehungen, des Selbstbilds, der Affekte und Impulsivität festgestellt wird. Weitere Symptome sind beschrieben, die in Mehrzahl vorliegen müssen: Verlassenwerden vermeiden, instabile und intensive Beziehungen, instabile Identität oder instabiles Selbstbild, Impulsivität bei negativen Emotionen, Selbstschädigung, emotionale Instabilität, Erleben von Leere und Ärger, vorübergehende dissoziative und psychoseähnliche Zustände. Zeitweise können vorliegen: negatives Selbstbild, Entfremdungserleben mit Einsamkeit, Hypersensitivität und Misstrauen in zwischenmenschliche Beziehungen.

Ein großer Unterschied zum ICD-10 besteht in der Aufhebung des kategorialen Systems. Die sogenannten klassischen Persönlichkeitsstörungen, wie die dissoziale oder ängstlich-vermeidende Persönlichkeitsstörung, sind in dieser Form nicht mehr vertreten. Eine Persönlichkeitsstörung wurde über die Funktionsstörungen im Selbst und im Interpersonellen neu definiert. Neu ist auch die Schweregradfeststellung. Statt des kategorialen Systems wurden kontinuierliche Dimensionen im Sinne von Persönlichkeitsmerkmalen in Anlehnung an das Fünf-Faktoren-Modell der Persönlichkeitspsychologie formuliert (vgl. Costa & Widiger 1994; Widiger & Costa 2013). Diese ersetzen nun die Zuordnung zu einzelnen Persönlichkeitsstörungen. Einzig die Borderline-Persönlichkeitsstörung blieb solitär erhalten (vgl. Mitmansgruber 2020).

Der größte Unterschied zum DSM-V (American Psychiatric Association 2013) ist die eindeutig dimensionale Struktur des ICD-11. Das DSM-V gilt als Hybridmodell, weil es einerseits die kategoriale Einordnung erhält, andererseits im Anhang auf die bereits formulierte dimensionale Struktur verweist. Die Symptombeschreibungen der Borderline-Persönlichkeitsstörung sind jedoch so gut wie identisch.

Bei Kindern und Jugendlichen ist keine spezifische Borderline-Symptomatik beschrieben. Dennoch ist eine Diagnosestellung ab zwölf Jahren erlaubt. Die DGPPN (2022) weist in den S3-Leitlinien darauf hin, dass Impulsivität, Suizidalität und Selbstschädigung oft im Vordergrund stehen, währenddessen Identitätsstörungen oder instabile Beziehungen weniger stark auffallen oder ausgeprägt sind. Chanen et al. (2022) bestätigen diese Beobachtungen und verweisen auf das ausgeprägte Leid auch in dieser Population.

Ein multifaktorielles Ätiologiemodell der BPS erscheint nach aktuellem Forschungsstand laut DGPPN (2022) am wahrscheinlichsten. Risikofaktoren, wie sexuelle und physische Gewalt im Kindesalter, frühe Hyperaktivität und inkonsistentes Erziehungsverhalten, gelten als Prädiktoren. Darüber hinaus werden biologische, psychologische und soziale Faktoren diskutiert. Beispielsweise sind dies genetische Faktoren, Veränderungen fronto-limibischer Regionen, Störungen im Erwerb von Fertigkeiten wie Emotionsregulation, Selbstkontrolle und Mentalisierung sowie in Bezug auf die Entwicklung von Identität. In der Dialektisch-Behavioralen Therapie nach Marsha Linehan (1993, 1996) wird dieses Modell als bio-soziales Entstehungsmodell geführt. Eine biologische Prädisposition für die Störung der Emotionsregulation wird vorausgesetzt, und in Kombination mit einer invalidierenden Umgebung kommt es zu Störungen im Erwerb von Emotionsregulationskompetenzen. Dadurch entstehen Hilflosigkeitserleben und dysfunktionale Schemata des Selbst und der Umwelt. Daraus resultierende dysfunktionale Bewältigungsstrategien halten die Problematik hiernach aufrecht. Die Mentalisierungsbasierte Therapie (vgl. Fonagy et al. 2017) fokussiert die fehlende Mentalisierung als Entstehungsfaktor, also die Fähigkeit, eigenes oder fremdes Verhalten zu interpretieren und zu verstehen. Die gestörte Selbst- und Fremdwahrnehmung behindern die Entwicklung diverser regulatorischer Fertigkeiten wie Emotionsregulation, Verhaltenskontrolle oder interpersonelle Kompetenzen.

2.2.1 Behandlung

Die S3-Leitlinie der Deutsche Gesellschaft für Psychiatrie und Psychotherapie, Psychosomatik und Nervenheilkunde e.V. (DGPPN 2022) fasst die neuesten Entwicklungen zusammen. Störungsspezifische Psychotherapien gelten als effektiv und reduzieren nachweislich die Kosten für das Gesundheitssystem. Zu den störungsspezifischen Verfahren gehören die Dialektisch-Behaviorale Therapie (DBT) nach Linehan (vgl. Bohus 2019), die Mentalisierungsbasierte Therapie (MBT) nach Bateman und Fonagy (vgl. Taubner et al. 2019), die Schema-Fokussierte Therapie nach Young (2019) sowie die Übertragungsfokussierte Psychotherapie nach Kernberg (vgl. Yeomans et al. 2017). Trotz stationärer Angebote sollten ambulante Therapien Vorrang genießen.

Als am besten untersucht gelten die DBT und die MBT. Der Vergleich der Therapieverfahren allgemein steht letztlich aus. Gerade störungsspezifische Verfahren sollten in der Kombination einzeln und Gruppe angeboten werden, um zum Beispiel das Skilltraining der DBT als effektiven Baustein gut nutzen zu können. Auch bei Jugendlichen besteht Konsens über den Einsatz von störungsspezifischer Therapie bei BPS, wobei die Datenlage zur Empfehlung eines einzelnen Verfahrens nicht ausreicht. Daneben werden Psychoedukation und Einbezug von Familienangehörigen und Bezugspersonen empfohlen. Eine medikamentöse Therapie gilt aufgrund der Datenlage nicht als erste und einzige Wahl und erfolgt in Deutschland bisher *off-label*.

In Bezug auf die Therapieplanung beim Vorliegen von Komorbiditäten wird empfohlen, soweit möglich, eine störungsspezifische BPS-Behandlung zu bevorzugen. Ausnahmen bilden teils komorbide substanzbezogene Störungen, lebensbedrohliche Essstörungen, Psychosen und lebensbedrohliche körperliche Erkrankungen. Auch ein Zusammenschluss europäischer Forscher:innen (vgl. Simonsen et al. 2019; Oud et al. 2018), ein Review von 2023 (Leichsenring et al. 2023) sowie die australischen Leitlinien von 2012 (NHMRC 2012) beschreiben ähnliche Richtlinien.

Kognitive Verhaltenstherapie

Die DBT nach Marsha Linehan ist ein kognitiv verhaltenstherapeutischer Ansatz, der die buddhistisch geprägte Achtsamkeit und Akzeptanz integriert (vgl. Bohus 2019). Dieser Ansatz wird zur sogenannten dritten Welle der KVT gezählt, weil die Veränderung gleichberechtigt neben der Akzeptanz von Symptomatik steht. Nach Linehan (1993, 1996) ist dieser dialektische Blickwinkel der prägnanteste Unterschied zur klassischen, eher veränderungsorientierten Verhaltenstherapie.

Die DBT ist ein ursprünglich ambulantes Therapieprogramm, welches in Deutschland oft auch stationär angeboten wird. Diagnostik, Psychoedukation, Zielanalyse und Motivierungsphase bilden den Startpunkt der Behandlung. In der ersten Therapiephase, welche ursprünglich auf ein Jahr ausgelegt war, liegt der Fokus auf der Kontrolle des impulsiven Verhaltens. Ziel ist die Reduktion von Selbstschädigungen. In der Einzeltherapie werden hierzu vorwiegend Validierungs- und Problemlösestrategien sowie Kontingenzmanagement eingesetzt. Das Skillstraining, auch Fertigkeitentraining in der Gruppe (vgl. Bohus & Wolf-Arehult 2018), besteht aus fünf Modulen, und zwar zu Achtsamkeit, Stresstoleranz, zum Umgang mit Gefühlen, zu zwischenmenschlichen Fertigkeiten und zum Selbstwert. Das Selbstwert-Modul wurde nachträglich ergänzt (vgl. Jacob et al. 2006) und ist inzwischen integraler Bestandteil des Skillstrainings. In einer zweiten Therapiephase liegt der Fokus auf der emotionalen Verarbeitung der traumatisierenden Vergangenheit und der traumaspezifischen Emotionen wie Angst, Scham oder Wut.

Im Kinder- und Jugendbereich wird wiederholt auf das frühe Screening auf Selbstschädigungen/Impulsivität sowie auf die Angst vor Verlassenwerden verwiesen, um die BPS frühzeitig zu identifizieren und präventiv therapeutisch handeln zu können (vgl. Boylan et al. 2019; Chanen et al. 2020, 2022; Carter at al. 2016; Zanarini 2007; Zanarini et al. 2010; Michonski et al. 2013). Die DBT wurde mehrfach im Kinder- und Jugendbereich umgesetzt und zeigt gute Ergebnisse (vgl. Larrivée 2013; MacPherson et al. 2013; Asarnow et al. 2021; Ohlis et al. 2023). Auch im Transgender-Bereich mit Jugendlichen, die sich selbst verletzen, liegen erste Ergebnisse vor (vgl. Tilley et al. 2022).

Ansatzpunkte für Selbstwertarbeit

Funktionsbeeinträchtigungen des Selbst, in Bezug auf Identitätsfindung, Selbstwert, Selbstreflexion und Selbststeuerung, sind essenzielle Kriterien der Persönlichkeitsstörung. Damit öffnet sich das Tor zur Selbstwertarbeit, wie wir es im Modul Selbstwert in der DBT der BPS (vgl. Bohus & Wolf-Arehult 2018) sehen. Selbstwertprobleme sind damit ein Vulnerabilitätsfaktor, welcher gesondert behandelt werden sollte. Dies gilt nicht nur für die BPS, sondern letztlich für alle Persönlichkeitsstörungen beziehungsweise Merkmale.

PRAXISTIPP Exemplarische Übung

Als exemplarische Übung sei hier auf *In guter Partnerschaft mit uns selbst* (vgl. S. 87) im Übungskapitel verwiesen. Dabei wird über eine Reflexion des eigenen Umgangs mit sich selbst sowie über eine Reflexion der Lebensdauer die Perspektive eröffnet, in guter Partnerschaft mit sich selbst leben zu können. Diese Übung hat eine motivierende Komponente und lädt zur Selbstreflexion ein. Damit kann sie Ausgangspunkt sein für weitere Übungen, die die Veränderung fokussieren.

CAVE

Selbstwertarbeit ist eine hilfreiche Ergänzung der Psychotherapie. Bei Borderline-Patient:innen hat sich eine Kombination aus Einzel- und Gruppensetting als hilfreich erwiesen. Ein einzeltherapeutisches Setting ohne die soziale Verpflichtung und Unterstützung der zusätzlichen Gruppentherapie kann die Umsetzung von Übungen hingegen erschweren. Deshalb sollte eine rein einzeltherapeutische Anwendung der Selbstwertübungen stets kritisch geprüft werden.

2.3 Fazit zur Selbstwertarbeit bei psychischen Störungen

Bei der Betrachtung exemplarischer Erkrankungen wie Depression und Borderline-Persönlichkeitsstörung zeigen sich beispielhaft die starke Beteiligung und Veränderung des Selbst im Krankheitsverlauf. Wird bei der Borderline-Persönlichkeitsstörung ätiologisch über fehlende Mentalisierung und fehlende Selbstwahrnehmung sowie eine gestörte Emotionsregulation als Ausgangspunkt für dysfunktionale Selbstschemata spekuliert, scheinen bei der Depression multifaktorielle Erklärungen favorisierter. Daraus lassen sich bereits Behandlungsempfehlungen ableiten:

- Man kann sagen, dass bei Persönlichkeitsstörungen die therapeutische Arbeit am Vulnerabilitätsfaktor Selbst – Selbstwahrnehmung, Selbstkonzept und Selbstwertgefühl – dringlich ist. Bei Depressionen hingegen ist die Selbstwertarbeit als mögliche Option zu betrachten, sollte sich ein ausgeglichenes Selbstwertgefühl nach Stimmungsaufhellung nicht wieder einstellen. Diesen Unterschied aus defizitärem Selbstkonzept und Selbstwertgefühl als Vulnerabilitätsfaktor (Beispiel Persönlichkeitsstörungen) versus Selbstwertdefizite als Symptomatik oder Folge einer Erkrankung (Beispiel Depressionen oder andere Achse-I-Erkrankungen im Sinne des DSM) hat Melanie Fennell (1998) bereits mehrfach beschrieben.
- Dass die therapeutische Arbeit am Selbstkonzept und Selbstwertgefühl wichtig ist, lässt sich einerseits aus den starken Funktionseinschränkungen der oben genannten Erkrankungen schließen, andererseits aus den erfolgreichen Behandlungen beider Erkrankungen. Vermutlich haben Sie, geschätzte Leserin, geschätzter Leser, bereits mehrfach in der Therapie oder zum Therapieende von ihren Patient:innen gehört, dass diese dankbar seien, wieder bei sich selbst angekommen zu sein oder zu sich selbst gefunden zu haben.
- Unabhängig von der Depression und der Borderline-Persönlichkeitsstörung können auch bei anderen psychischen Erkrankungen die Veränderungen des Selbstbilds und des Selbstwertgefühls als wichtige mögliche Therapieziele gelten.

3 Selbstwertübungen

3.1 Therapiephasen und Wirkfaktoren

3.1.1 Die sieben Phasen der Selbstmanagement-Therapie

Um den Einsatz der Übungen im Therapieprozess einzuordnen, folgt eine kurze Erinnerung an die Phasen, wie sie Kanfer et al. (1996) in *Selbstmanagement-Therapie* beschrieben haben. Die drei Autoren benennen sieben Phasen der Therapie.

1. Eingangsphase: Schaffung günstiger Ausgangsbedingungen

Wenn wir mit unseren Patient:innen die gemeinsame Arbeit beginnen, braucht es gute Ausgangsbedingungen. Dazu gehören allgemeine Informationen zur Therapie, zur Arbeitsweise und zu den Rollen. Ein besonderes Augenmerk gilt dem Etablieren einer tragfähigen therapeutischen Beziehung im Sinne des Arbeitsbündnisses. Dabei hilft, dass wir unsere Patient:innen in ihren Bedürfnissen verstehen, diese wahrnehmen und Anliegen und Ziele aufnehmen.

2. Aufbau von Änderungsmotivation und vorläufige Auswahl von Änderungsbereichen

Der Aufbau von Hoffnung und der Abbau von Resignation kann dank transparenter therapeutischer Informationen und Mitwirkung der Patient:innen gelingen. Motivation im Sinne des Selbstmanagements schließt Eigenverantwortung und das Kontrollerleben unserer Patient:innen ein. Zu verstehen, was unseren Patient:innen wichtig ist, was sie sich erhoffen und woran unbedingt zu arbeiten ist, hilft bei einer Ziel-Wert-Klärung und einer vorläufigen Auswahl von Änderungsbereichen.

3. Verhaltensanalyse und funktionales Bedingungsmodell

Auf Basis kognitiv-verhaltenstherapeutischer und systemischer Analysen werden eine Mikro- und Makroanalyse und ein vorläufiges funktionales Bedingungsmodell erstellt. Wir müssen verstehen, was unsere Patient:innen davon abhält, die ihnen wichtigen Ziele zu erreichen.

4. Vereinbaren therapeutischer Ziele

Mit dem Besprechen und Formulieren von Therapiezielen der Patient:innen, deren Prüfung auf Realisierbar- und Erreichbarkeit und einem Konsens in Bezug auf die gemeinsame therapeutische Arbeit wird die Grundlage für die konkrete Therapieplanung und die Methodenauswahl gebildet.

5. Planung, Auswahl und Durchführung spezieller Methoden

Die Methodenauswahl obliegt den Therapeut:innen, mit Fokus auf individueller Passung, Effektivität und Evidenz, Rahmenbedingungen und Umsetzbarkeit, Erfolg, Ethik und vorhandene Ressourcen. Die Durchführung geschieht individualisiert mit einer Konzentration auf Selbstmanagement und Transfer in den Alltag.

6. Evaluation therapeutischer Fortschritte

Während unserer therapeutischen Arbeit mit den Patient:innen sollte fortlaufend geprüft werden, ob die ausgewählten Interventionen ausreichend erklärt und verstanden wurden, ob die Patient:innen motiviert mitarbeiten, ob es Hindernisse gibt, die genauer verstanden werden müssen, ob eine Zielerreichung messbar ist (Prä-/Post-Vergleiche) und der Transfer in den Alltag realisiert wird.

7. Endphase: Erfolgsoptimierung und Abschluss der Therapie mit Katamnese

In dieser letzten Phase geht es um die Sicherstellung des Selbstmanagements unserer Patient:innen, sodass die Wiederherstellung der Autonomie und ein therapeutisches Ende gut machbar sind. Dafür ist eine regelmäßige Zusammenfassung von Fortschritten und allgemeinen nützlichen therapeutischen Prinzipien und Strategien sinnvoll. Auch der Transfer in den Alltag gelingt leichter, wenn die Patient:innen im eigenen Lebensraum Übungen durchführen und ihr soziales System als Unterstützung einbezogen wird. Das Ausschleichen der Kontakte sowie transparente Rückmeldungen zu Zielerreichung und Therapieende erleichtern diesen Prozess zusätzlich.

3.1.2 Wirkfaktoren der Psychotherapie

Kanfer et al. (1996) betonen, dass die Selbstmanagement-Therapie eine Entwicklung in Richtung einer allgemeinen Psychotherapie ist, damit auch therapieschulenübergreifend denkt und das Empowerment jedes Individuums zur eigenständigen und individuellen Zielfindung und Problemlösung beinhaltet. Sie beziehen sich auf Therapieprozessforscher wie Orlinsky & Howard (1986) sowie Grawe (1998). Auch die aktuelle Entwicklung der Psychotherapieforschung in den USA zeichnet diesen Entwurf weiter – im Sinne einer Abkehr von Störungsspezifität und Hinwendung zu transdiagnostischen Therapiekonzepten und individueller Therapieplanung mittels funktionaler Analysen (vgl. Hayes & Hofmann 2018). Es geht also um Wirkfaktoren, die eine Veränderung der Psychopathologie bewirken.

Als Wirkfaktoren der Psychotherapie werden verschiedene allgemeine und spezifische Faktoren auf Patienten- und Therapeuten- beziehungsweise Methodenseite benannt (vgl. Grawe 1998; Stenzel & Berking 2012; Hilbert & Martin 2015; Kazantis et al. 2018; Norcross & Lambert 2018; Flückinger 2021):

- Therapeutische Allianz
- Bereitschaft zur Veränderung
- Therapeutische Kompetenz der Therapeut:innen
- Ressourcenaktivierung
- Problemaktualisierung
- Motivationale Klärung
- Problembewältigung
- Frühe Symptomverbesserungen in der Therapie
- Monitoring und Feedback im Therapieprozess
- Hausaufgaben im Therapieprozess
- Kognitive und behaviorale Strategien im Therapieprozess

Die Übungen dieses Buches werden den oben genannten sieben Therapiephasen zugeordnet. Auch wenn Selbstwertarbeit bei vielen F-Diagnosen aus dem ICD-10 nicht immer der allererste Ansatzpunkt ist, ist eine Berücksichtigung der Therapiephasen für ein logisches und kohärentes Arbeiten mit den Patient:innen sinnvoll. Die Wirkfaktoren wurden bei der Generierung der Übungen berücksichtigt. Zur Vereinfachung und Übersichtlichkeit wird das siebenphasige Modell der Selbstmanagement-Therapie in eine abgekürzte Version übertragen.

Beziehungsaufbau & Diagnostik	**Kognitive Vorbereitung & Therapieplanung**	**Interventionsphase**	**Selbstmanagement & Therapiebeendigung**
Eingangsphase: Schaffung günstiger Ausgangsbedingungen (1). Aufbau von Änderungsmotivation, vorläufige Auswahl von Änderungsbereichen (2).	Verhaltensanalyse und funktionales Bedingungsmodell (3). Vereinbaren therapeutischer Ziele (4). Planung Methoden (5).	Auswahl und Durchführung spezieller Methoden (5). Evaluation therapeutischer Fortschritte (6).	Endphase: Erfolgsoptimierung und Abschluss der Therapie mit Katamnese (7)

Tab. 3.1: Zusammenfassung des siebenphasigen Modells der Selbstmanagement-Therapie.

TIPPS ZUM EINSATZ DER ÜBUNGEN

Patient:innen mit einem negativen Selbstwertgefühl erleben sich zumeist als defizitär. Sie haben oft keine gute Meinung von sich, und ihre Selbsteffizienzerwartung ist gering ausgeprägt. Schamgefühle, Niedergeschlagenheit, aber auch Ängstlichkeit sind typisch. Sie vermeiden häufig Herausforderungen und neigen zum Rückzug. Paul Gilbert beschreibt die tiefe Selbstkritik und Scham der Patient:innen sehr anschaulich (vgl. Gilbert & Choden 2013).

- Das bedeutet für uns als Behandler:innen, dass diese Patient:innen Zeit brauchen. Zeit, um in die therapeutische Beziehung zu vertrauen. Zeit, um eine Veränderung zu antizipieren. Zeit, um eine Veränderung zu initiieren und aufrechtzuerhalten.
- Das bedeutet, dass wir als Behandler:innen noch mehr als sonst in die therapeutische Allianz investieren müssen. Es braucht eine konstant empathische, freundliche, wertschätzende, ruhige Atmosphäre in der Therapie, in der die Ressourcenaktivierung keinesfalls zu kurz kommen darf. Carl Rogers (1983a, 1983b, 2018) hat dazu wunderbare Aussagen getroffen. Die Grundbedürfnisse der Patient:innen sollten im Rahmen der motivorientierten Beziehungsgestaltung nach Grawe (1992), Stucki & Grawe (2007) und Caspar (2018) plananalytisch gesehen und erfüllt werden, um eine tragfähige Beziehung herzustellen.
- Verhaltensweisen von Patient:innen, wie Überraschung über Lob, Negierung von Lob, Negierung von Fähigkeiten, Negierung von tollen Eigenschaften, Scham, Selbstkritik, sollten uns als Therapeut:innen nicht überraschen, sondern zeigen uns die typische Symptomatik eines negativen Selbstbilds und eines negativen Selbstwertgefühls. Zeit-Geben, Verständnis, Wertschätzung und Empathie bleiben hier die wichtigsten Faktoren in der therapeutischen Beziehung.
- Erst nach etablierter therapeutischer Beziehung kann über motivationale Klärung, Problemaktualisierung, Problembewältigung und Ressourcenaktivierung ein Verständnis für das Selbstbild, dessen behavioral-kognitiv-emotionale sowie soziale Anteile und eine Veränderung geschaffen werden (vgl. Kanfer et al. 1996; Grawe 1998). Hier sollen die vorgeschlagenen Selbstwertübungen im Therapieprozess ansetzen.
- In Bezug auf die Umsetzung der Interventionen sei an Heurismen des Selbstmanagement-Ansatzes erinnert wie: Zielhoheit der Patient:innen, Motivation, Selbstmanagement, Erfolgsorientierung, Effektivität, minimale Interventionen, kleine Schritte, Machbarkeit und Evaluation (vgl. Kanfer et al. 1996, S. 307 ff.).

Auswahl der Übungen

Selbstwert kann auf einem Kontinuum identifiziert werden – von sehr positiv über durchschnittlich zu sehr negativ. Ein negatives Selbstkonzept, ein negativer Selbstwert und ein negatives Selbstwertgefühl befinden sich auf diesem Kontinuum eher am einen Ende, mit Abstufungen in Bezug auf Ausprägung, Belastung und Leidensdruck.

Es gibt Patient:innen mit vielen Ressourcen und langjährigem Wohlbefinden, die durch ihre Depression in einen Zustand mit Selbstzweifeln geraten, die auch nach der Depressionsbehandlung teilweise bestehen bleiben. Diese Patient:innen haben oft einen gering beeinträchtigten Selbstwert. Hier ist vermutlich nur ein kurzer Selbstwertinput notwendig, zum Beispiel über die Anfertigung einer *Selbstwertliste* (vgl. Übung im Buch, S. 195).

Andere Patient:innen kämpfen langjährig mit einer Persönlichkeitsstörung oder rezidivierenden Depressionen und ihnen stehen möglicherweise weniger Ressourcen zur Verfügung. Diese Patient:innen haben eher einen stärker beeinträchtigten Selbstwert. Hier ist es sinnvoll, langsam, motivierend, psychoedukativ und dann sukzessive mit mehreren Interventionen zu arbeiten.

Gerade bei Kindern und Jugendlichen ist das Selbstkonzept fragil und lückenhaft, sodass es oft hilfreich ist, die Ressourcen zunächst einmal zu identifizieren, zum Beispiel über die Übungen *Schatzkiste* oder *Selbstkonzept-Puzzle* (vgl. Übungen im Buch, S. 193 und 190). Daraus kann ein ermutigendes Grundkonzept des Selbst erstellt werden.

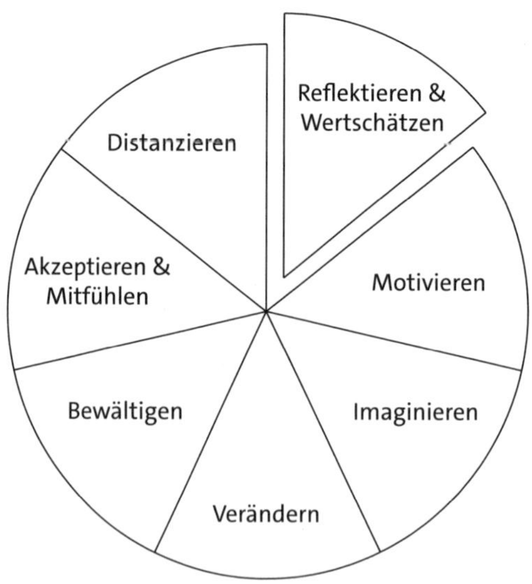

Abb. 3.1: Reaktions- und Interventionsziele, die als Grundlage der Übungen gedient haben.

CAVE

Selbstwertübungen sind für die Therapie eine große Bereicherung. Patient:innen haben die Chance, den Umgang mit sich selbst zu reflektieren und das eigene Selbst stärkend zu betrachten und achtsamer, mitfühlender mit sich umzugehen. Sollten die Patient:innen jedoch aufgrund ihrer Diagnose oder ihrer persönlichen Situation in einer depressiven Episode feststecken, in einer suizidalen Krise sein oder mit akuten Lebensproblemen kämpfen, ist Vorsicht geboten. Dann haben andere Interventionen Priorität.

3.2 Übungen zu Beziehungsaufbau und Diagnostik

In diesem Kapitel werden vier Übungen vorgestellt zu den ersten beiden Phasen im Sinne der Selbstmanagement-Therapie, also zur Eingangsphase – Schaffung günstiger Ausgangsbedingungen – sowie zum Aufbau der Änderungsmotivation und vorläufigen Auswahl von Änderungsbereichen:

1. Fragebögen, um über den Selbstwert zu sprechen (KJP/PP)
2. Sätze, um über den eigenen Selbstbezug nachzudenken (JP/PP)
3. Das Selbstkonzept als Baum, der sich aus den Wurzeln entwickelt (JP/PP)
4. Psychoedukation zum Selbst, Selbstkonzept und Selbstwertgefühl: Die Säulen des Selbstbilds –Teil 1 (JP/PP)[7]

3.2.1 Fragenbögen, um über den Selbstwert zu sprechen

Kurze Beschreibung der Übung

In den folgenden drei explorativen Fragebögen zum Selbstwert werden Kognitionen, Empfindungen und Verhaltensweisen, die mit einem niedrigen Selbstwert auftreten können, erfragt. Alle Fragebögen sind nicht normiert, sondern wurden nach Augenscheinvalidität formuliert und werden entsprechend dieser gemeinsam mit den Patient:innen exploriert und ausgewertet.

Der Fragebogen zum Selbstwert und Selbstkonzept von Jugendlichen und Erwachsenen erfragt verschiedene Kognitionen und teils zusammenhängende Verhaltensweisen. Der zweite Fragebogen bezieht sich auf Kinder und wird von einem Elternteil oder einer anderen engen Bezugsperson ausgefüllt. Auch dieser erfragt auf der Reaktionsebene Gedanken, Empfindungen und Verhaltensweisen des Kindes, die mit einem

7 KJP steht für Kinder- und Jugendlichenpsychotherapie; JP steht für Jugendlichenpsychotherapie; PP steht für psychologische Psychotherapie, also Psychotherapie für Erwachsene.

niedrigen Selbstwert korrespondieren können. Es werden zudem Haltungen der Erziehungsperson zu selbstwertbezogenen Themen erfragt. Der dritte Fragebogen richtet sich an Jugendliche und Erwachsene, er erhebt Haltungen zu Selbstlob, Perfektion, Selbstöffnung und Selbstfürsorge.

Ziel der Übung

Fördern von Exploration und Selbstexploration des Selbstkonzepts und des Selbstwerts

Therapiephase

Diagnostik und Beziehungsaufbau

Altersindikation

Die Fragebögen sind für Jugendliche und Erwachsene geeignet. Die Fragebögen für Kinder werden von den Erziehungspersonen ausgefüllt.

Setting

Einzel- und Gruppentherapie

Dauer

1–2 Sitzungen

Anleitung

Die Therapeutin[8] teilt den entsprechenden Fragebogen aus, wenn der Verdacht besteht, dass das Selbstkonzept und das Selbstwertgefühl der zu therapierenden Person eher negativ sind. Sie erläutert, dass der Fragebogen dazu dient, über den Selbstwert und das Selbstkonzept zu sprechen, unsere Gedanken über uns selbst genauer zu betrachten und das dazugehörige Verhalten kennenzulernen.

Da die Fragebögen nicht normiert sind, sondern nur eine Sammlung von möglichen Aussagen zum Selbstkonzept beinhalten, kann nach Augenscheinvalidität gemeinsam ausgewertet und das Ergebnis diskutiert werden. In der Folge können sich weitergehende Explorationen zu Ursachen, zu Sozialisationsbedingungen und zu Vorbildern im Sinne einer Anamnese und Zielfindung anschließen.

8 Aufgrund des Überhangs an weiblichen Therapeut:innen wird im Folgenden im Sinne der Lesbarkeit immer die feminine Form verwendet. Alle anderen geschlechtlichen Orientierungen sind mitgedacht.

PRAXISTIPP Fragebogen für Jugendliche und Erwachsene, um über das Selbstwertgefühl nachzudenken und zu sprechen

Im Folgenden finden Sie / findest du einige Aussagen darüber, was man von und über sich selbst denken kann. Bitte geben Sie / gib an, inwieweit die einzelnen Aussagen Ihren/deinen augenblicklichen Eindruck wiedergeben. Bedenken Sie / Bedenke bitte, dass es keine richtigen und falschen Antworten gibt. Hier interessiert nur Ihre/deine persönliche Einschätzung.

Ich ...	**... stimme zu.**	**... stimme ein bisschen zu.**	**... stimme eher nicht zu.**	**... stimme nicht zu.**
Ich habe mich lieb und mag mich.				
Ich bin genauso wertvoll wie andere Menschen auch.				
Ich habe gute Eigenschaften und Fähigkeiten.				
Es ist okay, dass ich Schwächen und Fehler habe, wie andere Menschen auch.				
Oft ermutige ich mich.				
Ich habe die gleichen Rechte wie andere Menschen.				
Mir wurde beigebracht, dass man sich selbst wichtig nehmen darf und sich selbst gut behandeln sollte.				
Mit Selbstkritik gehe ich sparsam um.				
Perfekt zu sein, ist nicht mein Anspruch.				
Ich habe keine Angst, den Erwartungen anderer nicht zu genügen.				

Ich ...	... stimme zu.	... stimme ein bisschen zu.	... stimme eher nicht zu.	... stimme nicht zu.
Mit anderen Menschen kann ich selbstbewusst umgehen.				

Tab. 3.2

Sollten Sie / Solltest du viele Aussagen eher auf der rechten Seite (mit »Stimmt (eher) nicht«) angekreuzt haben, kann es lohnenswert sein, Ihren/deinen Selbstwert und das Selbstkonzept zu überdenken.

PRAXISTIPP Fragebogen für Eltern/Erziehungspersonen, um über den Selbstwert ihres Kinds nachzudenken und zu sprechen

Im Folgenden finden Sie einige Aussagen darüber, was Kinder über sich selbst denken können und wie sie sich deshalb möglicherweise verhalten. Auch finden Sie einige Aussagen über Gedanken von Eltern/Erziehungspersonen. Geben Sie bitte an, inwieweit die einzelnen Aussagen Ihren augenblicklichen Eindruck wiedergeben. Es gibt es kein richtig oder falsch, sondern nur Ihre persönliche Einschätzung.

Ich ...	... stimme zu.	... stimme ein bisschen zu.	... stimme eher nicht zu.	... stimme nicht zu.
Mein Kind hat eine gute Meinung von sich.				
Mein Kind glaubt an seine Fähigkeiten und traut sich deshalb vieles zu.				
Mein Kind ist im Umgang mit anderen eher mutig und selbstsicher.				
Schüchternheit ist meinem Kind fremd.				
Mein Kind probiert gerne etwas Neues aus.				

Ich ...	... stimme zu.	... stimme ein bisschen zu.	... stimme eher nicht zu.	... stimme nicht zu.
Mein Kind kann stolz von Aktivitäten berichten.				
Ich freue mich, wenn mein Kind etwas Neues ausprobiert hat.				
Als Eltern sollte man sein Kind loben.				
Mein Kind hat Kontakte und möchte mit anderen spielen.				
Mein Kind muss nicht immer perfekte Leistungen erbringen.				
Mein Kind muss nicht genauso gut sein wie andere.				
Schimpfen hilft nicht.				
Ich bringe meinem Kind bei, dass es freundlich und achtsam mit sich umgeht.				

Tab. 3.3

Sollten Sie viele Aussagen eher auf der rechten Seite (mit »Stimmt (eher) nicht«) angekreuzt haben, kann es lohnenswert sein, über das Thema Selbstwert und Selbstkonzept bei Ihrem Kind nachzudenken.

PRAXISTIPP Fragebogen mit allgemeinen fiktiven Aussagen, um über das eigene Selbstwertgefühl nachzudenken und zu sprechen

Im Folgenden stehen einige fiktive Aussagen anderer Menschen. Über diese Aussagen können Sie / kannst du aber trotzdem eine Meinung haben. Bedenken Sie / Bedenke bitte, dass es hier keine richtigen und falschen Antworten gibt. Es interessiert nur Ihre/deine persönliche Einschätzung.

Ich …	**… stimme zu.**	**… stimme ein bisschen zu.**	**… stimme eher nicht zu.**	**… stimme nicht zu.**
Sich in den Vordergrund zu spielen, gehört sich nicht.				
Hochmut kommt vor dem Fall.				
Eigenlob stinkt.				
Besser bescheiden!				
Wenn man etwas nicht perfekt kann, dann lässt man es besser.				
Auf etwas stolz zu sein, was man selbst geschafft hat, gehört sich nicht.				
Etwas auszuprobieren, was man noch nicht kann, ist riskant wegen der Meinung anderer Menschen.				
Anderen Menschen offen von etwas Positivem zu erzählen, ist seltsam oder gefährlich.				
Besser man sagt nicht, dass man Selbstzweifel hat.				
Perfektion ist wichtig.				
Man muss sich durch häufige Kritik selbst anspornen.				
Selbstfürsorge wird überbewertet.				

Tab. 3.4

Sollten Sie viele Aussagen eher auf der rechten Seite (mit »Stimmt (eher) nicht«) angekreuzt haben, kann es lohnenswert sein, über das Thema Selbstwert und Selbstkonzept bei Ihrem Kind nachzudenken.

3.2.2 Sätze, um über den eigenen Selbstbezug nachzudenken

Kurze Beschreibung der Übung

Mit einer Liste von Sätzen zum Selbstbezug soll das Verhältnis der Patient:innen zu sich selbst reflektiert werden.

Ziele der Übung

- Identifikation des Selbstbezugs
- Zielformulierungen zum eigenen Selbstbezug

Therapiephase

Diagnostik

Altersindikation

Jugendliche und Erwachsene

Setting

Einzel- und Gruppentherapie

Dauer

1–X Sitzungen (zur Ergänzung und Vertiefung)

Anleitung

Die Therapeutin schaut mit den Patient:innen eine Liste von Sätzen an. Gemeinsam wird versucht zu verstehen, welche Bedeutung diese für die Patient:innen haben. Es geht um den Bezug zu sich selbst. Ziel ist, etwas über das Verhältnis der Patient:innen zu sich selbst herauszufinden, damit diese darüber nachdenken können, wie zufrieden sie damit sind.

PRAXISTIPP **Was bedeuten für Sie/dich folgende Sätze? Wie bewerten Sie / bewertest du diese Sätze?**

- Ich habe zu mir gefunden.
- Ich habe mich selbst.
- Mit mir selbst bin ich niemals allein.
- Ich bin zu mir gekommen.
- Ich kenne mich.
- Ich passe auf mich selbst auf.

- Ich begegne mir mit Achtung und Respekt.
- Ich bin ganz bei mir.
- Ich bin mein:e beste:r Freund:in.
- Ich habe mich mit mir selbst angefreundet.
- Ich bin gut zu mir.
- Ich bin mir meiner selbst bewusst.
- Ich spüre mich.
- Ich verlasse mich auf mich selbst.
- Ich nehme mich selbst an.
- Ich bin bei mir selbst angekommen.
- Ich habe zu mir zurückgefunden.

3.2.3 Das Selbstkonzept als Baum, der sich aus den Wurzeln entwickelt

Kurze Beschreibung der Übung

In dieser kognitiv-psychoedukativen Übung wird das Selbstkonzept als Baum mit Wurzeln eingeführt. Dabei werden die einzelnen Bestandteile benannt und gemeinsam mit den Patient:innen sukzessive ausgearbeitet.

Ziele der Übung

- Fördern von Exploration und Selbstexploration des Selbstkonzepts
- Fördern einer ressourcenorientierten Sichtweise auf das Selbst
- Stärken einer entwicklungsorientierten Perspektive

Therapiephase

Diagnostik und Beziehungsaufbau

Altersindikation

Jugendliche und Erwachsene. Aufgrund ihres anspruchsvolleren Vokabulars ist diese Übung erst ab dem Teenageralter einsetzbar.

Setting

Einzel- und Gruppentherapie

Dauer

1–X Sitzungen (zur Ergänzung und Vertiefung)

Anleitung

Folgendes Bild wird seitens der Therapeutin eingeführt: »Ich möchte heute mit Ihnen über das Bild nachdenken, was wir von uns selbst haben. Viele Menschen nutzen dafür nur einige Aspekte ihres Selbst, wie ihre Sportlichkeit oder ihr Geld. Oft ist das viel zu kurz gegriffen. Ich möchte heute einmal ganz unterschiedliche Bereiche anschauen, die uns ausmachen. Dafür würde ich gerne das Bild eines Baumes nutzen.« Therapeutin steht auf, geht ans Flipchart und malt einen Baum mit langen Wurzeln, dickem Stamm und einer Krone mit vielen Ästen und angedeuteten Blättern. »Also, in meinem Bild stehen der Stamm und die Krone für uns als Menschen, wie wir wachsen, nach außen streben und erscheinen. Aber unsere Wurzeln, die sind noch viel wichtiger. Die geben uns Kraft für unser Wachstum, die machen uns aus.« Therapeutin zeigt aufs Flipchart und ergänzt bei den Wurzeln folgende Aspekte: »Also, es gibt erst einmal Dinge, die wir können: unsere Fertigkeiten und Fähigkeiten.« Therapeutin malt einen Kreis, mit dem Wort Fähigkeiten darin. »Beispielsweise sind Sie ein:e total gute:r Techniker:in. Sie können fast alles zusammenbauen und reparieren.« Therapeutin sucht ein passendes Beispiel. »Dann gibt es Dinge, wie wir noch nicht gut können, aber gut könnten, wenn wir wollten und trainierten. Das sind unsere Talente.« Therapeutin malt in der Folge immer einen Kreis oder Rechteck mit dem passenden Wort, hier Talente, und bringt dann ein Beispiel von sich oder von jemand anderem: »Also, ich bin beispielsweise recht sprachbegabt, lerne Sprachen relativ gut. Das ist ein Talent. Eine Fähigkeit ist, dass ich gut Englisch sprechen kann, aber leider noch gar nicht Chinesisch. Dann gibt es noch Eigenschaften, die wir haben, vielleicht Geduld, Freundlichkeit oder Hilfsbereitschaft. Und dann gibt es Möglichkeiten, die wir haben, ob wir sie nun nutzen oder nicht. Ich gebe Ihnen ein Beispiel: Man lebt auf dem Land und hat die Möglichkeit, Entspannung in der Natur zu suchen. Oder man lebt in der Stadt und hat die Möglichkeit, sich jederzeit in einem Museum etwas Neues beibringen zu lassen. Letztlich gibt es noch Einstellungen, die wir haben und die uns prägen. Beispielsweise finde ich es richtig, andere Länder, Sprachen und Menschen kennenzulernen. Da haben andere Menschen vielleicht andere Einstellungen. Einstellungen gibt es sehr viele – zu sich selbst, zur Welt, zu anderen Menschen usw. Auch unsere verschiedenen Rollen sind unsere Wurzeln, ob ich Schüler, Tochter, Sohn, Mutter, Vater, Großvater, Arbeiter, Handwerkerin oder etwas anderes bin. Und es gibt noch etwas, was ich unsere Wurzeln nenne, das sind unsere Ressourcen, also etwas, was wir bereits haben, zum Beispiel eine große Familie oder eine Arbeitsstelle.« Denkpause. »Ich möchte Sie gerne in Ihren Wurzeln kennenlernen, also in Ihrer Vielfalt und Ihrem Selbst und Selbstkonzept. Was sagen Sie dazu?«

Mithilfe dieses Bildes wird das Selbstkonzept der Patient:innen – die sichtbaren und bewussten, aber auch die unbewussten und vernachlässigten Anteile – sichtbar gemacht. Die Patient:innen werden angeleitet, sich differenzierter, vielfältiger und mit mehr Ressourcen wahrzunehmen. Die Therapeutin nimmt dabei eine ressourcenaktivierende und wertschätzende Haltung ein. Dies ist im Rahmen einer Sitzung einzuleiten, sollte aber als Weiterführung eines ressourcenorientierten Selbstkonzepts über längere Zeit die Sitzungen begleiten und dabei gegebenenfalls ergänzt werden.

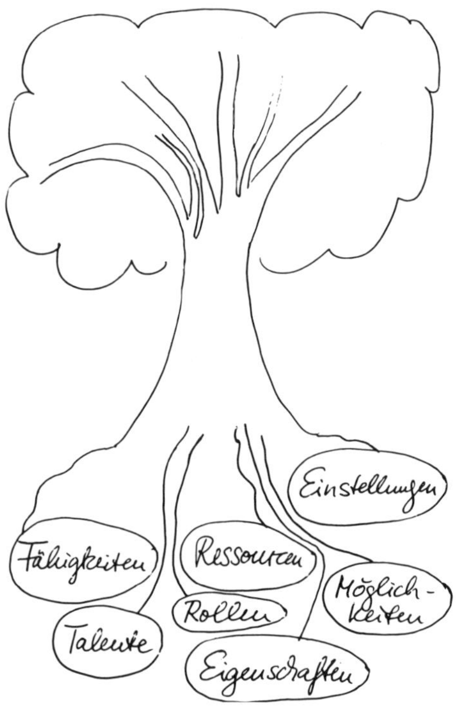

Abb. 3.2: Das Selbstkonzept als Baum.

3.2.4 Psychoedukation zum Selbst, Selbstkonzept und Selbstwertgefühl: Die Säulen des Selbstbilds – Teil 1

Kurze Beschreibung der Übung

Mit Informationsbögen sollen die Patient:innen über diverse Begrifflichkeiten (Selbst, Selbstkonzept/Selbstbild, Selbstwert, Selbstwertgefühl; vgl. Wirtz 2021), die Säulen der Identität beziehungsweise des Selbstbilds (vgl. Petzold 2012) und die Ursachen eines niedrigen Selbstwertgefühls informiert werden. Alle Blätter können als Hausaufgaben zum Lesen und Bearbeiten mitgegeben werden. Die Informationsbögen können die Krankheitsanamnese und das Erstellen eines Störungsmodells unterstützen.

Ziele der Übung

- Wissenserwerb zum Selbstbild und Selbstwertgefühl
- Fördern von Selbstexploration

Therapiephase

Diagnostik und Beziehungsaufbau

Altersindikation

Jugendliche und Erwachsene

Setting

Einzel- und Gruppentherapie

Dauer

1–X Sitzungen (zur Ergänzung und Vertiefung)

Anleitung

Die Therapeutin leitet das Gespräch folgendermaßen ein: »Ich möchte Ihnen gerne Informationsbögen zum Thema Selbstwert mitgeben. Wir haben ja gemeinsam festgestellt, dass Sie mit sich selbst oft hadern und sehr selbstkritisch sind. Vor diesem Hintergrund möchte ich Sie gerne grundsätzlich über das Thema Selbstwert informieren. Zudem lernen Sie etwas über die Ursachen eines niedrigen Selbstwertgefühls.« Im Anschluss gibt die Therapeutin drei Informationsbögen aus.

PRAXISTIPP Informationsbogen »Selbstbild und Selbstwertgefühl (1) – Wer bin ich? Wie bin ich? Was bin ich?«

Fragen zum Ich beschäftigen uns seit Menschengedenken. Indische Philosophen haben schon vor über 2000 Jahren über unser Selbst nachgedacht. Sie nannten das Selbst unser Bewusstsein. In der Psychologie und Psychotherapie haben sich die Begriffe *Selbst* und *Selbstbild* oder *Selbstkonzept* gegen Begriffe wie Ich, Seele, Identität, Bewusstsein oder Person durchgesetzt. Im Folgenden finden Sie die gängigsten Definitionen:

- Das *Selbst* wird als unser Bewusstsein für uns und das Wissen über uns definiert.
- Das *Selbstkonzept* wird mit unserem *Selbstbild* gleichgesetzt. Es geht also um unsere Einstellungen und Ideen über uns selbst, unsere Eigenschaften und Fähigkeiten, unseren Körper und unsere sozialen und geistigen Mög-

lichkeiten und Erfahrungen. Dies kann etwas ganz Generelles sein (z. B. »Ich bin ein hilfsbereiter Mensch«) oder etwas ganz Spezifisches (z. B. »Ich kann Englisch sprechen«).

- Der *Selbstwert* wird als unsere *subjektive und allgemeine Bewertung unseres Selbstbilds* beschrieben (z. B. »Ich mag mich« oder »Ich kann mich nicht akzeptieren, so wie ich bin. Ich lehne mich ab«).
- Das *Selbstwertgefühl* ist die damit zusammenhängende *Gefühlskomponente,* die aus der Bewertung unseres Selbstbilds entsteht. Das Selbstwertgefühl wird oft gleichgesetzt mit Selbstsicherheit oder Selbstvertrauen.

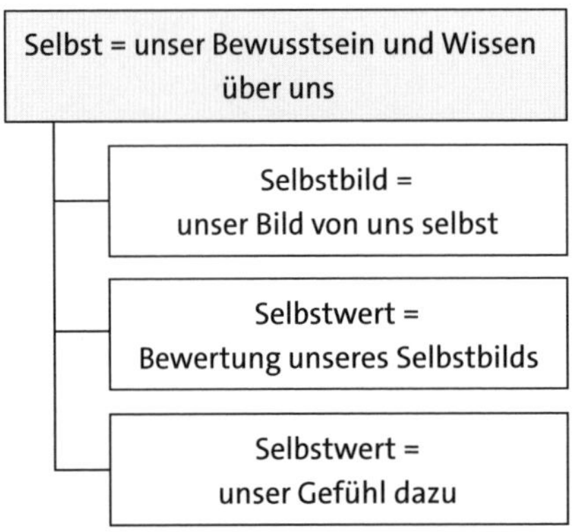

Abb. 3.3: Definitionen.

PRAXISTIPP Informationsbogen »Selbstbild und Selbstwertgefühl (2) – Was ist normal?«

Es ist ganz normal, sich nicht wie ein:e Superheld:in zu fühlen und kein supertolles Selbstwertgefühl zu haben. Die meisten Menschen kämpfen damit, dass sie sich ab und zu nicht selbstsicher fühlen. Auch schwierige Umstände wie Stress oder Verluste können unser Selbstwertgefühl zeitweise schwächen. Verschiedene psychische Erkrankungen wie Depressionen, Angststörungen oder Persönlichkeitsstörungen bringen fast unweigerlich eine Schwächung des Selbstwertgefühls mit sich. Leider weiß man auch, dass ein sehr negatives Selbstwertgefühl dazu führt, dass wir uns weniger wohl und zufrieden fühlen.

Die meisten Menschen sind sich ihrer vielfältigen Stärken, Talente, Fähigkeiten, Eigenschaften, Möglichkeiten, Rollen usw. *nicht bewusst.* Das heißt, *ihr Selbstbild ist nicht komplett, sondern wie ein Puzzle, in dem Teile fehlen.* Oft ziehen wir zur Bewertung von uns und unserem Selbst nur einzelne Aspekte heran (z. B. »Ich habe den Schulabschluss nicht geschafft«). Dabei werden oft ganz wichtige andere Aspekte vergessen (z. B. »Ich bin eine fürsorgliche Mutter und werde geliebt«, »Ich habe handwerkliches Geschick« oder »Ich bin immer ehrlich, weil mir das wichtig ist«). Doch all diese verschiedenen Aspekte des Selbstbilds gehören zu unserem Selbstwert. Sie werden auch *Säulen des Selbstbilds* genannt.

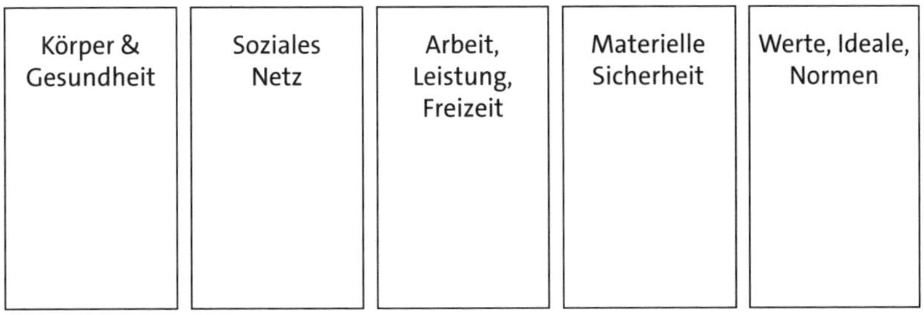
Körper & Gesundheit
Soziales Netz
Arbeit, Leistung, Freizeit
Materielle Sicherheit
Werte, Ideale, Normen

Abb. 3.4: Die Säulen der Identität beziehungsweise des Selbstbilds (nach Petzold 2012).

Wenn das Selbstwertgefühl sehr negativ ist, ist es schwer, das allein zu verändern. Aber es gibt eine sehr gute Nachricht! Unser Selbstbild und unser Selbstwertgefühl können sich verändern. Der Mensch denkt nach. Der Mensch macht neue Erfahrungen. Der Mensch kann lernen! Das haben wir der Neuroplastizität unseres Gehirns zu verdanken, das sich mit unseren Erfahrungen entwickeln und verändern kann – bis ins hohe Alter. Deshalb ist Psychotherapie sinnvoll.

PRAXISTIPP Informationsbogen »Selbstbild und Selbstwertgefühl (3) – Woher kommt das?«

Der deutsche Psychiater Borwin Bandelow wurde 2008 in der Zeitschrift *Focus* mit folgender Aussage zitiert: »Schüchternheit erbt man wie Hammerzehen oder Sommersprossen, aber natürlich spielt auch die Erziehung eine Rolle.« Mit diesem Zitat lernen Sie schon etwas Wichtiges über unser Selbstwertgefühl: Es ist genetisch beeinflusst, aber auch durch unsere sozialen Erfahrungen. Das heißt, es gibt viele Gründe, warum manche Säulen des Selbstbilds stärker und andere schwächer sind. Und es gibt viele Gründe, warum wir ein niedriges Selbstwertgefühl entwickeln.

Im Folgenden finden Sie *die wichtigsten wissenschaftlichen Erklärungen für ein niedriges Selbstwertgefühl* (vgl. Fennell 2005). Es gibt viele Dinge, die uns prägen und *wie Puzzleteile zusammenwirken* können:

- Es gibt *Gene*, die uns mutiger, selbstsicherer, schüchterner oder ängstlicher sein lassen.
- *Frühe Erfahrungen* von Zurückweisung, Ausschluss, Vernachlässigung, Missbrauch, fehlender Aufmerksamkeit, fehlender Akzeptanz, fehlender Geborgenheit und fehlendem Lob prägen unser Selbstwertgefühl oft negativ.

- *Traumata* beeinflussen das Selbstwertgefühl oft negativ.
- *Fehlende Förderung,* fehlende Erfahrungen zur Erforschung unserer eigenen kleinen Welt und fehlende *Erfolgserfahrungen* in verschiedenen Lebensbereichen lassen unser Selbstwertgefühl oft niedrig sein.
- *Auch in späteren Jahren* können Verluste, Krankheiten, eingeschränkte Leistungsfähigkeit, Stress, Mobbing usw. unser Selbstwertgefühl schwächen.

Was denken Sie, was hat bei Ihnen die größte Rolle gespielt, dass Sie mit Ihrem Selbstwertgefühl kämpfen? Sie dürfen schreiben oder oben markieren.

....

....

....

....

3.3 Übungen zu kognitiver Vorbereitung und Therapieplanung

Im Folgenden werden Übungen und psychoedukative Geschichten mit Patientenbeispielen vorgestellt zu den nächsten Phasen im Sinne der Selbstmanagement-Therapie, also Verhaltensanalyse und funktionales Bedingungsmodell, Vereinbarung therapeutischer Ziele und Planung von Methoden. Diese sollen die Interventionsphase vorbereiten.

1. Verhaltensanalyse des Selbstwertgefühls und das Modell der Aufrechterhaltung (KJP/PP)
2. Die Exploration des Selbstkonzepts durch die Säulen des Selbstbilds mit Ressourcen- und Zielanalyse: Die Säulen des Selbstbilds – Teil 2 (JP/PP)
3. Das Pflänzchen Selbstmitgefühl hegen und pflegen (JP/PP)
4. In guter Partnerschaft mit uns selbst (JP/PP)
5. Das Grundgesetz als Wertekompass für unseren Selbstwert (JP/PP)
6. Der Glaube als Wertekompass für den Selbstwert (JP/PP)
7. Akzeptanz von negativen Gefühlen (PP)
8. Marie: Eine Geschichte über Selbstunsicherheit bei Kindern und deren Bewältigung (KJP)
9. Ben: Eine Geschichte zur Auswirkung von Depressionen auf das Selbstwertgefühl bei Jugendlichen (JP)

10. Hassan: Eine Geschichte über die Bedeutung von sozialem Lernen und Aktivitäten als Selbstwertstärkung bei Kindern und Jugendlichen (JP)
11. Paul: Eine Geschichte über Selbstzweifel und den Körper im Jugendalter (JP/PP)
12. Leni: Eine Geschichte über Traumata im Kindesalter, Selbstzweifel und Narrative Rekonstruktion (JP/PP)
13. Lea und Cheyenne: Eine Geschichte über die Einzigartigkeit des Selbst (JP)
14. Eddie und Rocky: Eine Geschichte über Selbstzuschreibungen und Selbstwert (JP)
15. Angelika: Eine Geschichte über Traumata, Selbstunsicherheit und Expressives Schreiben (PP)
16. Andreas: Eine Geschichte über Selbstzweifel, körperliche Erkrankung und Neuorientierung durch Akzeptanz (PP)
17. Ida: Eine Geschichte über die eigene Wichtigkeit und die Kürze des Lebens (PP)
18. Fallkonzeptualisierung für Psychoterapeut:innen (KJP/PP)[9]

3.3.1 Verhaltensanalyse des Selbstwertgefühls und das Modell der Aufrechterhaltung

Kurze Beschreibung der Übung

Mit Informations- und Arbeitsblättern sollen die Patient:innen ihr eigenes Verhalten bei negativem Selbstwertgefühl verstehen und analysieren. Die Aufrechterhaltung des Verhaltens und Wege aus dem Teufelskreis werden mittels der Informationsblätter aufgezeigt. Zuletzt werden Ziele erfragt.

Ziele der Übung

- Fördern von Selbstexploration
- Wissenserwerb zur Aufrechterhaltung des Verhaltens und der möglichen Behandlungsmethoden

Therapiephase

Kognitive Vorbereitung und Therapieplanung

9 KJP steht für Kinder- und Jugendlichenpsychotherapie; JP steht für Jugendlichenpsychotherapie; PP steht für Psychologische Psychotherapie, also Psychotherapie für Erwachsene.

Altersindikation

Bezugspersonen von Kindern, Jugendliche und Erwachsene. Das Informationsblatt zur Aufrechterhaltung des negativen Selbstwertgefühls und Wegen heraus richtet sich explizit an Kinder.

Setting

Einzel- und Gruppentherapie

Dauer

1–X Sitzungen (zur Ergänzung und Vertiefung)

Anleitung

Die Therapeutin leitet das Gespräch folgendermaßen ein: »Ich möchte Ihnen gerne Informations-/Arbeitsblätter zum Thema Verhalten bei niedrigem Selbstwertgefühl mitgeben. Bitte lesen Sie die Bögen und finden Sie heraus, was in Ihrem Fall beziehungsweise im Fall Ihres Kindes zutrifft. Es geht darum, das Verhalten besser zu verstehen, und zu klären, warum das Selbstwertgefühl weiter so negativ bleibt.«

Sämtliche Informations- und Arbeitsblätter sind als Hausaufgaben gedacht, können aber auch in der Sitzung gelesen und bearbeitet werden.

PRAXISTIPP Informations- und Arbeitsblatt »Verhalten bei negativem Selbstwert (1) – Fokus Jugendliche und Erwachsene«

Viele Menschen, die mit einem negativen Selbstwertgefühl kämpfen, erleben das auf vielfältige Weise. Im Folgenden sehen Sie einige Beispiele für Jugendliche und Erwachsene.

Eventuell trifft etwas auf Sie zu. Unterstreichen Sie bitte die Dinge, die am ehesten auf Sie zutreffen!

Emotionen: Typisch sind Scham, Angst, Schuldgefühle, Eifersucht usw. Man schämt sich für sich, fühlt sich nicht wohl im Kontakt mit anderen oder angesichts von Herausforderungen. Man hat Angst davor, im Mittelpunkt zu stehen. Man hat Angst vor engen Beziehungen oder neuen Kontakten. Man fühlt sich schnell schuldig, auch wenn nichts Ernsthaftes im Kontakt mit anderen passiert ist. Man ist manchmal wütend und aggressiv, auch um andere Menschen auf Distanz zu halten. Man ist schnell eifersüchtig, auch auf weitere Kontakte von Bezugspersonen. Man ist mutlos.
Verhalten: Typisch sind Rückzug, Unterordnung, Aufopferungsbereitschaft, Vermeidung usw. Man zieht sich schnell zurück. Man vermeidet Herausfor-

derungen oder Menschen. Man grübelt negativ über das eigene Verhalten. Man ordnet sich den Wünschen anderer Menschen schnell unter. Man sagt seine Meinung nur selten. Man sagt kaum »nein«, wenn jemand etwas von einem will. Man ist schnell hilfsbereit, fordert aber von anderen Menschen nichts ein. Man schaut andere nicht direkt an. Man steht nicht aufrecht und sichtbar da. Man hält sich im Hintergrund. Manchmal stürmt man aber auch nach vorne, um bloß nicht zu zeigen, wie ängstlich oder schüchtern man ist.
Gedanken: Typisch sind Selbstzweifel, Selbstablehnung, Selbstkritik usw. Man hat negative Gedanken über sich. Man lehnt sich ab. Man zweifelt an sich. Man kritisiert sich. Man beschuldigt sich. Man lobt sich nicht. Man ermutigt sich nicht, sondern zweifelt an den eigenen Fähigkeiten und Möglichkeiten. Man denkt oft über die eigenen Fehler nach. Man hat keine Vorstellung davon, was man gut kann oder macht, sondern Vorstellungen und Gedanken darüber, was man nicht gut kann und nicht gut macht. Man traut sich nichts zu. Man hat Erwartungen an eigenes perfektes Verhalten. Auch werden anderen Menschen oft viel bessere Eigenschaften und Fähigkeiten zugeschrieben als sich selbst. Manchmal wird anderen Menschen auch eine schlechte Meinung gegenüber sich selbst unterstellt.
Körper: Typisch sind Anspannung, fehlende Fürsorge für den Körper usw. Man ist oft angespannt. Man hat Schwierigkeiten, zu entspannen und zur Ruhe zu kommen. Man fühlt sich schwach und kraftlos. Man steht oft gebeugt da. Man steht wenig aufrecht. Man vermeidet Blickkontakt. Man vernachlässigt seinen Körper. Man nutzt seinen Körper auch nicht als tollen Wohnraum oder Möglichkeit für die Erkundung der Welt. Man vermeidet Sport. Man gibt seinem Körper zu wenig zu essen und zu trinken, manchmal aber auch viel zu viel. Der eigene Körper ist einem egal. Vorsorgeuntersuchungen werden nicht wahrgenommen. Man gibt seinem Körper wenig Pausen. Man nutzt seinen Körper für Selbstkritik und hat am eigenen Körper immer etwas auszusetzen. Manchmal schützt man seinen Körper auch nicht, etwa bei Sexualität oder kaltem Wetter.

Erkennen Sie etwas wieder? In welchen Situationen geht es Ihnen so? Beispiele?

....

....

....

....

PRAXISTIPP Informations- und Arbeitsblatt »Verhalten bei negativem Selbstwert (2) – Fokus Kinder«

Viele Kinder, die mit einem negativen Selbstwertgefühl kämpfen, erleben das auf vielfältige Weise. Im Folgenden sehen Sie einige Beispiele.

Eventuell trifft etwas auf Ihr Kind zu. Unterstreichen Sie bitte die Dinge, die am ehesten zutreffen!

Emotionen: Typisch sind Scham, Angst, Schüchternheit, Eifersucht, Wut usw. Viele Kinder mit einem negativen Selbstwert schämen sich schneller als andere Kinder und zeigen Angst in Situationen, in denen sie im Mittelpunkt stehen oder eine Herausforderung meistern müssen. Das können auch ganz kleine Herausforderungen sein, wie zu jemandem »Guten Tag« zu sagen oder zu einer Spielverabredung zu gehen. Manchmal ist das Kind dann so verzweifelt, dass es aggressiv reagiert, um irgendwie aus der Situation herauszukommen. Kinder mit einem negativen Selbstwert sind oft mutlos.

Verhalten: Typisch sind Rückzug, Unterordnung, Vermeidung usw. Kinder mit einem negativen Selbstwert ziehen sich oft zurück. Sie vermeiden Neues oder neue Kontakte beziehungsweise begeben sich nur mit großer Überwindung in eine neue Situation. Oft fällt es dem Kind schwer, sich zu wehren. Stärkeren Kindern ordnet es sich unter. Eigene Wünsche und Meinungen werden gar nicht oder zumeist nur sehr leise kundgetan. Blickkontakt und eine aufrechte Haltung fallen schwer. Manchmal kommt es aber auch zu einem aggressiven, lauten Verhalten mit Schreien und Gewalt, weil sich die Kinder nicht anders zu helfen wissen.

Gedanken: Typisch sind Selbstzweifel und der fehlende Glaube an sich selbst. Viele Kinder mit einem negativen Selbstwert haben oft pessimistische und ängstliche Gedanken zu Herausforderungen. Sie zweifeln an sich und glauben nicht an ihre Fähigkeiten zur Problemlösung. Zu wissen und zu sagen, was man gut kann, ist für diese Kinder oft sehr schwer. Bei sozialen Vergleichen entsteht oft der Gedanke, schlechter zu sein als die anderen. Manchmal wissen die Kinder auch einfach nicht, was sie wollen.

Körper: Typisch sind Anspannung und Aufregung. Viele Kinder mit einem negativen Selbstwert sind oft angespannt, gestresst und unruhig. Häufig kommunizieren sie bei Herausforderungen ein Gefühl von Schwäche oder Kranksein (z. B. Bauchschmerzen). Auch Sport und der Glaube an ihre körperlichen Fähigkeiten fallen diesen Kindern häufig schwer.

Erkennen Sie etwas wieder? In welchen Situationen geht es Ihrem Kind so? Beispiele?

....

....

....

....

PRAXISTIPP Informations- und Arbeitsblatt »Aufrechterhaltung des negativen Selbstwerts (3) – Fokus Jugendliche und Erwachsene«
Mit dem folgenden Beispiel schauen wir uns Martin an, der mit Schüchternheit und einem negativen Selbstwertgefühl kämpft.

Martins Situation
Martin ist zu der Geburtstagsfeier seines ehemaligen Zimmernachbarn aus der Klinik eingeladen. Trotz Angst geht er hin, aber es hat ihn viel Überwindung gekostet. Er kennt dort niemanden außer dem Zimmernachbarn.

Martins Selbstbild
Ich bin uninteressant!

Martins Reaktionen
Emotionen: Angst und Unsicherheit
Verhalten: Vermeidung von Blickkontakt und Gesprächen, Rückzug in einen Raum mit wenig Kontaktmöglichkeiten: Er geht in die Küche und hilft beim Abwaschen. Martin geht früher heim als die anderen.
Gedanken: Ich kenne hier niemanden. Ich bin uninteressant. Andere sind viel cooler als ich. Niemand wird mit mir reden wollen. Am besten gehe ich früher.
Körperlich: Aufregung, Herzklopfen, Schwitzen

Konsequenzen aus Martins Reaktionen
Martin hat kurzfristig etwas weniger Angst und hält es ein bisschen auf der Feier aus. Langfristig hat er aber keine Chance, seine Gedanken zu überprüfen und beugt sich seinen Gefühlen. Seine Selbstkritik wird massiver. Er lernt keine anderen Menschen kennen und glaubt sogar, dass es daran liegt, dass er uninteressant sei.

Reflexion des Beispiels

- Kennen Sie solche oder ähnliche Situationen?
- Wie ist das bei Ihnen? Wie ist Ihre Reaktion?
- Was ist die Konsequenz? Was lernen Sie daraus?

....

....

....

....

PRAXISTIPP Informations- und Arbeitsblatt »Aufrechterhaltung des negativen Selbstwerts (4) – Fokus Kinder«

Mit dem folgenden Beispiel schauen wir uns Marie an, die mit Schüchternheit und einem negativen Selbstwertgefühl kämpft.

Maries Situation

Marie ist zu einer Geburtstagsfeier bei ihrer neuen Klassenkameradin aus der ersten Klasse eingeladen. Maries Mutter hat eine Stunde gebraucht, um Marie zur Teilnahme zu überreden. Marie hat Tränen vergossen und gesagt, dass sie Bauchschmerzen hat und nicht dorthin möchte. Maries Mutter ist hartnäckig geblieben und hat es geschafft, dass Marie mit zum Auto und zu ihrer neuen Klassenkameradin in die Wohnung gegangen ist.

Maries Selbstbild

Andere Kinder sind viel toller als ich.

Maries Reaktionen

Emotionen: Angst und Unsicherheit

Verhalten: Marie übergibt das Geburtstagsgeschenk mit ihrer Mutter dem Geburtstagskind. Marie vermeidet den Blickkontakt und presst nur ein »Herzlichen Glückwunsch« heraus. Marie bittet ihre Mutter, vor dem Haus im Auto zu warten. Marie schaut beim Spielen den anderen zu, aber beteiligt sich nicht. Sehr bald bittet sie die Mutter des Geburtstagskinds, ihre Mutter anzurufen, weil sie Bauchschmerzen habe und abgeholt werden möchte. So geschieht es.

Gedanken: Hier sind viele Kinder, die ich noch nicht kenne. Ich weiß nicht, was ich sagen soll. Andere sind viel toller als ich. Bestimmt spielt niemand mit mir. Ich möchte nach Hause.

Körperlich: Aufregung, Herzklopfen, trockener Mund, Bauchweh

Konsequenzen aus Maries Reaktionen
Marie schafft es kurzfristig, ein bisschen dort zu bleiben. Langfristig führt Maries Verhalten dazu, dass sie keine neuen Erfahrungen machen kann. Sie übt nicht, mit anderen zu sprechen. Sie zieht sich zurück. Sie lernt keine anderen Kinder kennen und glaubt sogar, dass es daran liegt, dass niemand mit ihr spielen möchte, dass andere toller sind als sie. Sie hat keine Chance, ihre Gedanken zu überprüfen und hilfreiche Gedanken zu entwickeln. Letztlich beugt sie sich ihren Gefühlen.

Reflexion des Beispiels
- Kennen Sie solche Situationen bei Ihrem Kind? Wie ist das bei Ihrem Kind?
- Wie ist die Reaktion bei Ihrem Kind und bei Ihnen?
- Was ist die Konsequenz?

....

....

....

....

PRAXISTIPP Informationsblatt »Aufrechterhaltung des negativen Selbstbilds und Selbstwertgefühls und Lösungswegen (5) – Fokus Jugendliche und Erwachsene sowie Bezugspersonen von Kindern«
Melanie Fennell ist eine bedeutende, britische Psychologin, die an der Universität Oxford geforscht hat. Sie beschäftigt sich schon viele Jahre mit dem negativen Selbstwertgefühl. Fennell hebt immer wieder die zentrale Rolle unserer Gedanken bei der Aufrechterhaltung des negativen Selbstwertgefühls hervor. Der Zusammenhang ist in den oben genannten Beispielen vielleicht schon deutlich geworden.
Durch das negative Selbstbild (z. B. »Ich bin uninteressant«, »Andere sind viel toller als ich«) werden vielfältige Reaktionen ausgelöst, die das Selbstbild letztendlich bestätigen. Das negative Selbstbild führt zu negativen Vorhersagen (z. B. »Niemand interessiert sich für mich«, »Niemand wird mit mir reden«), die Ängste, Anspannung, aber auch Traurigkeit auslösen. Diese Emotionen wiederum führen zu einem Verhalten, das aus Rückzug und Vermeidung besteht, was der betroffenen Person leider nicht weiterhilft. Im Gegenteil werden dadurch negative Gedanken, Selbstkritik und das negative Selbstbild verstärkt.

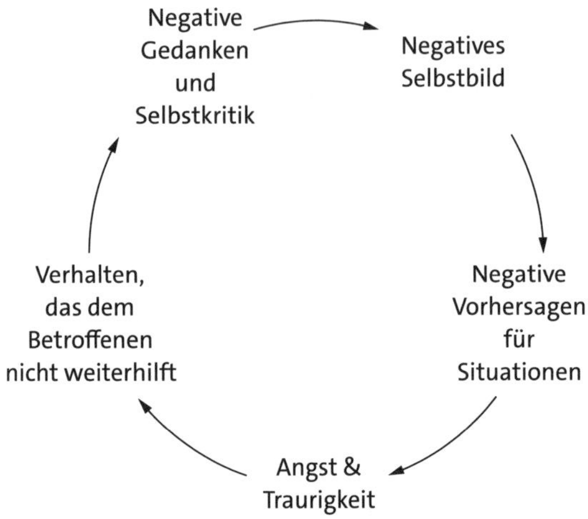

Abb. 3.5: Teufelskreis der Aufrechterhaltung des negativen Selbstwertgefühls in Anlehnung an Melanie Fennell (2005, 2021).

An allen Punkten des Teufelskreises kann angesetzt werden, um positive Entwicklungen anzustoßen und das negative Selbstwertgefühl zu verändern.

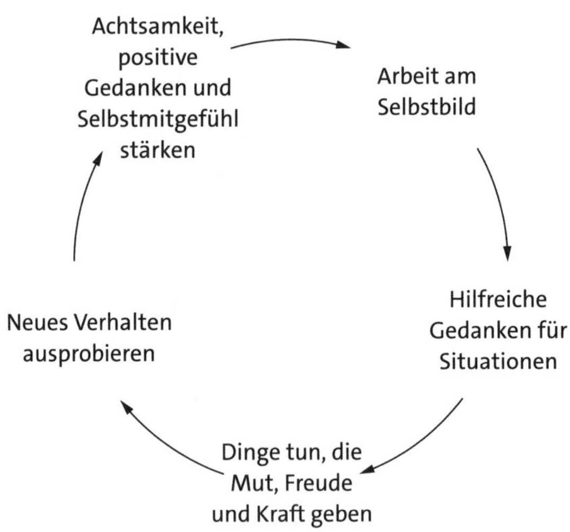

Abb. 3.6: Wege aus dem Teufelskreis der Aufrechterhaltung des negativen Selbstwertgefühls.

Reflexion

- Sind Sie neugierig geworden?
- Haben Sie selbst eventuell schon eine Idee bekommen, wie eine Veränderung aussehen könnte?

- Was ist Ihr Ziel? Was wollen Sie können? Was wollen Sie lernen?

....

....

....

....

PRAXISTIPP Informationsblatt »Aufrechterhaltung des negativen Selbstwertgefühls und Wegen heraus (6) – Fokus Kinder«

Wenn wir Angst haben, unsicher und traurig sind, haben wir lauter dunkle Gedanken und ziehen uns zurück. Wenn wir mutiger und stärker werden wollen, brauchen wir hilfreiche Gedanken und müssen uns Neues trauen! Am Beispiel von Manuelo Maus und Sarah Spitzmaus wollen wir das besprechen.

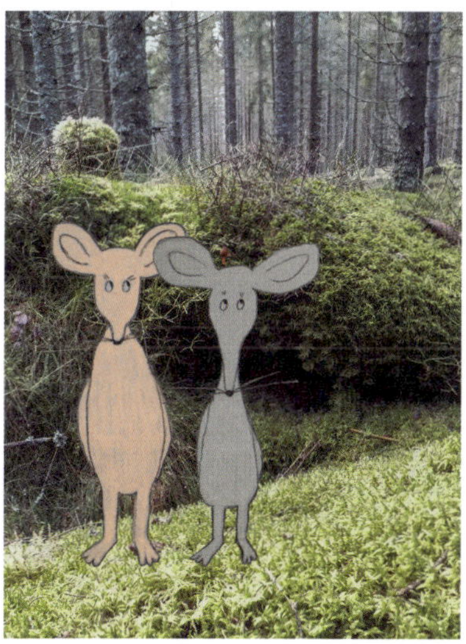

Abb. 3.7

Das sind Manuelo Maus und Sarah Spitzmaus. Beide haben oft Angst und sind unsicher. Sie fürchten, dass ihre Klassenkamerad:innen über sie lachen könnten. Sarah denkt, dass ihr Fell nicht schön ausschaut. Und Manuelo denkt, dass er nicht so viel Kraft hat wie seine Klassenkameraden.

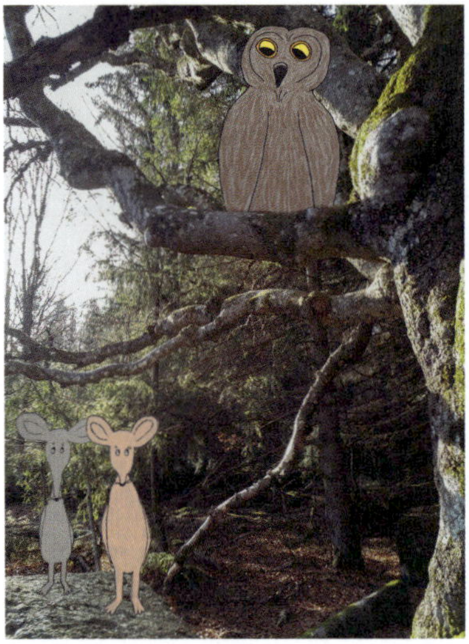

Abb. 3.8

Mit ihren Eltern und der klugen Frau Eule besprechen Manuelo Maus und Sarah Spitzmaus, dass sie üben wollen, mutiger zu werden. Üben hilft nämlich bei allem, ob ich mir die Schuhe zubinden möchte, ein Brot schmieren will oder mutig sein möchte. Gemeinsam vereinbaren sie viele tolle Übungen.

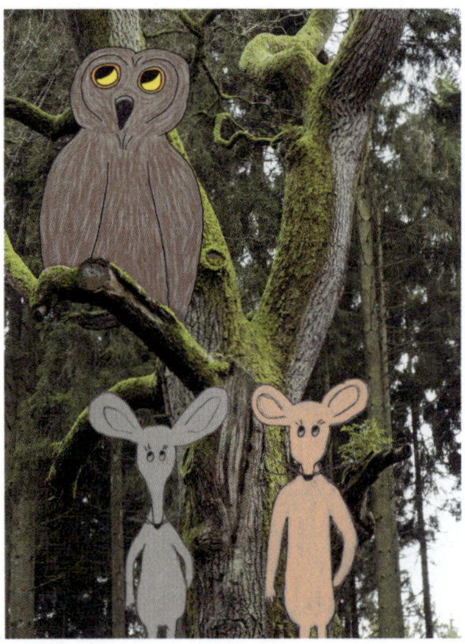

Abb. 3.9

Beiden Mäusen fällt es am Anfang schwer, mutig zu sein, ihre Angst auszuhalten und Neues zu tun. Aber sie üben! Das machen sie mit einem Mutmacher-Lied, über die Körperhaltung, den Atem und hilfreiche Gedanken! Und in vielen kleinen Abenteuern! Am Ende bekommen Manuelo und Sarah ganz viel Lob. Sie sind viel mutiger geworden!

Was sagst du zu der Geschichte der Mäuse? Möchtest du auch üben, mutiger zu sein? Wobei brauchst du Hilfe?

....

....

....

....

3.3.2 Die Exploration des Selbstkonzepts über die Säulen des Selbstbilds mit Ressourcen- und Zielanalyse: Die Säulen des Selbstbilds – Teil 2

Kurze Beschreibung der Übung

Die Säulen des Selbstbilds oder unserer Identität (in Anlehnung an Petzold 2012) beschreiben die Grundlagen unseres Selbstkonzepts. Die Patient:innen kennen diese Säulen bereits aus der Psychoedukation und werden mit einem Arbeitsblatt angeleitet, ihr Selbstbild zu explorieren, zu beschreiben und gegebenenfalls künstlerisch darzustellen. Am Ende schließen sich eine Ressourcen- und Zielanalyse an.

Ziele der Übung

- Fördern von Selbstexploration
- Fördern von Ressourcen
- Fördern der Formulierung eines Selbstbilds
- Fördern der Formulierung von Zielen

Therapiephase

Kognitive Vorbereitung und Therapieplanung

Altersindikation

Jugendliche und Erwachsene

Setting

Einzel- und Gruppentherapie

Dauer

1–X Sitzungen (zur Ergänzung und Vertiefung)

Anleitung

Die Therapeutin leitet das Gespräch folgendermaßen ein: »Wir haben zuvor gemeinsam Informations- und Arbeitsblätter zum Thema Selbstbild und Selbstwert besprochen. Heute geht es darum, Ihr Selbstbild näher kennenzulernen. Dafür finden Sie wieder das Modell der Säulen des Selbstbilds. Es geht darum, zu verstehen, wie Sie sich selbst in den einzelnen Bereichen erleben, wo Sie sich eher stark fühlen und wo Sie eventuell noch Unterstützung brauchen.«

Je nach Zeitkontingent können die Arbeitsblätter in der Sitzung gemeinsam gelesen und verstanden und erste Schritte zur Realisierung eines eigenen Selbstbilds begonnen werden. Hausaufgaben dienen gegebenenfalls der Vervollständigung.

PRAXISTIPP Arbeitsblätter »Selbstbild und Selbstwertgefühl – Wer bin ich?«

Neulich haben Sie über unser Selbst als unser Bewusstsein und Wissen über uns gelesen. Wir erleben und erfahren uns, mit unserem Körper und unserem Geist. Aber wir erleben und erfahren uns natürlich auch in der Interaktion mit unserer Umwelt. Wir spüren uns selbst und unser Ich. Damit entwickeln wir unser Selbstbild, also das, was man auch unser Selbstkonzept oder unsere Identität nennt. Das sind unsere Ideen über uns selbst, unsere Eigenschaften und Fähigkeiten, aber auch Dinge, die wir gelernt haben. Mit den folgenden Fragen möchte ich Sie einladen, einmal über Ihr Selbstbild nachzudenken. *Wer sind Sie? Was denken Sie über sich? Welche Empfindungen haben Sie für sich?* Dafür nutzen wir die bereits genannten Säulen des Selbstbilds:

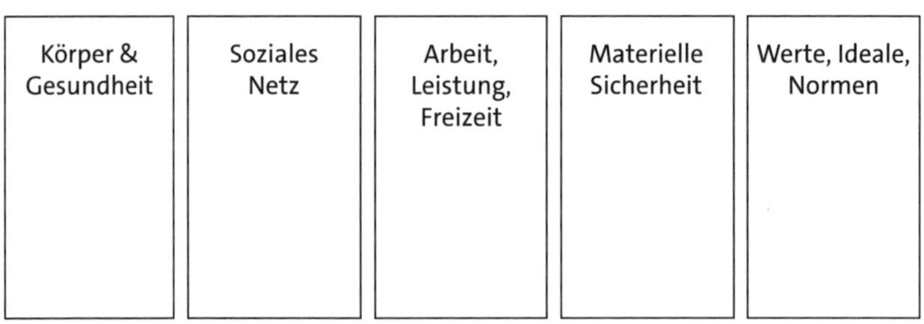
Körper & Gesundheit
Soziales Netz
Arbeit, Leistung, Freizeit
Materielle Sicherheit
Werte, Ideale, Normen

Abb. 3.10: Persönliche Einschätzung der Säulen Ihres Selbstbilds.

Im Folgenden finden Sie die schon angesprochenen Fragen, um über die Säulen Ihres Selbstbilds nachzudenken. Versuchen Sie, in Ruhe über die Fragen nachzudenken und danach Ihr Selbstbild zu beschreiben und zu malen, in dem Sie die Säulen Ihres Selbstbilds bildlich und farblich darstellen. Vielleicht sind die Fragen ein bisschen kompliziert. Aber ich bin sicher, dass Sie Antworten auf einige Fragen finden werden. Wenn Sie mögen, dürfen Sie dann gerne schon einen Schritt weitergehen und Ihr Selbstbild eigenständig reflektieren und auswerten. Das ist dann aber auch unsere gemeinsame Aufgabe in der Therapie.

Fragen zum Nachdenken

- Mein Körper und meine Gesundheit: Wie erlebe ich meinen Körper? Bin ich gesund oder krank? Wie fühle ich mich in meinem Körper? Mag ich meinen Körper? Was für Erfahrungen mache ich mit meinem Körper? Wie geht es mir mit meinem Körper in der Interaktion mit anderen Menschen? Was denke ich über meinen Körper? Was mache ich mit meinem Körper, sorge ich für ihn?
- Mein soziales Netz: Welche Menschen sind wichtig für mich? Mit wem lebe und arbeite ich? Wem bedeute ich etwas? Wer bedeutet mir etwas? Habe ich Menschen um mich, denen ich oder die mir gegenüber feindselig sind? Welche Menschen haben mich geprägt? Wie fühle ich mich im Umgang mit anderen Menschen? Wie gehe ich mit anderen Menschen, also mit meinem sozialen Netz, um?
- Arbeit, Leistung/Schule, Freizeit: Welche Arbeiten erledige ich? Welche Leistungen erbringe ich in der Arbeit oder in der Schule? Welche Rollen habe ich in diesem Sektor? Habe ich Vorbilder in diesem Sektor? Welche Leistungen fordere ich von mir? Macht mir Leistung Freude? Woraus ziehe ich Zufriedenheit oder Anerkennung? Erlebe ich Arbeit oder Leistung als belastend? Wie sieht meine Freizeit aus? Gibt es Erholungsphasen?
- Materielle Sicherheit: Was besitze ich? Woher kommt mein Einkommen? Wo und wie lebe ich? Welche Umgebung tut mir gut? Wo bin ich daheim? Wo gehöre ich hin? Wie fühle ich mich mit meinem Besitz und meiner Umwelt? Passe ich auf meine materielle Sicherheit auf (z. B. Geld, Wohnen, Umgebung)?
- Werte, Ideale, Normen: Was ist mir wichtig im Leben? Wofür trete ich ein? Habe ich eine Philosophie oder eine Weltanschauung oder eine Religion, die mir wichtig ist? Teile ich davon etwas mit anderen Menschen? Was sind meine Ideale, Werte und Normen? Wie fühle ich mich damit? Richte ich mich nach meinen Werten aus oder woran?

Nehmen Sie sich ein Blatt Papier zur Hand und lassen Sie sich Zeit beim Nachdenken, Schreiben und Malen!

Ein erster freier Entwurf – Meine Säulen des Selbstbild
Wenn Sie mögen, werden Sie kreativ und malen/zeichnen Sie nun auf ein Blatt Papier Ihre fünf Säulen ganz individuell, so wie Sie sie sehen!

Ein zweiter Entwurf mit Zahlen und Worten – Mein Selbstbild als Haus mit fünf Säulen und einem Dach zur Vervollständigung

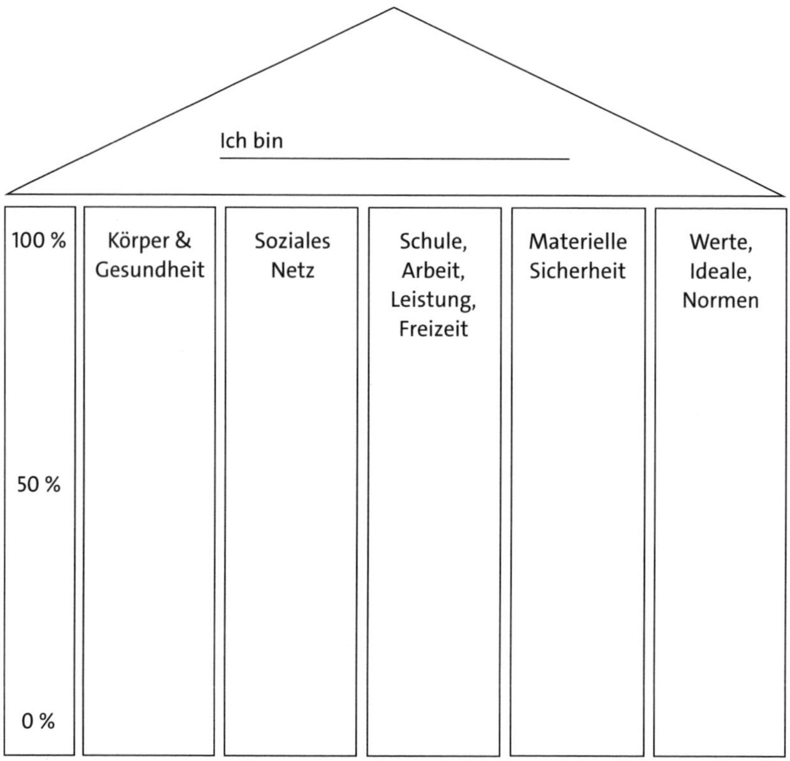

Abb. 3.11: Mein Selbstbild als Haus.

Reflexion
Die abgebildeten Säulen stellen jeweils das Maximum an Erreichbarem dar. Können Sie bitte hineinmalen/-schraffieren, zu wieviel Prozent Sie diese Säulen – gefühlt – jeweils ausfüllen? Bitte tragen Sie auch ein, womit Sie bei sich selbst jeweils in den Säulen zufrieden sind. Was passt und ist in Ordnung? Fällt Ihnen zudem ein, was Sie sich anders wünschen würden? Wie würden Sie das Dach der Säulen, also Ihr generelles Selbstbild, benennen? Wie sehen Sie sich?

Ich bin ....

Auswertung der fünf Säulen des Selbstbilds
Vielleicht möchten Sie schon einmal selbst Ihre Säulen des Selbstbilds betrachten und darüber nachdenken?
Welche Säulen sind tragfähig und geben Ihnen Kraft?

....

....

Durch welche Säulen können Sie in schwierigen Zeiten Kraft tanken?

....

....

Welche Säulen sind eher schwach und brauchen eventuell Unterstützung?

....

....

Wenn Sie den Säulen des Selbstbilds jeweils eine Überschrift geben sollten, wie würde diese lauten?

....

....

Wie beurteilen Sie Ihr Selbstbild, also das Dach der Säulen (»Ich bin ...«)? Passt das so oder was würden Sie sich anders wünschen?

....

....

3.3.3 Das Pflänzchen Selbstmitgefühl hegen und pflegen

Kurze Beschreibung der Übung

Um das Konstrukt Selbstmitgefühl einzuführen, wird die Analogie des Gewächshauses genutzt. Im Gegensatz zu übertriebener Selbstkritik wird aufgezeigt, dass ein selbstmitfühlender Umgang gewinnbringend ist, aber auch geübt werden muss.

Ziele der Übung

- Fördern von Selbstmitgefühl
- Fördern von Motivation zum Training

Therapiephase

Kognitive Vorbereitung und Therapieplanung

Altersindikation

Die Übung ist für alle Altersgruppen geeignet, besonders aber für Jugendliche und Erwachsene.

Setting

Einzel- und Gruppentherapie

Dauer

1–X Sitzungen (zur Ergänzung und Vertiefung)

Anleitung

Die Therapeutin nutzt eine selbstkritische Bemerkung der Patient:innen: »Mir fällt immer wieder auf, dass Sie sehr selbstkritisch sind und sich aus meiner Sicht wiederkehrend ungerecht und negativ bewerten. Das erlebe ich als unfair Ihnen gegenüber und wenig mitfühlend.« Kurze Reflexionspause. »Ich möchte Ihnen gerne etwas über Mitgefühl erzählen: Als Menschen und Säugetiere tragen wir alle die Fähigkeit von Liebe und Selbstmitgefühl in uns. Bei vielen Menschen ist diese Fähigkeit gegenüber anderen Menschen, Tieren oder Pflanzen vorhanden, im Hinblick auf sich selbst hingegen oft unterentwickelt. Das heißt, unser Selbstmitgefühl ist oft wie ein kümmerliches Pflänzchen, das auf Wasser und Pflege wartet. Wie ist es um Ihr Selbstmitgefühl bestellt? Sehen Sie hier Entwicklungspotenzial?« Kurze empathische, validierende Reflexion.

»Es ist wichtig, zu wissen, dass Selbstmitgefühl uns hilft, uns wohler zu fühlen, uns stärker zu fühlen, gütiger und freundlicher mit uns umzugehen und weniger gestresst, ängstlich und depressiv zu sein. Vielleicht fragen Sie sich jetzt, ob man Selbstmitgefühl lernen kann. Die Antwort lautet: Ja!« Bevor die Therapeutin weiterredet, stellt sie sicher, dass alles verstanden wurde, und klärt, ob es Fragen gibt.

»Wir haben ein sogenanntes neuroplastisches Gehirn. Das heißt, wir können Dinge erlernen und trainieren. Auch wenn wir sehr alte Gehirnstrukturen in uns tragen – unser sogenanntes Reptiliengehirn, mit dem Fokus auf negative Gefühle und Überleben –, haben wir auch neuere Gehirnstrukturen in uns, unser sogenanntes Säugetiergehirn. Mit dem Säugetiergehirn sind wir in der Lage, nicht nur gegenüber Schutzbedürftigen, sondern auch gegenüber uns selbst mitfühlend und empathisch zu reagieren. Selbstmitgefühl bedeutet, freundlich, verständnisvoll, achtsam und engagiert mit uns umzugehen. Diese Fähigkeit ist trainierbar, und zwar durch gute Pflege, wie bei einem Pflänzchen im Gewächshaus, das gut gedeihen soll. Es braucht Wasser, es braucht Licht und Luft, um nicht zu verdursten oder zu ersticken.« Kurze Reflexion. »Lassen Sie uns einmal gemeinsam nachdenken, wie Sie Ihr Pflänzchen Selbstmitgefühl in Ihrem Gewächshaus gut pflegen können. Wie könnte das aussehen?«

Im weiteren Verlauf der Sitzung können die Begrifflichkeiten mit Leben gefüllt werden. Was bedeutet es, auf sich selbst Mitgefühl anzuwenden? Was bedeutet es, Verständnis und Engagement für sich zu haben? Wie können die Patient:innen das Selbstmitgefühl pflegen? Beispielsweise können Trinkpausen, Spaziergänge zur eigenen Regeneration, Achtsamkeitsübungen oder bewusst geplante Entspannungspausen genutzt werden. Weitere vertiefende Mitgefühlsübungen können die *Metta-Meditation* (vgl. Übung im Buch, S. 202), das Lesen eines Ratgebers (z. B. Neff 2014) oder *Mitfühlende Pausen* (vgl. Übung im Buch, S. 206) sein.

Der folgende Informationsbogen zum Selbstmitgefühl dient als Erinnerungs- und Denkhilfe für zu Hause.

PRAXISTIPP Informationsbogen »Selbstmitgefühl«

- *Alle Menschen tragen die Fähigkeit zu Liebe und Selbstmitgefühl in sich.* Bei vielen Menschen ist diese Fähigkeit gegenüber anderen Menschen, Tieren oder Pflanzen vorhanden, in Bezug auf sich selbst hingegen oft unterentwickelt. Das hat viele Gründe. Vielfach hat es mit unserer Biografie zu tun oder einfach mit mangelndem Training.
- *Evolutionär gesehen sind Mitgefühl, Selbstmitgefühl und Liebe eher junge Emotionen.* Unser Gehirn wurde im Laufe der Evolution auf die Wahrnehmung von Gefahren, also negative Emotionen wie Angst, zum Zweck des Überlebens programmiert. Diese alten Gehirnstrukturen kann man auch unser Reptiliengehirn nennen. Als Säugetier ist der Mensch jedoch mit der Aufzucht von Nachkommen betraut, die Fürsorge brauchen, um groß zu werden. Anders als Reptilien. Dadurch ist der Mensch evolutionär in die Lage versetzt worden, Liebe, Mitgefühl und damit viele positive Emotionen zu erleben.
- Als Fähigkeit hinkt Selbstmitgefühl, evolutionär gesehen, dem Angst-Überlebensprogramm Jahrtausende hinterher. Dennoch verfügen wir über ein Gehirn, welches neuronale Plastizität aufweist, also trainierbar ist. *Selbstmitgefühl braucht Unterstützung, wie ein kleines Pflänzchen im Gewächshaus.*
- *Selbstmitgefühl kann als Fähigkeit trainiert werden,* und zwar mittels Achtsamkeit und Mitgefühlsübungen. Als Definition von Selbstmitgefühl und Mitgefühl gilt: Mitgefühl = Verständnis & Engagement.

PRAXISTIPP Kurzzusammenfassung

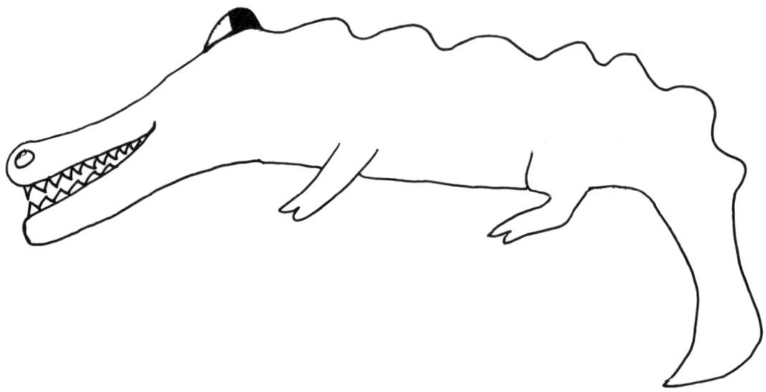

Abb. 3.12: Der Mensch ist kein Reptil mehr!

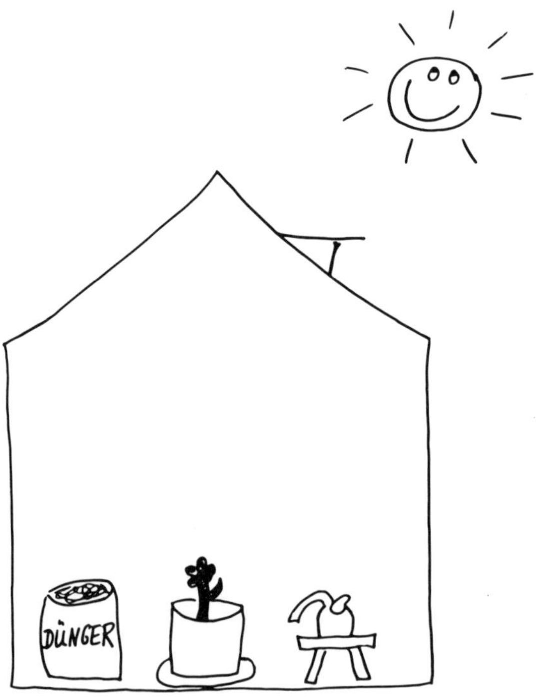

Abb. 3.13: Unsere positiven Emotionen brauchen Unterstützung.

Was ist Selbstmitgefühl?
Selbstmitgefühl = Verständnis & Engagement.

Wofür ist Selbstmitgefühl gut?
Selbstmitgefühl zu üben, steigert unser allgemeines Wohlbefinden, reduziert Depressivität, Ängstlichkeit, Stresserleben, Selbstkritik und Minderwertigkeitsgefühle.

Wie kann ich es üben? Einige Fragen zur Inspiration:
- Was bedeutet es, für sich selbst Verständnis und Engagement zu haben und anzuwenden?
- Wie würde das aussehen?
- Wie kann ich das üben?
- Wie kann ich mein Pflänzchen Selbstmitgefühl pflegen?
- Wie werde ich ein:e gute:r Gärtner:in für mich selbst?

Als weiterführende Literatur empfehle ich *Selbstmitgefühl. Das Übungsbuch* (Neff & Germer 2019) sowie *Achtsames Mitgefühl. Ein kraftvoller Weg, das Leben zu verwandeln* (Gilbert & Choden 2020).

3.3.4 In guter Partnerschaft mit uns selbst

Kurze Beschreibung der Übung

Die Patient:innen werden mit ihrer Wahlmöglichkeit konfrontiert, im Krieg oder im Frieden mit sich zu leben. Das Bild einer Partnerschaft mit uns selbst wird entworfen.

Ziele der Übung

- Stärken von Ambivalenz
- Fördern von Motivation
- Fördern von Selbstfreundlichkeit

Therapiephase

Kognitive Vorbereitung und Therapieplanung / auch Intervention

Altersindikation

Jugendliche und Erwachsene

Setting

Einzel- und Gruppentherapie

Dauer

1 Sitzung

Anleitung

Die Therapeutin greift im Rahmen der Sitzung das selbstkritische, selbstabwertende, teils gemeine Verhalten der Patient:innen gegenüber sich selbst auf. Sie konfrontiert die Patient:innen mit ihrer Wahlmöglichkeit und Entscheidung: »Stellen Sie sich vor, Sie werden 104 Jahre alt. Wie wollen Sie mit sich selbst leben? Wir alle müssen mit uns selbst leben, ob unser Leben kurz oder lange dauert. Wir können uns entscheiden, im Krieg mit uns zu leben und uns zu bekämpfen. Das kann mit Worten oder Taten geschehen. Das hat Folgen auf körperlicher und seelischer Ebene. Kennen Sie das?« Die Therapeutin gibt Zeit zur Selbstreflexion und unterstützt bei der Selbstexploration.

»Letztlich haben wir eine Wahlmöglichkeit. Wir können uns entscheiden, mit uns im Krieg oder im Frieden zu leben. Wir können uns auch entscheiden, uns selbst als Partner oder Partnerin im Leben zu akzeptieren, und lernen, mit uns selbst in guter Partnerschaft das Leben zu verbringen. Vielleicht werden Sie sehr alt. Wer weiß das schon? Wie möchten Sie gerne mit sich leben? Wie wollen Sie mit sich umgehen? Was wäre für Sie ein erstrebenswerter Zustand und eine erstrebenswerte Lebensqualität? Es muss nicht gleich eine Liebesehe mit Ihnen selbst sein, eventuell wäre eine arrangierte Ehe oder ein Waffenstillstandsabkommen mit Ihnen selbst eine gute Zwischenetappe. Was hätte das für Folgen?« Die Therapeutin gibt Zeit zur Selbstreflexion und unterstützt die Selbstexploration.

Mögliche Fragen

- Wie fühlt es sich an, im Krieg mit sich selbst zu sein?
- Was wäre es für ein Gefühl, in guter Partnerschaft beziehungsweise im Frieden mit sich selbst zu sein?
- Welche Perspektive gefällt Ihnen mehr?
- Wie könnte ein Kriegsende, ein Waffenstillstand aussehen?
- Was wäre ein Arrangement, das Ihre Lebensqualität erhöhen würde?
- Wie würde es Ihnen gefallen, sich selbst als Partner:in in diesem Leben zu betrachten? Was brächte das an Vorteilen?

3.3.5 Das Grundgesetz als Wertekompass für unseren Selbstwert

Kurze Beschreibung der Übung

Mithilfe des Grundgesetzes der Bundesrepublik Deutschland werden modellhaft die Werte Würde und Gleichberechtigung eingeführt. Damit werden den Patient:innen die Möglichkeit eines Wertekompasses und die Gelegenheit geboten, den eigenen Selbstwert und das eigene Verhalten im Hinblick auf das Grundgesetz zu überprüfen.

Ziele der Übung

- Fördern von Selbstreflexion und Motivation
- Fördern eines wertebasierten Umgangs mit sich selbst

Therapiephase

Kognitive Vorbereitung und Therapieplanung

Altersindikation

Weil die Übung ein Verständnis beziehungsweise Wissen über das Grundgesetz der Bundesrepublik Deutschland (BRD) voraussetzt, ist die Übung eher für Jugendliche und Erwachsene geeignet.

Setting

Einzel- und Gruppentherapie

Dauer

1–3 Sitzungen mit Hausaufgaben zur Ergänzung und Vertiefung

Anleitung

Die Therapeutin führt die Informationen zum Grundgesetz als eine mögliche Wissens- und Diskussionsgrundlage ein. Diese soll helfen, das eigene Verhalten sinnvoll zu überprüfen. Artikel 1 und 3 werden als Informationsblatt ausgegeben. Die Patient:innen sollen dieses lesen – als Hausaufgabe oder gemeinsam mit der Therapeutin in der Sitzung.

In derselben oder der darauffolgenden Sitzung wird sichergestellt, dass die Artikel gelesen und verstanden wurden. Es wird auch abgefragt, ob es Punkte gibt, die den Patient:innen bekannt vorkommen oder die neu sind. Begrifflichkeiten sollen verstanden worden und Inhalte klar sein. Dann kann der Umgang mit anderen und sich selbst in den Fokus genommen werden: In welchem Ausmaß gelingt es mir als Individuum, dass ich das Grundgesetz im Umgang mit anderen, aber auch im Umgang mit mir selbst berücksichtige? Hier soll eine kognitive Auseinandersetzung mit dem eigenen selbstabwertenden Verhalten und der eigenen kritischen Stimme realisiert werden. Die Therapeutin vertritt eine grundgesetzkonforme Haltung und eine validierende und wertschätzende Haltung gegenüber den Patient:innen als würdevollen Menschen. Die Therapeutin bietet den Patient:innen eine Diskussion im Sinne eines Sokratischen Dialogs[10] an, wie das eigene Verhalten einzuschätzen ist. Ziel ist ein selbstwertdienliches Verhalten im Sinne des Grundgesetzes. Dazu können sich weitere Ideen zur Umsetzung anschließen.

Mögliche Fragen zur Anregung eines Sokratischen Dialogs

- Welche Haltungen vertreten Sie sich selbst gegenüber? Was tun Sie? Was sagen Sie zu sich?
- Wie sehr gelingt es Ihnen als Individuum, dass Sie das Grundgesetz im Umgang mit anderen, aber auch im Umgang mit sich selbst berücksichtigen?
- Welche eigenen selbstabwertenden Verhaltensweisen und Einstellungen gibt es bei Ihnen? Wie passen die zum Grundgesetz?
- Warum sprechen wir über das Grundgesetz? Was können Sie aus dem Lesen des Grundgesetzes mitnehmen?
- Berücksichtigen Sie das Grundgesetz im Umgang mit sich selbst?
- Wie gehen Sie mit den Prinzipien Würde, Achtung und Gleichberechtigung im Umgang mit sich selbst um? Wie halten Sie es mit Selbstlob und Wertschätzung?
- Sicher gibt es viele Gründe, warum Sie gelernt haben, sich so zu behandeln. Oft ist die Ursache unsere eigene Geschichte mit Verletzungen, Schmerzen und fehlenden Vorbildern für einen wertschätzenden Umgang mit uns und anderen. Was sind die Hintergründe und Ursachen bei Ihnen?
- Mir ist wichtig zu sagen, dass ich Sie als Mensch sehr schätze, dass ich Sie in Ihren vielfältigen Erfahrungen respektiere! Ich bin beeindruckt, dass Sie trotz eines schweren Lebensweges heute hier sitzen und über eine Veränderung nachdenken. Das ist toll! Dennoch erschreckt mich manchmal, wie abwertend und selbstkritisch Sie mit sich umgehen. Sie handeln gegen das Grundgesetz. Sie behandeln sich selbst nicht mit Würde, Achtung und Gleichberechtigung. Sie benachteiligen sich, Sie erniedrigen sich, Sie beschimpfen sich, Sie stufen sich im Vergleich zu anderen herab. Wie erleben Sie selbst den Umgang mit sich selbst?
- Ich möchte Sie anregen, das Grundgesetz mehr im Blick zu behalten. Können Sie verstehen warum? Was sagen Sie dazu?
- Wie könnten Sie sich selbst mit mehr Würde und Gleichberechtigung behandeln?

---

10 Der Sokratische Dialog erfragt zugewandt und offen Einstellungen, um eventuelle Widersprüche aufzudecken und ein Umdenken zu ermöglichen (vgl. Wirtz 2021).

CAVE
In Zeiten politischer Extrempositionen kann zuvor geprüft werden, ob die Patient:innen eine solche vertreten. Um die Diskussion politischer Gegebenheiten zu vermeiden, wird diese Übung vor allem Patient:innen angeboten, die eine positive Einstellung zum demokratischen Prinzip der BRD haben.

PRAXISTIPP Informationsblatt »Grundgesetz«
Liebe Patientinnen und Patienten,
kennen Sie das Grundgesetz der Bundesrepublik Deutschland? Das Grundgesetz ist unsere Verfassung und regelt unsere politische Existenz, zum Beispiel die Demokratie oder den Sozialstaat. Aber das Grundgesetz regelt auch individuelle Freiheiten und Werte. In Artikel 1 ist etwa die unantastbare Würde eines jeden Menschen beschrieben und als schutzwürdiges Gut geregelt. Artikel 3 legt fest, dass alle Menschen vor dem Gesetz gleich sind und dass niemand eine Benachteiligung aufgrund verschiedener Attribute, wie Geschlecht, Abstammung oder Anschauung, erfahren darf.
Im Folgenden finden Sie den Gesetzestext als Auszug – mit den Artikeln 1 bis 3. Ich möchte gerne im Anschluss mit Ihnen darüber sprechen, was dieses Gesetz für Sie persönlich bedeutet und ob wir daraus einen Nutzen für unsere gemeinsame Arbeit ziehen können.

Art 1
(1) Die Würde des Menschen ist unantastbar. Sie zu achten und zu schützen ist Verpflichtung aller staatlichen Gewalt.
(2) Das Deutsche Volk bekennt sich darum zu unverletzlichen und unveräußerlichen Menschenrechten als Grundlage jeder menschlichen Gemeinschaft, des Friedens und der Gerechtigkeit in der Welt.
(3) Die nachfolgenden Grundrechte binden Gesetzgebung, vollziehende Gewalt und Rechtsprechung als unmittelbar geltendes Recht.

Art 2
(1) Jeder hat das Recht auf die freie Entfaltung seiner Persönlichkeit, soweit er nicht die Rechte anderer verletzt und nicht gegen die verfassungsmäßige Ordnung oder das Sittengesetz verstößt.
(2) Jeder hat das Recht auf Leben und körperliche Unversehrtheit. Die Freiheit der Person ist unverletzlich. In diese Rechte darf nur auf Grund eines Gesetzes eingegriffen werden.

Art 3
(1) Alle Menschen sind vor dem Gesetz gleich.
(2) Männer und Frauen sind gleichberechtigt. Der Staat fördert die tatsächliche Durchsetzung der Gleichberechtigung von Frauen und Männern und wirkt auf die Beseitigung bestehender Nachteile hin.

(3) Niemand darf wegen seines Geschlechtes, seiner Abstammung, seiner Rasse, seiner Sprache, seiner Heimat und Herkunft, seines Glaubens, seiner religiösen oder politischen Anschauungen benachteiligt oder bevorzugt werden. Niemand darf wegen seiner Behinderung benachteiligt werden.[11]

3.3.6 Der Glaube als Wertekompass für den Selbstwert

Kurze Beschreibung der Übung

Mithilfe von Zitaten aus Bibel, Koran oder buddhistischen Schriften wird gläubigen Patient:innen die Möglichkeit gegeben, die eigene Haltung zu sich im Hinblick auf den eigenen Glauben und die Behandlung des eigenen Selbst zu überprüfen.

Ziele der Übung

- Fördern einer Beurteilungsgrundlage zum Thema Selbstwert und Selbstfürsorge
- Fördern von Motivation zur Selbstfürsorge

Therapiephase

Kognitive Vorbereitung und Therapieplanung

Altersindikation

Jugendliche und Erwachsene

Setting

Einzel- und Gruppentherapie

Dauer

1–2 Sitzungen mit Hausaufgaben zur Ergänzung und Vertiefung

Anleitung

Gläubige Patient:innen können davon profitieren, durch Zitate aus ihren religiösen Schriften einen Wertekompass im Umgang mit sich selbst zu finden. Für Patient:innen, die keinem Glauben angehören, kann als Wertekompass im Umgang mit sich

11 https://www.gesetze-im-internet.de/gg/BJNR000010949.html (letzter Zugriff: 6. Juli 2023).

selbst das Grundgesetz der BRD herangezogen werden – oder der kategorische Imperativ nach Immanuel Kant (1990 [1900 ff.]): »Handle nur nach derjenigen Maxime, durch die du zugleich wollen kannst, dass sie ein allgemeines Gesetz werde«. Der kategorische Imperativ findet sich in ähnlicher Form in allen Weltreligionen.

Die Therapeutin leitet die Übung folgendermaßen ein: »Ich habe Ihnen heute mal ein Zitat [je nach Glaubensrichtung] aus der Bibel / aus dem Tanach / aus dem Koran / aus den Überlieferungen der Aussprüche des Propheten Mohammed (Hadithe) / von dem buddhistischen Mönch Thich Nhat Hanh mitgebracht. Mir geht es hier nicht um Religionswissenschaft an sich, sondern um eine Möglichkeit, einmal über das eigene Verhalten und den Umgang mit sich selbst nachzudenken.«

PRAXISTIPP Mögliche Zitate

Bibel: »Du sollst deinen Nächsten lieben wie dich selbst.« (Matthäus, 22: 37–39)

Hebräische Bibel / Tora / Drittes Buch des Pentateuch: »Du sollst deinen Nächsten lieben wie dich selbst.« (Levitikus, 19,18)

Koran: »Und siehe! Dein Erhalter sagte zu den Engeln: Siehe, ich bin im Begriff, einen sterblichen Menschen aus tönendem Ton zu erschaffen, aus dunkler, verwandelter Erde. Und wenn ich ihn vollständig geformt und ihm von meinem Geist eingehaucht habe, fallt nieder vor ihm in Niederwerfung.« (Sure 15, Verse 28–29)

Die Sammlung der Hadithe: »Keiner von Euch ist wirklich gläubig, bevor er nicht seinem Glaubensbruder das wünscht, was er für sich selbst erhofft.« (Al-Buhari 2010, S. 34 f.) / »Du weißt doch; Gott liebt die Freundlichkeit und Nachsicht in allen Lebenslagen [...] über Euch auch.« (Ebd., S. 430)

Thich Nhat Hanh: »Die Übung von Metta (Pali) oder Liebender Güte ist eine wunderbare Möglichkeit, Freundschaft mit uns selbst und allen Wesen zu schließen. Das Grundbedürfnis, das hinter allen unseren Handlungen steht, ist der Wunsch nach Glück. Alle Wesen möchten in Frieden und ohne Angst oder Schmerzen leben. Diese Wünsche verbinden uns mit allem, was lebt.« (Thich Nhat Hanh 2004, S. 70)

Das jeweilige Zitat wird gemeinsam gelesen und verstanden. Abschließend können folgende Fragen an die Patient:innen zur Reflexion einladen.

Mögliche Fragen

- Wie verstehen Sie dieses Zitat? Was sagt es Ihrer Meinung nach aus?
- Was ist Ihre Haltung zu der Botschaft, die das Zitat vermittelt?
- Wozu führt es, wenn man sich selbst annimmt, wie Gott/Allah einen erschaffen hat?
- Wozu führt es, wenn man sich selbst genauso liebt wie seine:n Nächste:n?
- Wie sehr leben Sie nach diesem Gebot?
- Was würde sich ändern, wenn Sie dieses Gebot mehr beherzigen würden?

- Hat das Zitat etwas mit Selbstwert oder Selbstfürsorge zu tun – und wenn ja, inwiefern?
- Wie könnte es aussehen, wenn Sie dieses Gebot berücksichtigen würden?

CAVE
Hier geht es nicht um theologische Diskussionen, sondern um eine mögliche ethische oder Wertegrundlage im Umgang mit sich selbst.

3.3.7 Akzeptanz von negativen Gefühlen

Kurze Beschreibung der Übung

Anhand eines Zitats des italienischen Bergsteigers Reinhold Messner, der als erster Mensch alle Berge über 8000 Meter bestiegen hat, wird das Konzept der Akzeptanz von negativen Emotionen eingeführt. Dabei wird ein Sokratischer Dialog zur Akzeptanz von negativen Emotionen und Handlungsspielräumen angestrebt. Dies wird auf das Thema negative Selbstwertgefühle übertragen. Inspiriert ist die Übung durch die Akzeptanz- und Commitment-Therapie (vgl. Wengenroth 2016).

Ziele der Übung

- Fördern einer akzeptierenden Haltung gegenüber negativen Emotionen
- Fördern von Commitment / innerer Verpflichtung und Handlungsspielraum

Therapiephase

Kognitive Vorbereitung und Therapieplanung

Altersindikation

Erwachsene

Setting

Einzel- und Gruppentherapie

Dauer

1 Sitzung

Anleitung

Die Therapeutin bringt ein Zitat von Reinhold Messner mit in die Sitzung und bietet damit eine Diskussionsgrundlage zur Akzeptanz von negativen Emotionen. Eventuell muss Messner als Person erst vorgestellt werden (z. B.: geboren 1944, kommt aus Südtirol, besteigt seit Kindertagen Berge, hat als erster Mensch alle Berge über 8000 m bestiegen, hat seinen Bruder am Nanga Parbat im Himalaya beim Bergsteigen verloren, hat sieben Zehen durch Erfrierungen verloren usw.). In der Therapiesitzung wird der Inhalt des Zitats nachvollzogen, zusammengefasst und die Botschaft resümiert. Anhand des Zitats wird ein Sokratischer Dialog zur Akzeptanz negativer Emotionen und des eigenen Handlungsspielraums angestrebt. Das soll auf das Thema Selbstzweifel und negative Selbstwertgefühle übertragen werden. Im Zitat kann das Wort *Angst* durch *Selbstzweifel* ersetzt werden. Die zentrale Frage lautet: Was kann die zu therapierende Person in Bezug auf das Thema Selbstwertgefühl mitnehmen?

> **PRAXISTIPP Zitat**
> »Das Bild vom furchtlosen Helden täuscht. Er ist ein Fantasieprodukt. Ein Held, der keine Angst hat, braucht keinen Mut. Die Angst ist eine ständige Begleiterin. Ohne Angst lebt kein Grenzgänger lange.« Reinhold Messner (2021)

Mögliche Fragen zur Anregung eines Sokratischen Dialogs

- Was wollte Reinhold Messner mit diesem Zitat sagen?
- Es geht hier um Angst als Begleiterin. Was verstehen Sie darunter?
- Kennen Sie das, dass Sie trotz und mit Angst etwas tun? Wozu dient das?
- Wenn wir an die Themen Selbstzweifel und Selbstwertgefühl denken, könnte man das Zitat von Reinhold Messer darauf übertragen? Inwiefern?
- Wenn Sie von einem mutigen Mann hören, der auch mit Angst in die Berge geht – immer wieder, trotz Verlusten –, was glauben Sie, warum er das tut, was er dadurch gewinnt?
- Können Sie etwas von Reinhold Messner lernen?

3.3.8 Marie: Eine Geschichte über Selbstunsicherheit bei Kindern und deren Bewältigung

Kurze Beschreibung der Übung

Anhand der Geschichte eines sechsjährigen Mädchens mit Ängsten, Unsicherheiten und mangelndem Selbstwertgefühl wird modellhaft die Symptomatik dargestellt und werden Wege aus der Problematik aufgezeigt.

Ziel der Übung

Wissenserwerb über psychische Erkrankungen, Symptomatik und deren mögliche Behandlung

Therapiephase

Kognitive Vorbereitung und Therapieplanung

Altersindikation

Erwachsene (Bezugspersonen von Kindern)

Setting

Einzel- und Gruppentherapie

Dauer

1 Sitzung

Anleitung

Die Therapeutin führt die Geschichte als eine Möglichkeit ein, etwas über mangelndes Selbstwertgefühl und Behandlungsformen zu erfahren. Die Geschichte kann als Hausaufgabe zum Lesen mitgegeben oder gemeinsam in der Sitzung gelesen werden. Die Therapeutin nimmt eine ermutigende und entpathologisierende Haltung bei der Zusammenfassung der Inhalte ein und nutzt diese für Psychoedukation.

FALLBEISPIEL Marie[12]

Marie ist sechs Jahre alt und die ältere Tochter von Carla und Mario. Maries jüngere Schwester Mia ist gerade zwei Jahre alt geworden. Marie geht in die erste Klasse. Marie wurde einen Monat zu früh geboren und ist bis heute ein sehr zartes Kind. Sie war ein Säugling, der stark irritierbar war. Alles Neue mochte sie nicht. Sie weinte schnell und brauchte viel Zeit, um wieder zur Ruhe zu kommen. In den ersten drei Lebensmonaten war es besonders schlimm, auch mit den Bauchkrämpfen, und sie schrie anfangs über Stunden. Das wurde glücklicherweise langsam besser. Aber Marie blieb irritierbar und ängstlich. Sie mochte nur auf den Arm der Mama. Tanten, Großeltern und Freund:innen hatten anfangs kaum eine Chance, sie auf dem Arm

12 Die Namen und Umstände der Geschichte wurden verändert und verfremdet.

zu halten. Maries Eltern hatten oft Angst, dass Marie gleich wieder beginnt zu weinen.

Alles Neue blieb für Marie schwierig. Man merkte ihr an, dass sie manches toll fand, aber sie konnte es nicht ausprobieren, zu groß war die Angst und die Selbstunsicherheit. Marie verweigerte sich. So ging es ihr mit Karussells, so ging es ihr beim Ponyreiten im Tierpark, so ging es ihr mit neuen Kontakten auf dem Spielplatz. Aber auch der Kindergarten und die Schule waren Riesenherausforderungen. Der erste Versuch mit dem Kindergarten scheiterte, weil Marie ständig weinte. Ein Jahr später machten ihre Eltern einen zweiten Versuch, und es dauerte sehr lange, bis Marie ohne ständiges Weinen blieb. Im Kindergarten war Marie immer sehr still. Sie spielte nur mit zwei Mädchen vertrauter. Sonst hielt sie sich im Hintergrund. Maries sprachliche und motorische Entwicklung war hingegen unauffällig. Marie lernte das Fahrradfahren und sie schaute gerne Bücher an. Sie konnte viele Lieder sicher mitsingen und hatte Freude daran.

Die Einschulung war für Marie auch schwer. Sie war zwar neugierig, hatte aber viel Angst vor den Kindern, der Lehrerin, allem Neuen und musste viel weinen. Bis heute geht Marie oft mit Bauchschmerzen in die Schule und möchte gerne zu Hause bleiben. Die Lehrerin sagte am Elternsprechtag, Marie sei ein sehr schüchternes Kind. Sie brauche Zeit, sich zu entwickeln. Sie melde sich nicht, und bei Aufforderung spreche sie nur sehr kurz und leise. Sie traue sich nichts zu. Eventuell solle man eine Schulpsychologin hinzuziehen.

Als Maries Eltern mit Marie selbst über die Schule sprechen, sagt Marie: »Die anderen Kinder sind viel mutiger als ich. Die anderen Kinder können viel mehr als ich. Ich melde mich nicht. Nachher sage ich noch etwas Doofes.« Carla und Mario sind alarmiert und sprechen noch einmal mit dem Kinderarzt. Auf dessen Anraten stellen sie Marie im Sozialpädiatrischen Zentrum (SPZ) vor. Dort hat man sich auf die Diagnostik und Behandlung von Kindern spezialisiert. Marie wird von Kopf bis Fuß untersucht und auch einer Psychologin vorgestellt, die mit ihr spricht und einige Tests macht. Am Ende bekommt Marie die Diagnosen *Soziale Ängstlichkeit des Kindesalters* (ICD-10 F93.2) und *Niedriger Selbstwert* (ICD-10 F93.8). Beide Diagnosen beschreiben Maries soziale Überängstlichkeit und Selbstunsicherheit. Letztlich empfiehlt man Maries Eltern eine Kinderpsychotherapie außerhalb des SPZ und bietet ihnen einen Platz in der Motopädagogik-Gruppe des SPZ an.

Maries Eltern sind anfangs sehr skeptisch. Sie wissen nicht, was auf sie zukommt. Aber letztlich passieren viele gute Dinge: Die Pädagogin spielt und turnt mit den Kindern in der Motopädagogik-Gruppe. Marie will dort zwar zunächst nicht hin, aber Carla und Mario bleiben hart. Marie schafft es, an den Aktivitäten der Gruppe teilzunehmen. Maries Eltern staunen, als sie einmal erleben dürfen, wie ihre Tochter auf dem Trampolin einen großen Hüpfer macht und über ein Hindernis springt. Man sieht Marie an, dass es sie stolz macht. In der Gruppe lachen die Kinder mit der Pädagogin, aber auch miteinander.

In der Kinderpsychotherapie außerhalb des SPZ wird anfangs viel mit Marie gespielt, sodass sie sich langsam gegenüber der Kinderpsychotherapeutin öffnet.

Dann bekommen Marie und ihre Eltern auch Hausaufgaben. Es wird ein Programm für mutiges Verhalten geplant und es werden viele kleine Übungsschritte vereinbart. So soll Marie zum Beispiel eine Klassenkameradin zum Spielen einladen. Marie bekommt für jeden mutigen Schritt einen Stern. Auch eine Schatzkiste wird angelegt, in der Marie mit ihren Eltern eine Vielzahl toller Lobkärtchen und Kraftsymbole sammelt. Marie mag ihre Schatzkiste und sagt: »Ich bin schon viel mutiger geworden. Ich traue mir viel mehr! Vielleicht möchte ich auch mal zum Ponyreiten.« Die Kinderpsychotherapeutin ermutigt Marie und ihre Eltern, das Reiten wirklich auszuprobieren, entweder auf einem Ponyhof oder im Rahmen einer therapeutischen Reitgruppe, denn positive Erfahrungen mit dem eigenen Körper stärken auch das Selbstbewusstsein.

Mögliche Zusammenfassung – Psychoedukation

- Kinder werden mit unterschiedlichem Temperament geboren. Es gibt Gene, die für Schüchternheit und Selbstwertgefühl zuständig sind.
- Im Rahmen ihrer Entwicklung durchlaufen Kinder mehrere Phasen von Unsicherheit, die üblicherweise überwunden werden.
- Wenn sich Unsicherheit, Schüchternheit und niedriges Selbstwertgefühl verstetigen und problematisch werden, ist es sinnvoll, etwas dagegen zu unternehmen.
- Für Eltern ist das Zusammensein mit einem unsicheren und schüchternen Kind oft fordernd, weil alles Neue ein Hindernis darstellt. Die Kinder brauchen viel Ermutigung und die Eltern viel Geduld.
- Als Eltern haben wir oft Ideen, wie unsere Kinder zu sein haben, zum Beispiel musisch begabt, flexibel, selbstbewusst oder selbstständig. Es ist wichtig, sich bewusst zu machen, dass Kinder mitten in der Entwicklung stecken und ihre Fähigkeiten und Persönlichkeit erst entdecken und langsam entfalten.
- Schüchternheit und Unsicherheit bewältigen zu lernen, ist ein wichtiges Lernziel. Die Kinder können dadurch unbelasteter neue Kontakte und Neues bewältigen. Langfristig können dadurch das Selbstwertgefühl und das allgemeine Wohlbefinden gesteigert werden.
- Dennoch wird aus einem schüchternen Kind vermutlich kein:e wilde:r Abenteurer:in. Es geht um Reduktion von Schüchternheit, Zunahme von Mut und Selbstvertrauen.
- Über verschiedene Methoden können Kinder stärker werden. Bewegung und Sport sind oft eine große Hilfe. Aber auch in einer Gruppe mit anderen Kindern, wie in einem Sportverein, in einer Musikgruppe, in einer Theatergruppe oder in einer Therapiegruppe (z.B. in der Ergotherapie), können Kinder das selbstsichere und mutige Zusammensein mit anderen Kindern üben. Sie können positive Erfahrungen mit ihrem Körper oder mit einer Aktivität machen.
- Aber auch in der Einzeltherapie gibt es Möglichkeiten, mit den Kindern und ihren Eltern verschiedene Übungen zur Bewältigung von Angst und Unsicherheit zu verabreden. Gerade der Blick auf Gutes, auf Fähigkeiten, auf die Überwindung von Angst sind für das Selbstwertgefühl wichtig. Daran kann man gut arbeiten.

3.3.9 Ben: Eine Geschichte zur Auswirkung von Depressionen auf das Selbstwertgefühl bei Jugendlichen

Kurze Beschreibung der Übung

Anhand der Geschichte eines männlichen Jugendlichen mit Depressionen und weiteren psychischen und sozialen Schwierigkeiten wird modellhaft das Vorhandensein von mangelndem Selbstwertgefühl und Suizidwünschen bei Depressionen und Persönlichkeitsentwicklung eingeführt. Gleichzeitig wird über die psychotherapeutische und psychiatrische Erfahrung des Jugendlichen eine Problemlösung im Sinne von Notfallbehandlung in der Psychiatrie, von antidepressiver Medikation und psychotherapeutischer Begleitung angeboten, welche einen hilfreichen Effekt auf das Selbstwerterleben haben kann.

Ziele der Übung

- Fördern von Wissen zu psychischen Erkrankungen, zu deren Symptomatik und möglicher Behandlung
- Fördern einer akzeptierenden und normalisierenden Haltung
- Fördern von Therapiemotivation

Therapiephase

Kognitive Vorbereitung und Therapieplanung

Altersindikation

Aufgrund des männlichen Protagonisten im Teenageralter ist die Übung eher für männliche Jugendliche und junge Männer geeignet.

Setting

Einzel- und Gruppentherapie

Dauer

1–2 Sitzungen (zur Ergänzung und Vertiefung)

Anleitung

Die Therapeutin führt die Geschichte als eine Möglichkeit ein, etwas über Depressionen, Selbstwertgefühl und Behandlungsformen zu erfahren. Die Geschichte kann in der Sitzung gemeinsam gelesen und danach kurz zusammengefasst werden. Die entpathologisierende Psychoedukation über Folgen von Depressionen und Adoleszenzkrisen, wie mangelndes Selbstwertgefühl und Suizidwünsche, kann dadurch therapeutisch erfolgen. Behandlungsoptionen und Ziele können im weiteren Verlauf besprochen werden. Es ist die Aufgabe der Therapeutin, den Jugendlichen darin zu unterstützen, hilfreiche Mitnahmebotschaften aus der Sitzung zu formulieren.

FALLBEISPIEL Ben[13]

Ben ist 17 Jahre alt, als er sich das erste Mal bei einer Psychotherapeutin vorstellt. Seine Eltern sind seit fünf Jahren getrennt. Ben sagt: »Das ist auch besser so. Es gab so viel Krach und schlechte Stimmung.« Ben lebt bei seiner Mutter in einer kleinen Zwei-Zimmer-Wohnung. Die Eltern waren bei der Trennung verschuldet und mussten ihr Haus verkaufen.

Zu seiner Mutter hat Ben ein vertrauensvolles Verhältnis. Sie hat ihn auch ermutigt, sich bei einer Psychotherapeutin vorzustellen. Das Verhältnis zu seinem Vater ist eher kühl und distanziert. Der Vater wohnt weiter weg und ist viel bei seiner neuen Partnerin. Ben fühlt sich von seinem Vater nicht wahrgenommen. Ben sagt: »Immer geht es um das Einhalten von Regeln. Es geht nie um mich.« Ben hat keine Geschwister, deshalb fühlt er sich manchmal einsam. Aber er hat einige gute Freunde, die er schon lange kennt und denen er vertraut. Freundschaften sind Ben wichtig und er kümmert sich immer um seine Freunde, wenn es denen schlecht geht. Ben interessiert sich für viele Dinge, auch wenn es ihm schwerfällt, etwas durchzuhalten.

Eigentlich hat Ben schon viele Jahre große Probleme. Früher hat er sich regelmäßig geprügelt. Wenn man ihn fragt, warum er das gemacht hat, sagt er: »Ich weiß es nicht. Ich war so wütend. Ich hatte das Gefühl, niemand mag mich. Ich mag mich auch nicht.« Da wird ganz viel Traurigkeit hinter Bens ernster Fassade deutlich. Er hat Drogen genommen und kaum für die Schule gelernt. Ganz knapp hat er seinen Schulabschluss geschafft. In seiner ersten Ausbildung hat man ihm gekündigt. Ben kommt nie pünktlich, weil er schlecht schläft und morgens nicht aus dem Bett kommt.

Ben weiß nicht so recht, was er eigentlich will und braucht. Dass er seinen Führerschein machen will, ist klar. Eigentlich will er gerne viel Geld verdienen und allein wohnen. Aber wie das gehen soll, weiß er noch nicht so richtig. Inzwischen hat er den Plan, eine neue Ausbildung zu beginnen. Aber wo und wann, das ist auch noch nicht klar. Sein Vater macht ihm Druck, seine Mutter gibt ihm mehr Zeit.

Ben hat schon länger aufgehört, sich zu prügeln. Er schämt sich dafür. Nach einer sehr schlechten Erfahrung mit Drogen hat er auch damit aufgehört. Im Zuge der Drogeneinnahme und in deren Folge hatte er Panikattacken entwickelt. Aber er trinkt noch zu viel Alkohol, oft am Wochenende, manchmal um schlafen zu können, aber dann ist er verkatert und bleibt liegen.

Ben sagt über sich selbst: »Ich hasse mich. Ich bin scheiße.« Als ihn seine Psychotherapeutin fragt, ob er schon einmal überlegt habe, sich umzubringen, sagt er fast

13 Die Namen und Umstände der Geschichte wurden verändert und verfremdet.

sofort: »Ständig!« Tatsächlich hat er auch schon darüber nachgedacht, wie er das machen würde, und weiß nicht, ob er versprechen kann, am Leben zu bleiben.
Seine Psychotherapeutin erklärt ihm, dass es ganz normal ist, dass man in einem sehr schlechten, depressiven Zustand in solche Verzweiflung und Not geraten kann, dass man sich umbringen möchte. Sie erklärt ihm auch, dass es deshalb darum geht, Ben so viel Schutz und Unterstützung zu geben, dass es ihm gut gehen kann. Deshalb besprechen sie mit seiner Mutter, die ihn gebracht und im Auto auf Ben gewartet hat, wie wichtig es ist, dass Ben diesen Schutz und diese Unterstützung jetzt bekommt und nicht irgendwann. Die Lösung ist ein Krankenhaus für Menschen mit psychischen Problemen, auch Psychiatrie genannt. Gemeinsam beschließen sie, dass seine Mutter ihn da heute noch hinfährt. In der dortigen Notaufnahme kann man sich immer vorstellen. Gemeinsam besprechen sie noch Fragen: ob er Kleidung mitnimmt oder wie lange er vermutlich dortbleibt. Tatsächlich ist Ben erleichtert, dass er jetzt Hilfe bekommen soll, auch wenn ihm das Ganze unheimlich ist. Seine Mutter ist erschrocken, aber ebenfalls erleichtert, dass es einen beschützenden und unterstützenden Ort für ihren Sohn gibt. Sie hat große Sorge, dass er sich umbringt, kann aber nicht die ganze Zeit bei ihm sein.

Nach der Psychiatrie
Nach sechs Wochen in der Psychiatrie kommt Ben zurück nach Hause und geht wieder zu seiner Psychotherapeutin. Als er von dem Aufenthalt in der Psychiatrie berichtet, ist er ein bisschen genervt von den Regeln dort, zum Beispiel, dass man immer zum Essen da sein musste oder dass er keinen Alkohol trinken durfte. Aber letztlich ist Ben sehr erleichtert. Es geht ihm besser. Ihm hat es gutgetan, andere junge Patient:innen kennenzulernen, denen es ähnlich wie ihm geht. Er hat verstanden, dass er mit seinem Problem nicht allein ist. Es hat ihm gutgetan, in der Ergotherapie mit Holz zu arbeiten und seine Gefühle zu äußern. Er hat ein Medikament gegen Depressionen bekommen. Das hilft ihm. Als ihn seine Psychotherapeutin fragt, ob er sich noch immer hasse, sagt Ben: »Nein, ich akzeptiere mich viel mehr. Das ist jetzt okay.« Zum Thema Suizidgedanken sagt er: »Das ist viel, viel besser geworden. Nur noch manchmal sind die da, aber dann kann ich sie wegschieben.«
Seine Psychotherapeutin freut sich für Ben und zeigt sich beeindruckt, dass er den Mut hatte, in die Psychiatrie zu gehen. Sie erklärt ihm noch einmal, dass man im Zuge einer Depression in so einen verzweifelten und wütenden Zustand geraten kann, dass man sich selbst ablehnt, hasst und umbringen will. Und wenn man die Depression behandelt, kann das auch wieder besser werden und verschwinden. Beide verabreden, noch eine Weile zu schauen, was Ben zusätzlich braucht, um sein Leben weiter im Griff zu behalten.

Mögliche Fragen und hilfreiche Mitnahmebotschaften

- Was kannst du aus der Geschichte von Ben lernen?
- Kommt dir selbst etwas bekannt vor?
- Weißt du, was eine Depression ist? Soll ich das noch einmal erklären?

- Hast du Fragen zur Geschichte von Ben?
- Welche Erfahrungen kannst du teilen? Welche sind dir gänzlich unbekannt?
- Was denkst du, was Ben geholfen hat?
- Was könnte dir selbst helfen?
- Beispiele für Mitnahmebotschaften: »Mein Selbsthass ist Folge der Depression.« – »Depressionen kann man behandeln. Dann geht es einem insgesamt besser und man kann sich mehr akzeptieren.« – »Ich kann die Depression verändern.«

3.3.10 Hassan: Eine Geschichte über die Bedeutung von sozialem Lernen und Aktivitäten als Selbstwertstärkung bei Kindern und Jugendlichen

Kurze Beschreibung der Übung

Anhand der Geschichte eines männlichen Jugendlichen mit sozialen Sorgen wird modellhaft das Vorhandensein von Pessimismus, mangelnder Selbsteffizienzerwartung und mangelndem Selbstwertgefühl eingeführt. Gleichzeitig wird über zwei Hilfspersonen in der Geschichte eine Problemlösung angeboten, und zwar die Steigerung von Selbsteffizienzerwartung durch das Ausprobieren von Aktivitäten, Fertigkeiten und durch soziale Anerkennung. Damit bezieht sich die Übung auf die Theorie der Selbsteffizienzerwartung von Bandura (1977, 1997).

Ziele der Übung

- Fördern einer normalisierenden und entpathologisierenden Haltung zu Selbstwertzweifeln und niedriger Selbsteffizienzerwartung
- Fördern von Motivation und behavioraler Aktivität zur Steigerung der Selbsteffizienzerwartung und des Selbstwertgefühls

Therapiephase

Kognitive Vorbereitung und Therapieplanung

Altersindikation

Kinder und Jugendliche (möglichst unter Beteiligung der Bezugspersonen)

Setting

Einzel- und Gruppentherapie

Dauer

1–3 Sitzungen mit Hausaufgaben zur Ergänzung und Vertiefung

Anleitung

Die Therapeutin führt diese Geschichte als eine Möglichkeit ein, etwas über Selbstwertgefühl zu lernen. Die Geschichte kann in der Sitzung gemeinsam gelesen oder als Hausaufgabe zum Lesen mitgegeben werden. Der Inhalt wird gemeinsam zusammengefasst und nachvollzogen. Danach fokussiert der therapeutische Diskurs den Erwerb von Selbsteffizienzerwartung über das Ausprobieren von Aktivitäten und Fertigkeiten. Die Motivation zum Ausprobieren von Neuem soll damit gestärkt werden und im Laufe der Sitzungen sollen darüber verabredete Aktivitäten entstehen.

FALLBEISPIEL Hassan[14]

Hassan ist zehn Jahre alt und wohnt in einer Hochhaussiedlung am Rande einer größeren Stadt. Er hat drei ältere Geschwister, einen Bruder und zwei Schwestern. Die 15-jährige und die 17-jährige Schwester wohnen beide noch zu Hause. Der 20-jährige Bruder ist schon verheiratet. Er lebt in der Nähe.

Hassans Eltern arbeiteten zunächst beide in einer Fabrik. Hassans Mutter schied mit der Geburt der Kinder aber aus der Fabrik aus. Sie erkrankte dann an Brustkrebs und verstarb, als Hassan drei Jahre alt war. Hassan hat kaum Erinnerungen an sie, auch wenn ihm seine Mutter fehlt. Seine älteren Schwestern haben versucht, Hassan gut zu versorgen. Aber es war nicht immer einfach. Manchmal kam die Oma aus der Türkei. Hassans Vater arbeitet weiterhin in der Fabrik. Er sorgt gut für die finanziellen Belange der Familie, auch wenn das Geld oft nicht reicht. Der Vater ist nach der Arbeit meist zu Hause, er ist oft müde und liegt dann auf der Couch. Manchmal geht er in die Teestube, in der die Männer Tee trinken und reden.

Hassans Schwestern sind sehr fleißig und lernen für die Schule oder machen den Haushalt und kochen. Hassan ist gerne zu Hause, aber ihm ist oft langweilig. Beim Kochen darf er nicht helfen. Seine Schwestern ermahnen ihn, nicht nach draußen zu gehen und keinen Kontakt mit den Gangs zu haben. Aber wenn man raus geht, sind da immer die anderen Jungs, und die meisten sind in einer Gang. Ehrlich gesagt hat er auch Angst vor den Gangs. Es wird mit Drogen gehandelt, es werden illegale Kämpfe und Rennen veranstaltet. Hassan weiß, dass das kein guter Weg ist. Zwar lachen manche über ihn und sagen, er sei feige, weil er nicht mitmacht, aber Hassan hält sich trotzdem fern.

Hassan fühlt sich eigentlich nie wichtig. Ja, er weiß, dass seine Mutter ihn geliebt hat, er weiß, dass seine Geschwister für ihn da sind. Nur bei seinem Vater weiß er manchmal gar nicht, was los ist. Hassan wünscht sich, irgendwie wichtiger zu sein.

---

14 Die Namen und Umstände der Geschichte wurden verändert und verfremdet.

In der Schule ist er nicht gut. Zwar ist er kein Problemschüler, der den Lehrer:innen Schläge androht, aber richtig gut in der Schule ist er auch nicht. In der Klasse hält er sich zurück und spricht nicht viel. »Was soll ich mal machen, wenn ich groß bin?«, fragt er sich. »Ich weiß nicht, was ich kann. Wer bin ich schon? Ich bin nicht wichtig.«

Mit acht Jahren war Hassan das erste Mal in der Jugendbegegnungsstätte mit Werkstatt (JuBeWe) am Rande der Hochhäuser. Sein älterer Bruder hatte ihn mitgenommen. Das ist ein interessanter Ort. Dort werden Fahrräder repariert und sogar alte Fahrräder verschenkt. Herr Karlicek ist 70 Jahre alt und repariert hier jeden Tag mit den Kindern die Fahrräder. Im JuBeWe kann man auch Dart spielen oder Basketball, und man kann Musik hören. Einmal die Woche kommt Markus, der studiert Musik und bietet an, bei ihm Gitarre zu lernen und sogar Noten zu lesen. Jeden Tag gibt es ein gemeinsam gekochtes Mittagessen, und zwei Mal die Woche wird Kuchen gebacken. Es gibt aber auch eine Playstation und einen Raum mit vielen Sofas und Büchern zum Chillen. Und eine Hausaufgabenhilfe: Das sind entweder Melanie, Lara oder Dirk, alle drei machen bald Abitur und helfen den jüngeren Schüler:innen.

Im JuBeWe gefällt es ihm. Dort sind andere Kinder aus der Hochhaussiedlung, die auch nicht in den Gangs sind. Manche Kinder haben auch nur einen Elternteil. Manche haben zwei Elternteile, die aber nicht für sie da sind. Im JuBeWe spielt das keine Rolle. Hier sind alle willkommen. Hassan gefällt das Fahrradreparieren mit Herrn Karlicek besonders. Da könnte er jeden Tag mithelfen.

Herr Karlicek freut sich, wenn er Hassan sieht. Er sagt: »Da ist mein Kollege«, und lacht freundlich. Bei Herrn Karlicek taut Hassan auf. Er erzählt ihm von den Gangs, er erzählt ihm von seinen Schwestern und wie die Börek machen. Börek ist Hassans Lieblingsgericht. Herr Karlicek guckt neugierig und sagt: »Weißt du schon, was du machen willst, wenn du groß bist?« Hassan schaut ihn überrascht an und sagt: »Keine Ahnung!« Dann ist Hassan sehr still. Herr Karlicek schaut Hassan lange an: »Weißt du, was toll an dir ist, Hassan?! Du hast viele Interessen. Du magst Kochen und Essen, du magst Fahrradreparieren, und ich glaube, du magst auch Basketball. Ich habe dich schon öfter spielen sehen. Niemand muss in deinem Alter wissen, was er später machen will. Aber ich bin sicher, dass du bei deinen vielen Interessen und Fähigkeiten ganz viele Möglichkeiten hast!« Dann sagt er: »So, jetzt brauchen wir einen neuen Schlauch und die Reifenheber. Sonst bleibt das alte Fahrrad platt.«

Hassan denkt auf dem Heimweg über die Worte von Herrn Karlicek nach. »Herr Karlicek hat gesagt, dass ich viele Interessen und Fähigkeiten habe. Es ist schön, so etwas über mich zu hören!« Als er am nächsten Tag wieder ins JuBeWe geht, ist Herr Karlicek wie immer in der Fahrradwerkstatt. Gemeinsam reparieren sie heute Bremszüge. Das ist gar nicht einfach. Hassan fragt Herrn Karlicek: »Wie haben Sie eigentlich gelernt, Fahrräder zu reparieren?« Herr Karlicek schaut überrascht. Hassan stellt nicht viele Fragen. Herr Karlicek räuspert sich und erzählt: »Als ich ein kleiner Junge war, hatte ich keinen Vater. Mein Vater ist früh verstorben, nachdem er schwer verletzt aus dem Krieg nach Hause gekommen war. Aber ich hatte einen

Großonkel mit einer Werkstatt. Der war wegen Kinderlähmung nicht in den Krieg gezogen. Er hatte sich ein Fahrrad umgebaut, so eine Art Rollstuhl, damit er auch beweglich war. Und er war so begabt in allem Technischen. Da durfte ich in der Werkstatt mitarbeiten und konnte die Haushaltskasse meiner Mutter aufbessern. Später bin ich dann Zweiradmechaniker geworden. Ich hatte schon früh viel Spaß daran. Ich glaube, du hast daran auch Spaß, oder?« Hassan nickt. Herr Karlicek schaut Hassan noch einmal sehr genau an. Er sagt: »Hassan, es gibt viele tolle Dinge, die man im Leben machen kann. Du hast viele Talente. Du kannst ganz viel! Ich wünsche dir, dass du dir selbst vertraust und weiter Dinge ausprobierst. So lernt man etwas fürs Leben und hat sogar Freude.« Hassan guckt überrascht. Herr Karlicek ergänzt: »Manchmal muss man einfach etwas ausprobieren, damit man mehr über sich selbst erfährt. Und das tust du. So, jetzt müssen wir uns aber weiter um die Bremszüge kümmern!« Hassan fühlt sich heute nicht so unwichtig wie sonst. Er hat das Gefühl, gebraucht zu werden und wirklich helfen zu können.

Als Hassan gegenüber dem Nachhilfelehrer Dirk sagt, dass es toll ist, mit Herrn Karlicek an den Fahrrädern zu schrauben, sagt Dirk: »Herr Karlicek ist echt super. Ich mag den total gern. Der ermutigt einen immer. Ohne Herrn Karlicek wäre ich wahrscheinlich gar nicht aufs Gymnasium gegangen. Der hat immer gesagt: ›Dirk, du kannst das schaffen, aber du musst es halt ausprobieren.‹« Hassan ist überrascht. Sogar Dirk hatte Zweifel an sich, obwohl der jetzt Abitur macht. Dirk lacht und sagt: »Das hast du nicht gewusst, dass ich hier früher auch hingegangen bin wie du. Weißt du, viele Menschen zweifeln an sich, haben private Sorgen, haben oft kein perfektes Zuhause und suchen einen Rückhalt. Das ist normal. Das Gute ist, dass wir mit der Unterstützung anderer Menschen und unserem eigenen Mut etwas Neues ausprobieren und unseren eigenen Weg finden können. Vielleicht willst du auch mal Zweiradmechaniker werden ...«

Hassan hat lange über das Lob und die Worte von Dirk und Herrn Karlicek nachgedacht: »Wenn es normal ist, dass Menschen an sich zweifeln, wenn es normal ist, dass man erst einmal etwas ausprobieren muss, um zu wissen, was man kann, dann bin ich doch eigentlich auf einem guten Weg!« Innerlich freut er sich bei diesem Gedanken. Morgen will er wieder ins JuBeWe. Er will weiter an den Fahrrädern schrauben. Und seinen Schwestern will er sagen, dass er auch Kochen lernen möchte!

Mögliche Fragen

- Wie gefällt dir die Geschichte von Hassan?
- Was denkst du über Hassan und seine Zukunft?
- Hassan hat seine Haltung zu sich selbst verändert. (»Ich bin nicht wichtig. Was soll ich mal machen, wenn ich groß bin? Ich weiß nicht, was ich kann. Wer bin ich schon?« – »Wenn es normal ist, dass Menschen an sich zweifeln, wenn es normal ist, dass man erst einmal etwas ausprobieren muss, um zu wissen, was man kann, dann bin ich doch eigentlich auf einem guten Weg!«). Wie hat er das geschafft?
- Kannst du etwas aus Hassans Geschichte lernen?

- Was denkst du über dich selbst? Was denkst du über deine Zukunft? Hast du Wünsche für deine Zukunft?
- Was machst du gerne? Was kannst du?
- Was hast du schon gelernt?
- Was möchtest du selbst gern in Zukunft machen?
- Was möchtest du über dich denken?
- Sollen wir gemeinsam einmal darüber nachdenken, was du schon alles machst und kannst?
- Was hast du schon alles geschafft und bewältigt?
- Was hast du schon an Aktivitäten/Hobbys/Schulangeboten ausprobiert?
- Was hast du noch nie ausprobiert? Was würdest du gerne einmal machen?
- Wie gefällt dir der Gedanke von Herrn Karlicek und von Dirk: »Du kannst das schaffen, aber du musst es halt ausprobieren«? Kannst du den für dich selbst nutzen?

3.3.11 Paul: Eine Geschichte über Selbstzweifel und den Körper im Jugendalter

Kurze Beschreibung der Übung

Anhand der Geschichte eines jungen Mannes werden modellhaft Selbstzweifel und mangelndes Selbstwertgefühl eingeführt. Gleichzeitig wird über eine Hilfsperson in der Geschichte der Blick auf Ressourcen gelegt. Zudem werden Zweifel an der eigenen körperlichen Erscheinung in die Lebensphase eingeordnet und wird eine alternative Haltung zum Selbst angeboten.

Ziele der Übung

- Fördern von Ressourcen
- Fördern von Hoffnung

Therapiephase

Kognitive Vorbereitung und Therapieplanung

Altersindikation

Aufgrund des männlichen Protagonisten im Teenageralter ist die Übung eher für männliche Jugendliche und junge Männer geeignet.

Setting

Einzel- und Gruppentherapie

Dauer

1–2 Sitzungen

Anleitung

Die Therapeutin führt diese Geschichte als eine Möglichkeit ein, etwas über das Selbstwertgefühl, das Körperbild und eigene Ressourcen zu lernen. Je nach Zeitkontingent kann die Geschichte in der Sitzung oder zu Hause gelesen und dann gemeinsam zusammengefasst werden. Die Bedeutung für den Patienten wird erfragt. Ein Sokratischer Dialog über die eigenen Zweifel und die eigenen Ressourcen kann sich anschließen. Letztlich geht es um die Motivation des Patienten, die Selbstzweifel als Teil einer Lebensphase zu akzeptieren, aber gleichzeitig die eigenen Stärken mehr in den Blick zu nehmen und mehr zu leben.

FALLBEISPIEL Paul[15]

Paul ist 17 Jahre alt. Er lebt mit seiner zwölfjährigen Schwester Lisa bei seiner Mutter. Seine Eltern haben sich direkt nach der Geburt von Lisa getrennt. Da war Paul fünf Jahre alt. Sein Vater lebt 400 Kilometer entfernt. Paul und Lisa sehen ihren Vater nur noch in den Schulferien. Irgendwie ist es mit Pauls Vater nicht ganz einfach. Er arbeitet als Unternehmensberater und ist ständig unterwegs. Wenn Paul ihn fragt, wie es ihm geht, sagt sein Vater immer: »Very busy.« Wie es ihm wirklich geht und wie es mit seiner neuen Partnerin läuft, sagt er nicht. Pauls Vater fragt Paul niemals so richtig, wie es ihm geht. Er sagt meistens beim Videotelefonat: »Schule okay, Sport okay?!« Pauls Mutter wirkt oft einfach erschöpft. Sie arbeitet viel und hat nach Pauls Vater keinen Partner mehr gehabt, soweit Paul weiß. Es war zumindest keiner in der Wohnung.

Manchmal würde sich Paul wünschen, dass er mit seinem Vater über Männlichkeit sprechen könnte. Es gäbe viele Dinge, die er gerne mit einem Mann besprechen würde. In seiner Klasse lackieren sich neuerdings einige Jungs die Nägel. Einige davon sagen, sie seien queer. Paul gefällt blauer Nagellack und er fragt sich irritiert: »Bin ich jetzt queer? Eigentlich mag ich Mädchen, aber mir gefällt auch der eine queere Sänger?!« Seine Schwester sagt: »Ist doch egal, ob du LGBTQ bist, aber vielleicht solltest du mal eine Freundin oder einen Freund haben!« Paul fühlt sich für eine Partnerschaft noch nicht bereit. Er schämt sich für seinen langen, dünnen Körper. Er hat Angst, dass er Mundgeruch hat, seit in der Klasse blöde Witze über Mundgeruch gerissen wurden. Lisa sagt zwar, dass er nicht stinkt, aber er fragt sich, ob das immer so ist … Paul hat eine Menge Selbstzweifel.

Es gibt einen Ort, wo es Paul gutgeht. Das ist der Basketballplatz. Seine Mutter hat ihn anfangs zum Sportverein gefahren, schon lange fährt er jetzt mit dem Rad hin.

---

15 Die Namen und Umstände der Geschichte wurden verändert und verfremdet.

Basketball macht ihm Spaß. Die anderen Jungs sind auch groß, und viele sind auch dünn. Es wird zwar mal ein Witz gemacht, aber eigentlich geht es darum, dass das Team gut funktioniert und dass man gut wirft. Beim Sport fühlt sich Paul nicht so anders. Der Trainer ist riesig und ein echter Bär von einem Mann. Paul bewundert ihn. Der Trainer kann zwar nicht mehr gut laufen, weil seine Knie kaputt sind, aber er wirft noch von der Dreierlinie direkt in den Korb. Und den *Monster jam* kann keiner wie er. Als sie eines Abends den Punktsieg über eine befreundete Mannschaft feiern, sitzt Paul neben dem Trainer, die anderen Jungs sitzen rundherum verteilt. Plötzlich sagt der Trainer: »Ich finde, du hast eine tolle Entwicklung gemacht, Paul! Du bist im Sprungwurf viel sicherer geworden, und deine Kondition ist auch besser geworden. Als ich so alt war wie du, konnte ich viele Würfe auch noch nicht so gut wie heute. Du machst das prima.« Paul ist ganz überrascht, freut sich auch und ist etwas peinlich berührt. Er denkt: »Was soll ich sagen?« Paul nickt und lächelt.

Als Paul seiner Mutter davon erzählt, freut sie sich für ihn. Sie sagt: »Paul, ich merke, dass du beim Basketball echt Freude hast. Das ist toll. Manchmal fehlt dir aber der Papa für ein Gespräch über das Mannsein, oder?« Paul nickt. »Paul, du kannst auch mit mir über alles reden. Aber wenn du magst, können wir auch mal schauen, ob es eine Beratungsstelle für Jungs gibt, wo du Männlichkeitsthemen besprechen kannst. Was möchtest du?«

Nachdem Paul ein bisschen über die Frage nachgedacht und seiner Mutter gesagt hat, dass er schon gerne einmal mit einem männlichen Berater sprechen würde, lernt er Herrn Meier kennen, den er Florian nennen darf. Florian ist Pädagoge und arbeitet in einer Beratungsstelle für Jungen und Männer. Dort gibt es unterschiedliche Gruppen, sogar eine Yogagruppe für Männer und eine für männliche Jugendliche. Paul nimmt drei Einzelsitzungen bei Florian in Anspruch und geht dann noch in die Gruppe *Junge Männer und Körperbild*. Es tut Paul gut, mit einem anderen Mann in Ruhe über seine Selbstzweifel und seinen Körper zu sprechen. Florian beruhigt Paul, indem er ihm erzählt, dass Selbstzweifel vollkommen normal sind, dass gerade Jugendliche und junge Männer besonders an sich zweifeln und darüber nachdenken, ob mit ihnen alles okay ist. Auch erzählt er ihm, dass niemand mit 17 Jahren eine Partnerschaft gehabt haben muss; dass sich niemand in seinem Alter darüber endgültig im Klaren sein muss, ob man nun Frauen oder Männer mag. »Das findet sich mit der Zeit und der Erfahrung, ruhig Blut«, sagt Florian. Florian lobt Paul dafür, dass er sich traut, solche Fragen zu besprechen und dass er auch mit seiner Schwester schon darüber gesprochen hat. Dass er Basketball spielt, lobt Florian auch. Florian sagt: »Gute Erfahrungen mit dem eigenen Körper zu machen, tut jedem Menschen gut. Ob man Spaß an Basketball hat oder am Wandern. Egal!« Florian macht Paul Mut. Er sagt: »Paul, du bist auf einem guten Weg! Du entwickelst dich prima! Du machst Sport, kommst im Team gut klar, hast eine gute Beziehung zu deiner Familie und in der Schule passt es auch! Und wenn du eines Tages jemanden kennenlernen möchtest, wirst du klarkommen. Du kannst über Sport sprechen, über Familie, über Schule. Du hast Humor und bist ein netter Kerl. Du wirst anderen Menschen ein gutes Gefühl geben! Mach dir keine Sorgen!«

Es tut gut, so etwas zu hören. Es tut auch gut, sich keinen Druck zu machen und zu wissen, dass man schon irgendwie in Ordnung ist. Florian hat Paul angeboten, noch in die Körperbildgruppe für junge Männer zu gehen. Dort sollen Schönheitsideale kritisch hinterfragt werden. Das findet Paul interessant. In der Gruppe gibt es fünf weitere junge Männer, der älteste ist 20 Jahre alt. Es ist total interessant, zu hören, wie sich das Körperbild seit der Antike verändert hat. Langsam versteht Paul, dass das Schönheitsideal etwas ist, was sich ständig ändert. Und Social Media hat alles noch einmal schwieriger gemacht, weil Filter Künstlichkeit und lauter Kunstbilder erzeugen, die es so gar nicht gibt. Also ist es eigentlich egal, wie Mann ausschaut, weil sich die Ideale sowieso ständig ändern. Es geht darum, das Gute an sich zu sehen und sich selbst zu akzeptieren. Und das gelingt Paul langsam besser. Seine Schwester sagt: »Ich habe dir doch gesagt, du bist prima. Du bist schließlich mein großer Bruder! Ich kenne dich!« Beide müssen lachen und Paul fühlt sich irgendwie entlastet.

Mögliche Fragen zur Anregung eines Sokratischen Dialogs

- Was kannst du aus der Geschichte von Paul lernen?
- Kennst du solche Selbstzweifel, wie Paul sie hat?
- Hast du schon einmal mit jemandem über die Selbstzweifel gesprochen?
- Was magst du an dir?
- Weißt du von dir selbst, was du gut kannst und machst?
- Was tust du, was dir Freude macht?
- Welche Kontakte tun dir gut?
- Wäre es für dich hilfreich, mal über deine eigenen Stärken nachzudenken? Wofür wäre das gut?
- Was weißt du über Schönheitsideale? Was weißt du über Filter und Künstlichkeit in den sozialen Medien? Könnte dir das irgendwie weiterhelfen?
- Über was sprichst du mit deinen Eltern? Könntest du deine Eltern oder Geschwister mehr als Gesprächspartner:innen nutzen?
- Was glaubst du, welche Aktivitäten könnten dir langfristig guttun oder helfen?

3.3.12 Leni: Eine Geschichte über Traumata im Kindesalter, Selbstzweifel und Narrative Rekonstruktion

Kurze Beschreibung der Übung

Anhand der Geschichte einer weiblichen Jugendlichen mit traumatisierender Biografie wird modellhaft das Vorhandensein von Pessimismus und mangelndem Selbstwertgefühl eingeführt. Gleichzeitig wird über eine Hilfsperson in der Geschichte die narrativ-konstruktive Perspektive von Meichenbaum (1995, 2012, 2014, 2017), hier Narrative Rekonstruktion, mit dem Fokus auf Überleben, Bewältigung und Ressourcen eingeführt.

Ziele der Übung

- Fördern von Ressourcen
- Fördern einer bewältigungsorientierten, selbstwertstärkenden Perspektive
- Fördern einer narrativ-konstruktiven Perspektive

Therapiephase

Kognitive Vorbereitung und Therapieplanung

Altersindikation

Aufgrund der weiblichen Protagonistin im Teenageralter ist die Übung eher für weibliche Jugendliche und junge Frauen geeignet.

Setting

Einzel- und Gruppentherapie

Dauer

1–3 Sitzungen mit Hausaufgaben zur Ergänzung und Vertiefung

Anleitung

Die Therapeutin führt diese Geschichte als eine Möglichkeit ein, etwas über Traumata und Selbstwertgefühl zu lernen. Die Geschichte kann in der Sitzung gemeinsam gelesen oder als Hausaufgabe zum Lesen mitgegeben werden. Der Inhalt wird gemeinsam zusammengefasst und nachvollzogen. Danach wird eine kognitive Auseinandersetzung mit den eigenen kritischen Stimmen angestrebt und die narrativ-konstruktive Perspektive mit der Narrativen Rekonstruktion eingeführt. Dazu gibt es im Übungsteil des vorliegenden Buches ein eigenes Infoblatt (vgl. S. 213).

FALLBEISPIEL Leni[16]

Leni ist gerade 17 Jahre alt geworden und lebt seit ihrem zehnten Lebensjahr in einer Pflegefamilie. In ihrer Pflegefamilie gibt es noch zwei weitere Pflegekinder und die zwei erwachsenen leiblichen Kinder von Paul und Luise, den Pflegeeltern. Leni nennt ihre jüngeren Pflegegeschwister auch ihre Geschwister. Sie kennt die beiden ja schon, seit sie als Kleinkinder in die Familie gekommen sind. Kevin und Ella

16 Die Namen und Umstände der Geschichte wurden verändert und verfremdet.

sind vier und fünf Jahre alt. Susanne und Martin, die erwachsenen Kinder, leben in der nahen Großstadt, wo sie arbeiten und studieren.

Leni sagt immer: »Ich muss ein gutes Gedächtnis haben bei den vielen Namen.« Dabei lacht sie ganz verschmitzt. Leni hat noch mehrere Halbgeschwister aus den vorhergehenden Beziehungen ihrer leiblichen Eltern. Aber darüber spricht sie nicht gern. Zu ihren leiblichen Eltern hat sie keinen Kontakt mehr. Am Anfang, als Leni zu Paul und Luise kam, hatte das Jugendamt noch einen begleiteten Umgang gestattet. Aber es gab dann ein Gerichtsverfahren wegen Körperverletzung und Kindesmissbrauchs, seitdem hat Leni keinen Kontakt mehr zu ihren leiblichen Eltern. Leni ist darüber erleichtert, auch wenn sie manchmal sehr traurig ist.

Leni hat die zehnte Klasse der Realschule abgeschlossen und weiß noch nicht, ob sie im nächsten Jahr weiter zur Schule gehen will oder ob sie eine Ausbildung machen möchte. Ihre Pflegeeltern, die als Sozialarbeiter tätig sind, sagen immer: »Leni, du kannst dir Zeit lassen mit der Entscheidung. Es muss für dich passen. Das ist das Wichtigste. Vielleicht machst du ein Soziales Jahr zur Überbrückung. Dann weißt du besser, was dir gefällt.« Lenis Lehrerin hat ihr empfohlen, die Schule fortzuführen. Sie sagt: »Leni, du schaffst das, wenn du magst.«

Leni hat sich jetzt erst einmal für ein Freiwilliges Soziales Jahr im Altenheim entschieden. Sie möchte gerne das Abi machen, fühlt sich aber oft ganz schön gequält, und es fällt ihr schwer, sich zu konzentrieren. Oft hat sie Albträume. Dann ist sie traurig, erinnert sich an schreckliche Dinge von früher und möchte manchmal einfach tot sein. Sie sagt über sich: »Ich bin doch zerstört. Ich habe eine komische Geschichte. Wie soll jemals etwas gut werden mit mir?«

Am Anfang, als Leni zu ihrer Pflegefamilie kam, fiel es Leni schwer, mit ihren neuen, älteren Geschwistern und den Pflegeeltern Zeit zu verbringen. Sie versteckte sich in ihrem Zimmer und sprach sehr wenig. Langsam lernte sie, Paul, Luise, Martin und Susanne zu vertrauen. Eine Kinderpsychotherapeutin half ihr, über ihre Gefühle zu sprechen, und bestärkte sie darin, mit der neuen Familie schöne Dinge zu erleben. Gegen die Albträume malten sie Bilder. Im Moment hat Leni keine Psychotherapie mehr, aber weil sie sich so zerstört fühlt, hat sie mit ihren Pflegeeltern besprochen, doch wieder eine zu starten.

Im Altenheim, wo sie jetzt seit acht Wochen arbeitet, gefällt es ihr. Mit einer fast 100-jährigen Dame, die im Rollstuhl sitzt, aber geistig noch sehr fit ist, sitzt sie gerne im Garten des Altenheims unter den uralten Bäumen und redet. Irgendwie fällt es ihr leicht, mit der alten Dame zu sprechen. Sie hat Leni erzählt, dass sie im Zweiten Weltkrieg nicht nur ihr linkes Auge, sondern auch ihren Ehemann verloren und nie wieder geheiratet hat. Deshalb hat die alte Dame auch keine Kinder. Trotzdem wirkt sie zufrieden. Sie hat Leni erzählt, dass sie nach dem Krieg als Erzieherin gearbeitet hat und in ihrer Freizeit ganz viel mit dem Alpenverein mit anderen Menschen gewandert ist. Man sieht an ihrem Lächeln, wie sie sich über ihre Erinnerungen freut. Leni fragt die alte Dame, die übrigens Frau Müller heißt, wie sie das geschafft hat – also geschafft hat, trotz der traurigen Dinge wieder froh zu werden.

Frau Müller schaut Leni lange an. Dann sagt sie: »Weißt du, Leni, die meisten Menschen erleben schwere und traurige Dinge im Leben. Manche erleben das, wenn sie jung sind, manche erst, wenn sie älter werden. Das gehört leider zum Leben dazu. Ich glaube, ich habe es einfach akzeptiert, dass etwas Trauriges passiert ist. Im Krieg ist so viel Trauriges passiert, da war ich mit meinem Schicksal nicht allein. Das hat mir sicher geholfen. Aber vielleicht war noch wichtiger, dass ich immer geschaut habe, was ich trotzdem geschafft und dass ich überlebt habe. Das tat mir gut. Als ich nach dem Krieg verwitwet war und auf einem Auge blind, war ich so glücklich, dass ich trotzdem in einem Kindergarten eine Arbeit gefunden habe, die ich auch mit einem Auge schaffen konnte. Und ich war zufrieden, dass ich es auch ohne eigene Kinder zu einem Leben mit ganz vielen fremden Kindern geschafft habe. Und ich war ganz dankbar, dass ich im Verein mit netten Menschen wandern konnte; Menschen, die mir geholfen haben, wenn ich mit meinem verbliebenden Auge bei schwierigen Wegen mal eine helfende Hand brauchte. Ich glaube, das alles, der Blick für das Bewältigte und Gute, das hat mir immer gutgetan.« Leni denkt lange über Frau Müllers Worte nach.

Als Leni wieder in Psychotherapie geht, erzählt sie ihrer Psychotherapeutin von Frau Müller. Leni sagt: »Irgendwie wäre es gut, wenn ich auch wie Frau Müller denken könnte.« Lenis Psychotherapeutin hört ihr in Ruhe zu und fragt nach. Dann erklärt sie ihr: »Frau Müller ist eine weise alte Dame! Frau Müller wendet nämlich etwas an, was man Narrative Rekonstruktion nennen kann. Narrativ heißt Erzählung, und Rekonstruktion heißt, dass ich die Geschichte neuerlich nachvollziehe und wiederherstelle – in anderen Worten: meine Lebensgeschichte neu schreibe. Diese Technik hilft uns, die gute und heilsame Geschichte zu entdecken und zu erzählen. Der Mensch an sich hat leider die Tendenz, nur das Negative zu sehen und zu erzählen. Dabei geht das Gute und Hilfreiche unter. Und darum geht es bei der Narrativen Rekonstruktion. Wir suchen gemeinsam die hilfreiche Geschichte in der Geschichte.« Leni schaut ihre Psychotherapeutin überrascht an und sagt: »Aber wie kann das gehen? Soll ich mir etwa in die Tasche lügen?« Die Psychotherapeutin muss ein bisschen lachen und sagt: »Nein, es geht nicht um Lügen. Es geht darum, die andere, die vergessene, die hilfreiche Geschichte zu erzählen! Also zum Beispiel, wie Frau Müller, die 100-jährige Dame, trotz des Verlusts ihres Ehemanns und ihres Auges ein neues, schönes Leben geschafft hat. Oder wie du, Leni, es geschafft hast, deine alte Familie zu überleben ... Wie du es geschafft hast, in deiner neuen Familie Fuß zu fassen. Wie du es geschafft hast, trotz aller psychischen Belastungen deinen Schulabschluss zu machen. Oder wie du es trotz all der schwierigen Erfahrungen von früher geschafft hast, im Altenheim anzufangen und Frau Müller zu vertrauen!« Leni schaut ihre Psychotherapeutin wieder nachdenklich an und sagt: »Ist das nicht selbstverständlich?« Die Psychotherapeutin sagt: »Keineswegs!!! Das ist eine Riesenleistung von dir!!!« Leni denkt, dass es sich gut anfühlt, mal auf eine andere Art darüber nachzudenken, und ist ein bisschen stolz auf sich.

Im Laufe der Psychotherapie beginnt Leni, die andere, die vergessene, die hilfreiche Geschichte mit ihrer Psychotherapeutin zu betrachten und aufzuschreiben. Sie

fängt damit an, wie es ihr trotz allem gelang, in ihrer neuen Familie Fuß zu fassen. Das ist etwas leichter und auch schön. Leni fällt auf, dass sie ihre neue Familie zuerst ganz vorsichtig beobachtet hat, um festzustellen, ob sie ihr wirklich trauen kann, und dann immer mehr auf sie zugehen und Freude erleben konnte. Ihre Psychotherapeutin hebt hervor: »Das ist eine sehr schlaue Strategie und ein toller Erfolg!« Langsam beginnt Leni, auch die anderen Geschichten aufzuschreiben. Stück für Stück kann sie erkennen, wie sie ihr Leben trotz allem gemeistert hat. Das macht ihr zunehmend Mut und stärkt ihr Selbstwertgefühl. Als die Psychotherapeutin sie fragt, ob sie immer noch denke, dass sie zerstört sei, sagt Leni ein bisschen stolz: »Nein, ich habe ziemlich dolle Narben, wie auch Frau Müller Narben hat. Aber ich kann trotz meiner Narben mein Leben in die Hand nehmen! Ich habe viel geschafft. Ich habe Kraft und mein Leben hat sich zum Guten gewendet! Und meine Narben gehören auch ein bisschen zu mir.«
Mit ihrer Psychotherapeutin arbeitet Leni auch noch erfolgreich an den Albträumen. Aber das ist eine andere Geschichte.

Mögliche Fragen

- Wie gefällt dir Lenis Geschichte?
- Was denkst du über Leni und ihre Zukunft?
- In der Geschichte sagt Leni am Anfang ziemlich negative Dinge über sich und ihre Zukunft (»Ich bin doch zerstört. Ich habe eine komische Geschichte. Wie soll jemals etwas gut werden mit mir?«). Am Ende ist sie optimistischer und hat mehr Vertrauen in sich (»Ich kann trotz meiner Narben mein Leben in die Hand nehmen! Ich habe viel geschafft. Ich habe Kraft und mein Leben hat sich zum Guten gewendet! Und meine Narben gehören auch ein bisschen zu mir.«) Wie hat sie das geschafft?
- Kannst du etwas aus Lenis Geschichte mitnehmen?
- Was denkst du über dich selbst?
- Wie findest du deine Haltung zu dir selbst?
- Hast du verstanden, worum es bei der Methode der Narrativen Rekonstruktion geht?
- Kannst du aus dieser Methode etwas für dich selbst mitnehmen?
- Was würdest du selbst gerne in der Zukunft häufiger über dich denken?
- Sollen wir gemeinsam einmal darüber nachdenken, welche hilfreichen und heilsamen Aspekte deiner Geschichte du selbst vergisst?
- Was hast du schon alles geschafft und bewältigt im Leben?
- Wenn du die Narrative Rekonstruktion schreiben würdest, welche Titel müssten deine Kapitel haben? Sollen wir darüber nachdenken?

3.3.13 Lea und Cheyenne: Eine Geschichte über die Einzigartigkeit des Selbst

Kurze Beschreibung der Übung

Anhand einer Geschichte zweier weiblicher Jugendlicher wird modellhaft die Normalität von Selbstkritik und mangelndem Selbstwertgefühl eingeführt. Auch Zweifel an der eigenen Geschlechtsidentität werden thematisiert. Gleichzeitig wird über eine Hilfsperson in der Geschichte die Methode der hilfreichen Selbstinstruktionen und der Stimuluskontrolle, sich von sozialen Normvorgaben in den Medien zu distanzieren, eingeführt.

Die Geschichte ist Virginia Satir gewidmet, einer inspirierenden, selbstwertfokussierenden Therapeutin aus dem Bereich der Systemischen Therapie.

Ziele der Übung

- Fördern einer entpathologisierenden Haltung
- Fördern von Exploration und Selbstexploration
- Fördern von hilfreichen Selbstinstruktionen
- Fördern von Stimuluskontrolle

Therapiephase

Kognitive Vorbereitung und Therapieplanung

Altersindikation

Aufgrund der weiblichen Protagonistinnen im Teenageralter ist die Übung eher für weibliche Jugendliche und junge Frauen geeignet.

Setting

Einzel- und Gruppentherapie

Dauer

1–3 Sitzungen mit Hausaufgaben zur Ergänzung und Vertiefung

Anleitung

Die Therapeutin führt diese Geschichte als eine Möglichkeit ein, etwas über Selbstwertgefühl zu lernen. Die Geschichte kann in der Sitzung gemeinsam gelesen oder als Hausaufgabe zum Lesen mitgegeben werden. Es wird sichergestellt, dass die Geschichte gelesen und verstanden wurde. Es wird auch abgefragt, ob es persönliche Punkte gibt, die der Jugendlichen bekannt vorkommen. Hier wird eine Vertiefung im Hinblick auf die eigenen kritischen Stimmen angestrebt, im Sinne von: Welche gibt es? Welche sind schon bekannt? Welche sind vielleicht neu dazugekommen? Vor dem Hintergrund des hilfreichen Modells in der Geschichte werden die Methoden der hilfreichen Selbstinstruktion und der Stimuluskontrolle aufgegriffen.

Ziel der Diskussion ist die Formulierung von positiven Mitnahmebotschaften aus der Geschichte. Dies kann eine hilfreiche Selbstinstruktion sein (»Ich bin ich. Ich bin etwas Besonderes und einzigartig«) oder eine formulierte Stimuluskontrolle (»Ich schaue nur noch einmal die Woche in Kanal X«). Es ist die Aufgabe der Therapeutin, die Jugendliche darin zu unterstützen, eine oder mehrere hilfreiche Selbstinstruktionen zu erstellen. Sie kann als Ideen- und Impulsgeberin fungieren, eigene Vorschläge einbringen und sehr genau zuzuhören, wenn es um Bemerkungen des sozialen Umfelds geht, da diese hilfreich genutzt werden können. Aus der einen Selbstinstruktion kann eine Liste von hilfreichen positiven Selbstinstruktionen im Sinne einer *Selbstwertliste* (vgl. S. 195) entstehen. Dies ist dann eine Aufgabe in Fortsetzung über die folgenden Sitzungen hinweg.

FALLBEISPIEL Lea und Cheyenne[17]

Lea

Lea ist 13 Jahre alt und wohnt mit ihren älteren Schwestern und ihren Eltern zusammen in einem großen Einfamilienhaus. Das Haus hat einen großen Garten mit alten Bäumen, in dem es ein Baumhaus und eine Schaukel gibt. Lea schaukelt noch immer gerne, auch wenn sie denkt, dass sie dafür zu alt ist. Sie mag das Gefühl von Schwung und Leichtigkeit. Lea wünscht sich oft mehr Leichtigkeit, nicht nur wegen des Gewichts, sondern auch im Kopf. Sie wäre gerne sorgloser und weniger vorsichtig. Ihre älteren Schwestern, die 16, 18, 20 und 22 Jahre alt sind, schauen Lea an und sagen: »Du bist total süß mit deinen dicken strohblonden Haaren, die man so toll flechten kann. Es ist süß, dass du so klein bist. Du bist die Netteste von uns. Wir größeren sind manchmal ganz schön zickig.« Dann kichern die Schwestern gemeinsam. »Aber es ist komisch, du hast die dicksten Haare von uns fünf, du bist die Moppeligste und Kleinste von uns und hast den größten Busen. Und du bist die Ängstlichste.« Leas Schwestern sind alle einen Kopf größer als sie. Sie sind wirklich tolle Schwestern, aber manchmal ganz schön gemein. Lea bleibt ruhig und freundlich: »Was hilft es denn?«, sagt sie sich. Alle haben sie blonde lange Haare. Zwei Schwestern gehen noch zur Schule, zwei studieren schon an der Universität. Leas Eltern arbeiten auch an der Universität.

Leas beste Freundin ist Cheyenne. Beide kennen sich seit dem Kindergarten und gehen in dieselbe Klasse. Lea und Cheyenne schaukeln gerne im Garten, erzählen sich Abenteuergeschichten im Baumhaus, reiten auf Cheyennes Pferd Feuervogel und versuchen, den neugierigen Fragen von Leas Schwestern aus dem Weg zu

17 Die Namen und Umstände der Geschichte wurden verändert und verfremdet.

gehen. Die älteren Schwestern fragen Sachen wie: »Habt ihr schon einen Freund? Wen aus eurer Klasse mögt ihr am liebsten? Habt ihr schon mal geküsst?« Diese Fragen sind Lea und Cheyenne peinlich.
An Cheyenne findet Lea toll, dass sie so unabhängig ist, so sportlich und irgendwie ihr eigenes Ding macht. Cheyenne baut in ihrer Freizeit alte Tomatensorten an und kennt alle Vogelstimmen auswendig. Auf Feuervogel macht sie lange Ausritte ohne Sattel. »Sie ist so mutig«, denkt Lea.

Cheyenne
Cheyenne ist 14 Jahre alt und wohnt mit ihren Eltern in einer Bauwagensiedlung am Rand der kleinen Stadt. Leas Eltern sagen, dass Cheyennes Mama und Papa Hippies sind. Das sagen sie nicht böse, sondern irgendwie ganz verträumt. Sie erzählen dann von ihrer eigenen Blumenkinder- und Bohozeit, als sie selbst mit Blumen im Haar von einer freien Welt und einem freien Leben geträumt haben. In der Bauwagensiedlung wohnen auch andere Familien und viele Hunde, Ziegen und drei Pferde. Eines davon gehört Cheyenne. Cheyennes Mutter baut Kräuter an und verkauft die auf dem Markt. Cheyennes Vater ist Schreiner und baut aus Altholz tolle Möbel.
Cheyenne hat lange dunkle Haare, die sie immer zu zwei Zöpfen gebunden hat. Cheyenne hat bisher nur mit ihrer Mutter, ihrem Vater und Lea darüber gesprochen, dass sie schon immer glaubt, irgendwie auch ein Junge zu sein. Cheyenne ist groß und schlank, sehr sehnig und muskulös und trägt immer Jeans und Hoodies. Lea hat Cheyenne noch nie in einem Kleid gesehen.
Cheyenne schaut Lea oft lange an und fragt sich dann heimlich, warum Lea so eindeutig weiblich ist, so einen runden, weichen Körper hat und sie selbst so muskulös gebaut ist. Sie weiß nicht, ob sie gerne ein Mädchen oder ein Junge sein möchte. Sie fühlt sich irgendwie wie ein Mensch mit zwei Geschlechtern. Das macht Cheyenne unsicher und sie hält zu ihren anderen Klassenkamerad:innen Abstand. Sie fühlt sich nicht zugehörig. Nur mit Lea hat sie eine enge Freundschaft, auch wenn sie deren Schwestern bewundert. Lauter stolze Mädels!
Manchmal sagt Cheyenne zu Lea: »Was ist, wenn ich nie weiß, ob ich ein Junge oder ein Mädchen bin?!« Lea sagt dazu: »Dann bist du trotzdem immer meine beste Freundin Cheyenne und mein bester Freund Cheyenne. Ich hab dich lieb, so wie du bist!«
An Lea findet Cheyenne toll, dass sie so viele unterschiedliche Dinge weiß. Weil ihre Schwester Nr. 1 Rugby spielt, weiß Lea eine Menge über Rugby. Weil ihre Schwester Nr. 2 Schach spielt, weiß Lea sogar recht gut, wie man Schachpartien gewinnen kann. Weil ihre Schwester Nr. 3 Ballett tanzt, weiß Lea ganz viel über klassische Musik, Tanz und was ein Plié ist. Und weil ihre Schwester Nr. 4 nähen kann wie verrückt, hat Lea nicht nur lustige Röcke an, sondern hat auch schon mit Cheyenne an der Nähmaschine gesessen und deren Jeans repariert.

Du bist gut so, wie du bist!
Lea und Cheyenne reden in letzter Zeit oft darüber, wie sie sein, wie sie ausschauen möchten, was die Modewelt wohl von ihnen verlangt. Cheyenne sagt dann so etwas wie: »Ich bin ein halber Junge. Ich kann da doch gar nicht mitreden. Ich weiß gar nicht, wie ich mich stylen soll.« Und Lea sagt dann: »Und ich bin so klein und moppelig, da passe ich noch nicht mal in die enge Jeans meiner jüngsten älteren Schwester. Und ein bauchfreies Top will ich nicht anziehen, dann sehen alle, dass mein Busen so groß ist.«
Es ist Sommer und Leas Oma Rosa ist zu Besuch. Oma Rosa ist etwas Besonderes. Sie ist klein, runzelig, lustig, ein bisschen dick und sie liest total gern. Oma Rosa trägt indische Salwar Kamiz und sitzt auch gerne im großen Garten und schaukelt ab und zu. Manchmal backt sie einen leckeren Apfelkuchen. Oma Rosa ist sehr entspannt. Sie schimpft nicht, sondern lacht viel und hört gerne zu. An einem Nachmittag, als Feuervogel auf der Weide und Cheyenne bei Lea zu Besuch im Garten ist, lädt Oma Rosa sie ein, gemeinsam Apfelkuchen zu essen. Alle anderen Schwestern sind unterwegs und Leas Eltern arbeiten noch. Also sitzen sie unter einem der großen alten Bäume und reden ein bisschen über dies und das. Oma Rosa fragt Lea und Cheyenne: »Sagt einmal, ist der soziale Druck heutzutage auch so groß, dass man immer überlegt, wie man zu sein hat? In meiner Zeit war das schon furchtbar. Wie muss das erst heute bei euch sein?!?« Cheyenne und Lea sind ein bisschen baff. Mit der Frage haben sie nicht gerechnet, aber dann sprechen beide offen über ihre Sorgen, nicht so zu sein, wie die Influencerinnen, die Mädchen auf TikTok oder die anderen in der Klasse es von ihnen fordern. Oma Rosa hört sehr genau zu. Sie hört von Cheyennes Sorge, kein echtes Mädchen und kein echter Junge zu sein, sie hört von Lea die Sorgen um Figur und Gewicht. Oma Rosa bleibt ernst und denkt nach. Dann sagt sie etwas. Das sagt sie mit großem Nachdruck: »Ihr beide, ihr seid mehr als eure äußere Hülle! Du, jeder, jede ist mehr als der Körper, mehr als das Geschlecht. Du bist mehr als deine Fähigkeiten und dein Gehirn! Du bist DU, und zwar DU ganz allein! Etwas ganz Besonderes, was es so auf der Welt nicht noch einmal gibt! Dich gibt es nur ein einziges Mal! Du bist Persönlichkeit, Eigenschaften, Freundschaften, auch Fähigkeiten, aber vor allem ein ganz toller Mensch mit einem großen Herzen!« Oma Rosa ergänzt: »Zu meiner Zeit gab es noch kein Insta oder TikTok, wo sich alle nur von ihrer besten Seite zeigen und Ringlichter haben, die suggerieren, dass man immer super aussieht. Zu meiner Zeit gab es diese sogenannten Frauenzeitschriften mit Diätempfehlungen, Schmink- und Frisurentipps, und Tipps, wie man sich besonders schön macht für ein Date, usw. Es war furchtbar. Allen wurde vorgemacht, dass sie nie gut genug, nie schön genug sind, dass sie ganz bestimmte Frisuren oder ein bestimmtes Gewicht haben müssen, um schön zu sein. Es war, ihr entschuldigt, zum Kotzen.« Lea und Cheyenne kichern. Oma sagt: »Da habe ich eines Tages eine Entscheidung getroffen: Ich kaufe mir nie wieder eine solche Zeitschrift und schaue nie wieder solchen Schrott an. Und wisst ihr was? Das war die beste Entscheidung, die ich je zu diesem Thema getroffen habe! Es war so befreiend! Endlich Ruhe von diesen ganzen fremden Vorgaben! Ich habe einfach die Kleider getragen, die mir

gefielen. Ich habe mir auch mal was Besonderes von meiner Schwester ausgeborgt. Aber ich habe allein entschieden, was ich mag, was ich richtig finde, was ich ökologisch finde. Das macht mich bis heute viel freier beim Thema Schönheitsideal! Und wisst ihr was? Ich wünsche euch auch ein bisschen mehr Freiheit! Vielleicht könnt ihr ja mal überlegen, wie ihr die erreichen könnt.« Gemeinsam sitzen sie noch ein bisschen unter dem großen Baum und reden, bis Leas Eltern und die Schwestern Stück für Stück dazukommen und andere Themen besprochen werden.
Am nächsten Tag – nach der Schule, nachdem Lea mit Cheyenne Hausaufgaben im Bauwagen gemacht hat und sie gemeinsam zu Feuervogel gehen, um ihn zu bürsten und einen kleinen Ausritt zu machen – reden sie noch einmal über Oma Rosa. Cheyenne sagt: »Deine Oma ist so cool. Ich finde das gut, was sie gesagt hat. Ich glaube, ich will diesen ganzen Instascheiß weniger angucken.« Lea lacht und sagt: »Insta und mein TikTok sind wie meine Schwestern. Aber denen kann ich sagen, dass ich nicht hören will, dass ich klein und moppelig bin. Ich könnte aber überlegen, nur noch einmal die Woche maximal Insta zu checken.« Cheyenne sagt: »Oma Rosa hat gesagt, dass es mich und dich nur einmal auf der Welt gibt. Das fand ich wichtig. Das habe ich mir aufgeschrieben. Wenn es mich und dich nur einmal auf der Welt gibt, warum sollten wir beide dann zum Beispiel gleich aussehen müssen? Dann verlieren wir doch etwas von unserer Einzigartigkeit. Und vielleicht ist das ja auch das Besondere an jedem Menschen, dass er oder sie diese Welt auf seine oder ihre Art bunter macht. Es müssen ja nicht alle gleich sein wie Roboter.« Lea schaut Cheyenne bewundernd an und sagt: »Wow, du bist so mutig und schlau. Das heißt, es ist unsere Aufgabe, wir selbst zu sein?! Es ist unsere Aufgabe, zu uns zu stehen, das Leben und die Gemeinschaft bunter zu machen?« Cheyenne nickt.
Lea und Cheyenne haben sich von einigen Accounts abgemeldet. Lea näht sich jetzt selbst ihre Röcke aus den alten Jeans ihrer Schwestern und näht auch für Cheyenne coole neue Oberteile aus Stoffen und Klamotten aus dem Secondhandladen. Cheyenne versucht weniger darüber nachzugrübeln, ob sie ein Mädchen oder ein Junge ist. Sie hat verstanden, das hat sie im Internet gelesen, dass es Menschen gibt, die sich als nicht binär erleben, die fühlen, ein Junge und ein Mädchen gleichzeitig zu sein, oder die einfach gar nicht wissen, ob sie dies oder das sind. Lea sagt dazu: »Wahrscheinlich bist du die Zukunft der Menschheit. Ich bin einfach noch in diesem begrenzten Zustand, halt nur ein Mädchen. Da bist du schon weiter.« Lea freut sich und knufft Cheyenne freundlich in die Seite. Irgendwie geht es beiden so viel besser.

Mögliche Fragen

- Wie gefällt dir die Geschichte von Lea und Cheyenne?
- Kennst du solche Probleme oder Themen, wie sie Lea und Cheyenne haben?
- Hast du Fragen zu der Geschichte?
- Welche Gedanken hast du selbst über dich und deinen Körper? Wie findest du diese Gedanken?
- Kannst du etwas aus der Geschichte mitnehmen?

- In der Geschichte kommt Oma Rosa vor, die Lea und Cheyenne etwas rät. Was denkst du über sie? Wie findest du das, was Oma Rosa den beiden rät?
- Hast du schon einmal probiert, die Nutzung sozialer Medien zu reduzieren?
- Wie gefällt dir der Gedanke, dass jeder Mensch etwas Besonderes und Einzigartiges ist? Was denkst du darüber?
- Was denkst du über LGTBQ? Hast du eine Haltung dazu? Betrifft dich das irgendwie?

3.3.14 Eddie und Rocky: Eine Geschichte über Selbstzuschreibungen und Selbstwert

Kurze Beschreibung der Übung

Mithilfe einer Geschichte zweier männlicher Jugendlicher wird modellhaft die Normalität von Selbstkritik und mangelndem Selbstwertgefühl eingeführt. Gleichzeitig wird über eine Hilfsperson in der Geschichte die Methode der hilfreichen Selbstinstruktionen eingeführt, die als Gegengewicht zu den eigenen kritischen Stimmen fungieren. Psychoedukativ wird Bezug genommen auf die Bezugsrahmentheorie und eine Übung im vorliegenden Buch: *Unsere Ohren und unser Kopf Ohren hören uns zu* (vgl. S. 197).

Ziele der Übung

- Fördern einer entpathologisierenden Haltung
- Fördern von Exploration und Selbstexploration
- Fördern einer achtsamen Haltung gegenüber dem inneren Dialog
- Fördern von hilfreichen Selbstinstruktionen

Therapiephase

Kognitive Vorbereitung und Therapieplanung

Altersindikation

Aufgrund der männlichen Protagonisten im Teenageralter ist die Übung eher für ältere männliche Kinder und Jugendliche geeignet.

Setting

Einzel- und Gruppentherapie

Dauer

1–3 Sitzungen mit Hausaufgaben zur Ergänzung und Vertiefung

Anleitung

Die Therapeutin führt diese Geschichte als eine Möglichkeit ein, etwas über das Selbstwertgefühl zu lernen. Die Geschichte kann in der Sitzung gemeinsam gelesen oder als Hausaufgabe zum Lesen mitgegeben werden. Es wird sichergestellt, dass die Geschichte gelesen und verstanden wurde. Es wird auch abgefragt, ob es persönliche Punkte gibt, die dem Jugendlichen bekannt vorkommen. Hier wird eine Vertiefung in Bezug auf die eigenen kritischen Stimmen angestrebt, im Sinne von: Welche gibt es? Welche sind schon bekannt? Welche sind vielleicht neu dazugekommen? Neben der Vertiefung im Hinblick auf die eigenen kritischen Stimmen geht es zusätzlich um die vertiefte Psychoedukation zur Bezugsrahmentheorie (vgl. Hayes 2004) und das Thema, dass unsere Ohren und unser Kopf uns zuhören. Die Wissensbasis, dass Gedanken die gleiche Macht haben wie Worte und auch als Training (der neuronalen Bahnen) verstanden werden können, wird vertieft. Vor diesem Hintergrund wird die Methode der hilfreichen Selbstinstruktionen (vgl. Meichenbaum 2012) aufgegriffen und angeregt, eine eigene Positivliste zu erstellen. Es ist die Aufgabe der Therapeutin, den Jugendlichen darin zu unterstützen, diese Liste zu erstellen. Sie kann als Ideen- und Impulsgeberin fungieren, eigene Vorschläge einbringen und sehr genau zuhören, wenn es um Bemerkungen des sozialen Umfelds geht, da diese hilfreich genutzt werden können.

FALLBEISPIEL Die Geschichte von Eddie und Rocky[18]

Eddie

Eddie ist 14 Jahre alt. Eigentlich heißt er Eduardo. Seine Mutter kommt aus Brasilien, sein Vater kommt aus Deutschland. Eddies Eltern haben sich vor fünf Jahren getrennt. Seitdem sieht er seinen Vater nur am Wochenende.

Mit seiner Mutter versteht er sich gut. Sie ist freundlich, geduldig und kocht total toll. Eddies Lieblingsessen ist Feijoada, ein brasilianischer Bohneneintopf. Seine Mutter hat dafür gesorgt, dass Eddie Capoeira macht, eine brasilianische Kampfkunst, weil sie sagt, sein muskulöser, drahtiger Körper passe super dazu. Eddie findet sich selbst zu klein, aber ein paar Muskeln hat er schon. Capoeira macht er einmal die Woche im Verein. Die Sprünge und Drehungen fallen ihm noch schwer, aber er bleibt dran.

Manchmal schämt sich Eddie für seine Mutter, weil sie nicht so gut Deutsch spricht wie die Eltern seiner Klassenkameraden. Manchmal muss er ihr etwas übersetzen. Mit ihr spricht er Portugiesisch, die Landessprache Brasiliens. Mit seinem Vater spricht Eddie natürlich Deutsch. Der ist ungeduldiger als die Mutter und brüllt

18 Die Namen und Umstände der Geschichte wurden verändert und verfremdet.

schnell, wenn Eddie verträumt am Handy hängt und nicht so schnell den Tisch deckt. Sein Vater versucht, am Wochenende weniger Alkohol zu trinken. Eddie weiß, dass sein Vater oft zu viel Alkohol trinkt. Seine Eltern haben sich deshalb oft gestritten, was Eddie Angst gemacht hat. Einmal kam sogar die Polizei, weil der Streit so laut war. Kurz danach haben sich die Eltern getrennt. Auch wenn Eddie traurig ist, dass sich seine Eltern getrennt haben, so ist er doch erleichtert, dass es zu Hause jetzt viel ruhiger ist.
Eddies bester Freund ist Rochus, er nennt ihn Rocky. Rocky ist sein Klassenkamerad, ist aber auch sonntags in der Kirche wie Eddies Mutter und Rockys Eltern. Dort sitzen sie oft in einer Reihe. Eddie ist die Kirche auch ein bisschen peinlich. Kaum einer seiner Klassenkameraden geht sonst in die Kirche. Insgesamt schämt sich Eddie schnell. Er findet seine dunklen Locken auch blöd, weil die so schwer zu bändigen sind. Sein Freund Rocky hat blonde Haare, und die kann der in eine Richtung kämmen und dort bleiben die dann auch. Eddie ist wirklich froh über seine Freundschaft zu Rocky. Außerdem sagt der echt nette Dinge über Eddie: »Eddie, du bist cool. Du kannst zwei Sprachen, du kannst Capoeira. Mit dir sitze ich in der Kirche. Mit dir bin ich nicht allein. Du bist ein echter Freund.« Und tatsächlich halten beide zusammen, auch wenn andere Klassenkameraden blöde Sprüche machen. Beide werden manchmal gehänselt: »Da sind die Kirchen-Weicheier!« Eddie schaut Rocky dann fest an und sagt: »Ignorier sie. Lass sie reden. Das hört wieder auf!«

Rocky
Rocky ist 14 Jahre alt. Er heißt eigentlich Rochus. Seine Eltern haben ihn nach einem Heiligen benannt, nach dem, der gegen die Pest helfen soll. Aber wer hat heute noch die Pest?! Weil das so ein seltener Name ist und er sich dafür schämt, dass er in die Kirche geht und seine Eltern so viel Wert auf den Glauben legen, nennt er sich Rocky. »Klingt cooler«, meint er. Rocky hat einen zwölf Jahre älteren Bruder. Der ist schon lange aus dem Haus. Er ist ein netter Bruder, aber studiert in einer entfernten Stadt und kommt nur noch selten nach Hause. Rocky vermisst ihn.
Rockys Eltern sind sehr gläubige Menschen. Ihnen ist Benehmen wichtig und auch, dass Rocky sonntags mit in die Kirche geht und die Kirchenkinderfreizeit mitbetreut. Eigentlich singt Rocky sogar gerne Kirchenlieder im Gottesdienst. Er findet die Lieder zwar eigenartig, aber die Melodien sind wunderschön. Das erzählt er nicht herum, denn: Wer findet Kirchenlieder schon cool?
Rocky ist gut in der Schule. Er liebt Geschichte, Religion, Latein, Musik und Mathematik. Manchmal hilft er Eddie bei den Hausaufgaben, gerade in Mathe. Rocky findet die Schule gut. Nur seine Klassenkameraden findet er schwierig. Dass er die Schule gut findet, erzählt er auch niemandem. Ist auch uncool, oder? Rocky denkt über sich, dass er uncool ist. Er sagt über sich: »Ich bin auch so dünn und habe keine Muskeln.« Eddie sagt über Rocky, dass er ein toller Freund ist. »Wer ist schon so schlau wie du? Wer weiß schon so genau wie du, was er mag? Wer hat die coolsten Haare aller Zeiten?!! Du! Und wer sitzt mit mir auf der Kirchenbank und lacht mit mir?« Rocky tut es gut, das zu hören.

Unsere Ohren und unser Kopf hören uns zu

Wenn Eddie und Rocky zusammen Zeit verbringen, hat Eddie das Gefühl, dass er nicht verstecken muss, wie er ist. Auch Rocky mag es, mit Eddie abzuhängen. Beide akzeptieren einander. Eines Tages sprechen sie darüber, warum sie beide noch keine Freundin haben. Rockys Bruder ist gerade übers Wochenende da und hat sie danach gefragt. Eddie sagt: »Welches Mädchen soll mich denn mögen? Mein Vater ist Alkoholiker, meine Mutter spricht nicht sehr gut Deutsch und ich bin zu klein und meine Haare schauen wie ein Vogelnest aus.« Rocky sagt: »Naja, bei mir ist doch auch nicht alles cool. Meine Eltern sind sehr religiös, ich bin peinlich, weil ich die Schule und Kirchenlieder mag.«

Rockys großer Bruder schaut beide ganz verdutzt an. »Leute«, sagt er, »eure Ohren und euer Kopf hören euch zu. Nachher glaubt ihr noch diesen Mist! So könnt ihr nicht mit euch reden!!!«

Eddie und Rocky schauen den großen Bruder etwas überrascht an. Er heißt Paulus, auch ein Heiligenname. Paulus sagt: »Im Studium hat unser Professor gesagt, dass Selbstgespräche etwas sehr Entscheidendes sind. Unser Kopf und unsere Ohren hören uns zu. Und wenn wir die ganze Zeit schlecht über uns denken und schlecht über uns sprechen, machen wir uns nicht nur schlechte Stimmung, sondern machen es insgesamt schlimmer. So, als würde jemand die ganze Zeit mit uns schimpfen. Man fängt an, das Schlechte zu vermehren und zu glauben. Man lässt dann keinen Platz mehr für das Gute.« Eddie und Rocky hören zu und denken nach.

Rocky sagt: »Soll ich die ganze Zeit sagen: ›Ich bin toll‹?« Das sagt er ziemlich ungläubig. Eddie sagt: »Klar, und ich sage über mich: ›Es ist toll, ein Vogelnest auf dem Kopf zu haben.‹« Paulus schaut beide länger an. Er schnauft. »Man, ihr macht es mir nicht einfach. Also«, er macht eine längere Pause, »es geht nicht darum, dass alles toll ist. Es geht darum, dass wir total tolle Eigenschaften haben, dass vielleicht nicht alles super ist, aber wir die guten Dinge ignorieren. Die müssen unsere Ohren und unser Kopf auch hören. Ihr seid doch beide schlau und beide richtig gute Freunde. Wenn ihr fiese Idioten wärt, wärt ihr keine Freunde. Also muss an euch was Nettes dran sein. Und ich kenne euch jetzt auch schon ein bisschen. Ich finde, Rochus, du bist ein toller Bruder. Und du, Eduardo, bist ein super netter Kerl. Ein Mädel könnte sich glücklich schätzen, euch zu kennen.« Jetzt bekommen Eddie und Rocky rote Ohren. Paulus sagt: »Wenn ihr weiterkommen wollt, solltet ihr die guten Dinge sehen, denken und aussprechen, nicht immer das Negative!« Damit geht er grinsend aus dem Zimmer.

Das Gespräch mit Paulus hat Eindruck hinterlassen. Irgendwie sind Eddie und Rocky nachdenklich. »Was meinst du?«, fragt Rocky Eddie. »Dein Bruder ist ein schlauer Kopf«, sagt Eddie, »und ich glaube nicht, dass er sich das für uns ausgedacht hat.«

Die Positivliste

Am Montag nach der Schule kommt Rocky mit zu Eddie. Es gibt Feijoada. Rocky mag Eddies Mutter und ihr Essen. So ein würziges Gericht, so etwas Scharfes wie Feijoada gibt es nicht bei Rocky zu Hause. Eddies Mutter ist sehr um Rocky bemüht. Sie fragt ihn nach der Schule, nach den Klausuren, nach der Kirche und den Liedern. Sie lobt seine Stimme und sagt, dass seine Eltern bestimmt sehr stolz auf ihn sind. Rocky ist es etwas peinlich, aber Eddies Mutter ist dabei sehr freundlich und wirkt sehr ehrlich.

Nach dem Mittagessen gehen sie in Eddies Zimmer. Nach den Hausaufgaben bleibt noch Zeit zum Reden. Montagnachmittag haben beide immer frei. Eddie sagt: »Ich habe noch einmal über das, was dein Bruder gesagt hat, nachgedacht.« Rocky nickt. »Ja?!«, fragt er. Eddie sagt: »Du weißt, dass ich dich cool finde. Du bist so schlau und kannst so viele tolle Sachen, gerade auch in der Schule. Und ich kann nicht verstehen, wieso du das selbst nicht siehst.« Rocky sagt: »Ist doch bei dir das Gleiche!« Nahezu gleichzeitig fragen beide und müssen dabei fast lachen: »Müssen wir doch noch lernen, das Gute zu sehen?« Während die beiden das Problem diskutieren, entwerfen sie einen Plan: Wie wäre es wohl, wenn beide jede Woche aufschreiben und lesen würden, was der andere an netten Dingen über ihn gesagt hat? Was wäre, wenn sie die freundlichen Worte von Eddies Mutter, von Rochus Eltern und von Paulus notieren und lesen würden. Es wäre ja nur eine andere Art der Hausaufgabe, wie sie es aus der Schule kennen.

Als die beiden Freunde am Ende der Woche ihre Listen anschauen, müssen sie feststellen, dass es ziemlich viele positive Punkte gibt. Eddies Mutter hat zum Beispiel gesagt, dass Eddie genauso schöne Locken hat wie sein Onkel. Und Paulus hat zu Eddie gesagt, dass er so schlau ist, dass er bestimmt alles studieren kann, was er will. Und neben aller Scham fühlt es sich toll an, auf so eine Liste mit guten Sätzen zu gucken. Es ist schön, sie zu lesen und sich daran zu erinnern, dass es Menschen gibt, die eine gute Meinung von einem haben! Paulus sagt dazu: »Ich habe es euch doch gesagt. Wenn ihr weiterkommen wollt, solltet ihr die guten Dinge sehen, denken und aussprechen, nicht immer das Negative! Dann macht ihr Platz für das Gute! Macht weiter so! Das ist klasse und macht Mut! Dann traut man sich auch mehr, sogar Mädels anzusprechen ...«

Mögliche Fragen

- Wie gefällt dir die Geschichte von Eddie und Rocky?
- Kennst du solche Probleme oder Themen, wie sie Eddie und Rocky haben?
- Hast du Fragen zu der Geschichte?
- Welche Gedanken hast du selbst über dich und deinen Körper? Wie findest du diese Gedanken?
- Kannst du etwas aus der Geschichte mitnehmen?
- In der Geschichte kommt Rockys großer Bruder vor, der Eddie und Rocky etwas rät. Was denkst du über den großen Bruder Paulus? Wie findest du das, was Paulus den beiden rät?
- Wusstest du, dass unsere Ohren und unser Kopf uns zuhören? Wusstest du, dass neuronale Netze auch aktiv sind und trainiert werden, wenn wir mit uns selbst sprechen?
- Hast du schon einmal probiert, gute Bemerkungen anderer Menschen über dich selbst zu notieren? Was könnte das bewirken?

3.3.15 Angelika: Eine Geschichte über Traumata, Selbstunsicherheit und Expressives Schreiben

Kurze Beschreibung der Übung

Anhand der Geschichte einer 45-jährigen Frau werden modellhaft Selbstzweifel und mangelndes Selbstwertgefühl in Beziehungen eingeführt. Gleichzeitig werden über eine Hilfsperson in der Geschichte Möglichkeiten der Bewältigung aufgezeigt. Das Expressive Schreiben nach Pennebaker (1997, 2010) wird als Methode dargestellt.

Ziele der Übung

- Fördern von Ressourcen
- Fördern von Hoffnung
- Fördern von Emotionsausdruck
- Fördern des Ausdrucks unterdrückter Bedürfnisse
- Therapieoptionen kennenlernen

Therapiephase

Kognitive Vorbereitung und Therapieplanung

Altersindikation

(Weibliche) Erwachsene

Setting

Einzel- und Gruppentherapie

Dauer

1–2 Sitzungen

Anleitung

Die Therapeutin führt diese Geschichte als eine Möglichkeit ein, etwas über das Selbstwertgefühl, seine unterschiedlichen Facetten und die Behandlung zu lernen. Je nach Zeitkontingent kann die Geschichte in der Sitzung oder zu Hause gelesen und dann gemeinsam zusammengefasst werden. Die Bedeutung für die Patientin wird erfragt. Ein Sokratischer Dialog über die eigenen Selbstwertdefizite und ihre Herkunft sowie Informationen zu Behandlungsmöglichkeiten können sich anschließen. Die Methode des Expressiven Schreibens wird als Intervention erklärt. Dazu gibt es im Übungsteil des vorliegenden Buches ein eigenes Infoblatt (vgl. *Expressives Schreiben*, S. 214).

FALLBEISPIEL Angelika[19]

Angelika ist 45 Jahre alt und vor wenigen Jahren das erste Mal Mutter geworden. Sie ist sehr glücklich über ihre fünfjährige Tochter. Die Beziehung zum Vater des Kindes war nur von kurzer Dauer. Angelika bemerkte schnell, dass der Partner zu viel Alkohol trank und mehrere Beziehungen gleichzeitig hatte. Da der Partner kein Interesse an der Schwangerschaft zeigte und gehässige Zweifel äußerte, inwiefern das Kind von ihm sei, war die Beziehung schnell vorüber und das Sorgerecht blieb ganz bei Angelika. Seitdem hat sie keinen Partner mehr in ihr Leben gelassen.

Für Angelika war es nicht die erste enttäuschende Beziehung. Sie hatte mehrfach Beziehungen zu Männern, die viel Alkohol tranken und sie schlecht behandelten. Einmal wurde sie auch geschlagen. Aber sie hatte immer wieder die Kraft, sich aus den Beziehungen zu befreien. Angelika weiß, woher es kommt, dass sie immer auf die falschen Partner hereinfällt: Ihr Vater war ein jähzorniger, aggressiver, gewalttätiger Mann, der die ganze Familie über mehrere Jahre quälte und sehr viel Alkohol trank. Angelika wusste nie, woran sie war. In einem Moment lachte der Vater über ein Gesellschaftsspiel, im nächsten Moment prügelte er auf ihren Bruder ein, weil er sich durch dessen Verhalten beim Spielen gestört fühlte. Die Mutter trennte sich erst vom Vater, als er sie so schwer verletzte, dass sie ins Krankenhaus musste. Da griffen Angelikas Großeltern ein und nahmen Angelikas Mutter, Angelika und ihren Bruder bei sich auf. Dadurch kehrte mehr Ruhe ins Leben ein. Angelika schaffte den mittleren Schulabschluss und machte eine Ausbildung. Ihre Eltern verstarben beide früh, ihre Großeltern waren ihr noch lange eine Stütze. Angelikas Bruder lebt in Portugal und meldet sich einmal im Monat.

In ihrem angestammten Beruf arbeitet Angelika heute noch. Ihre Tochter kam früh in die Krippe und wird teilweise noch von einer Freundin betreut, wenn Angelika länger arbeiten muss. Wenn Angelika auf ihr Leben blickt, ist sie manchmal verwirrt. Sie sagt: »Einerseits bin ich eine glückliche Mutter, eine gute Mitarbeiterin, und andererseits bin ich, was Beziehungen zu Männern angeht, eine Vollkatastrophe. Auch bin ich oft so unsicher, zweifle an mir und weiß nicht, wie ich mich gegenüber anderen Menschen verhalten soll. Oft muss ich an meinen Vater denken und habe Angst wie ein Kind.«

Neulich hat Angelikas Tochter sie gefragt: »Mama, warum hast du keinen Mann?« Die Frage hat Angelika erschreckt. »Ich möchte meiner Tochter ein gutes Vorbild sein, und dazu gehören doch auch Beziehungen. Aber ich will sie nicht den gleichen Gefahren aussetzen, die ich erleben musste.«

In einer Frauenberatungsstelle sucht Angelika Rat zu dieser Frage. Es ist nicht einfach, über die eigene Geschichte mit einer wildfremden Frau zu sprechen, aber es ist auch erleichternd. Die Beraterin hört ganz in Ruhe zu. Später erklärt sie Angelika, dass viele Frauen Schwierigkeiten in engen Beziehungen haben, selbstbewusst und stark zu handeln. Viele Frauen würden sich schnell unterordnen. Das habe mit den

---

19 Die Namen und Umstände der Geschichte wurden verändert und verfremdet.

gesellschaftlichen Normen zu tun, nach denen Frauen zu Freundlichkeit, Unterordnung und Hilfsbereitschaft erzogen würden. Aber es gebe leider auch oft den biografischen Hintergrund von erfahrener Gewalt, wodurch sich Frauen in Beziehungen unterordnen oder erstarren. Aber die Beraterin lobt auch Angelikas Fähigkeit, sich immer wieder aus schwierigen Beziehungen zu befreien! Gemeinsam vereinbaren sie einige weitere Sitzungen zu diesem Thema.
Die Beraterin befragt Angelika auch nach ihrem Selbstbild. Dabei wird deutlich, dass Angelika sich einerseits als tatkräftig und stark erlebt, und zwar in den Bereichen Arbeit, Freizeit und Mutterschaft. Andererseits erarbeiten sie gemeinsam ein Selbstbild in Beziehungen, dass durch Hilflosigkeit, Ängstlichkeit und übergroßes Gefallen-Wollen gekennzeichnet ist. Das identifizieren sie gemeinsam als eine Überlebensstrategie. Hätte Angelika sich gegen ihren Vater aufgelehnt, hätte sie noch mehr Gewalt erfahren. Ihre Mutter bot ja leider keinen Schutz. Da waren Unterordnung und Freundlichkeit überlebenswichtig.
Die Beraterin erklärt Angelika, dass es verschiedene therapeutische Möglichkeiten gibt, mit schwierigen Kindheitserinnerungen und ihren Folgen umzugehen. Weil Angelika wenig Zeit hat und gerne selbstständig etwas ausprobieren möchte, empfiehlt die Beraterin, dem toten Vater Briefe zu schreiben, in denen sie ihre Gefühle und Erinnerungen niederschreibt. Das nennt man Expressives Schreiben – eine hilfreiche Methode zur Bewältigung von Kindheitserinnerungen und schwierigen Gefühlen. Ein amerikanischer Professor, namens James Pennebaker, hat das beschrieben und untersucht. Es geht darum, Gefühle und Erinnerungen über das Schreiben zu verarbeiten. Die Beraterin empfiehlt ca. zwei Briefe pro Woche. Das Schreiben, das nur für Angelika selbst bestimmt ist und in keinem Briefkasten landen soll, soll auf 30 Minuten begrenzt sein, und es soll danach eine kleine Entspannungspause folgen.
Angelika ist zunächst sehr skeptisch und ängstlich: »Soll ich wirklich die ganzen alten Erinnerungen wieder hochholen? Andererseits muss ich sowieso daran denken!« Trotz ihrer Ängste und Zweifel beginnt sie die Briefe. Es sind viele schmerzhafte Briefe, in denen viel Angst und Traurigkeit zum Ausdruck kommt. Aber es gelingt Angelika erstmals, ihre alten Gefühle von Angst und Verzweiflung aufzuschreiben. Auch gelingt es ihr erstmals, ihre Traurigkeit und Wut auf den Vater, aber auch auf die Mutter zu spüren und zu formulieren. »Da ist so viel Enttäuschung«, schreibt Angelika. »Und ich habe nie gelernt, stark und laut gegen etwas vorzugehen. Immer habe ich mich euch angepasst und bin still geblieben. Darüber bin ich sehr traurig und sehr wütend!«
Mit dem Schreiben kommt langsam ein Gefühl von Befreiung und Erleichterung. Und es ordnen sich langsam die Erinnerungen und Gefühle. Angelika wird ruhiger und versteht viel besser, warum sie durch ihr Verhaltensmuster Gefallen-Wollen an Partner geriet, die ein leichtes Spiel mit ihr hatten und sie dominierten. Im vorerst letzten Brief schreibt Angelika: »Ich habe etwas gelernt! Ich werde mich niemals wieder in Beziehungen unterordnen. Ab jetzt schaue ich ganz genau, wen ich näher an mich heranlasse, wer es verdient, dass ich Zeit mit ihm verbringe.«

All das bespricht sie mit ihrer Beraterin. Diese lobt sie sehr für ihren Mut zum Expressiven Schreiben und für ihre vielen Erkenntnisse. »Aber was mache ich jetzt damit?«, fragt Angelika. Die Beraterin schlägt ihr vor, einen Selbstverteidigungskurs zu besuchen. Es geht um das Gefühl von Stärke, das hilft, stärker aufzutreten. Tatsächlich setzt Angelika die Idee der Beraterin um. Sie wird Mitglied in einem Sportclub, in dem Selbstverteidigungstechniken gelehrt werden, aber auch Karate angeboten wird. Sogar für Kinder gibt es Karate, da kann Angelikas Tochter mitmachen.

Angelika hat erkannt, dass sie grundsätzlich stark ist, aber üben muss, in Bekanntschaften und Beziehungen stark zu bleiben. Und sie achtet mehr darauf, wem sie besonders freundlich begegnet. »Man muss sich meine Freundlichkeit verdienen«, denkt sie jetzt und muss innerlich befreit lachen.

Mögliche Fragen zur Anregung eines Sokratischen Dialogs

- Wie gefällt Ihnen Angelikas Geschichte?
- Was denken Sie über Angelika und ihre Zukunft?
- In der Geschichte wird deutlich, dass Angelika in ihrer Kindheit schwierige Erfahrungen mit ihrem Vater und auch mit ihrer Mutter gemacht hat. Was denken Sie darüber?
- Können Sie etwas aus Angelikas Geschichte mitnehmen?
- Unsere Vergangenheit prägt uns. Was hat Sie geprägt?
- Was denken Sie über sich selbst?
- Wie bewerten Sie Ihre Haltung zu sich selbst?
- Haben Sie verstanden, worum es bei der Methode des Expressiven Schreibens geht?
- Können Sie aus dieser Methode etwas für sich selbst mitnehmen?
- Sollen wir gemeinsam einmal darüber nachdenken, welche Möglichkeiten bestehen, Ihre eigene Geschichte gut zu verarbeiten und Ihren Selbstwert zu stärken?

3.3.16 Andreas: Eine Geschichte über Selbstzweifel, körperliche Erkrankung und Neuorientierung mittels Akzeptanz

Kurze Beschreibung der Übung

Anhand der Geschichte eines Mannes, kurz vor Renteneintrittsalter, wird modellhaft die subjektive Herabstufung des eigenen Werts bei körperlicher Erkrankung und fehlender Arbeitsfähigkeit dargestellt. Die Ursachen dahinter, etwa ein fehlendes Selbstwertgefühl, Unsicherheiten und Ängste, werden beschrieben. Einige Gedanken der Akzeptanz- und Commitment-Therapie (vgl. Eifert 2022; Wengenroth 2016) und Wege aus der Problematik werden aufgezeigt.

Ziele der Übung

- Fördern eines Verständnisses für Selbstwertdefizite und Selbstunsicherheiten
- Fördern von Akzeptanz
- Fördern eigener Werte und Ziele

Therapiephase

Kognitive Vorbereitung und Therapieplanung

Altersindikation

(Männliche) Erwachsene

Setting

Einzel- und Gruppentherapie

Dauer

1–3 Sitzungen

Anleitung

Die Therapeutin bringt die Geschichte mit in die Sitzung. Sie erläutert, dass hier einige Ideen und Gedanken zum Thema Unsicherheit und Selbstwert drinstecken, die auch in der gemeinsamen Therapie eventuell genutzt werden können. Je nach Zeitkontingent kann die Geschichte in der Sitzung oder zu Hause gelesen und dann gemeinsam zusammengefasst werden. Die Bedeutung für den Patienten wird erfragt. Ein Sokratischer Dialog über die Säulen der Identität, über das Selbstbild und den Selbstwert, über Werte und Ziele kann sich anschließen, um diese neu zu stärken.

FALLBEISPIEL Andreas[20]

Andreas ist 57 Jahre alt und hat seit seinem 16. Lebensjahr als Handwerker gearbeitet. Die letzten Jahre waren schwer für ihn. Er hatte mehrere Bandscheibenvorfälle, zwei Mal wurde er deswegen operiert, und nun ist klar, dass er in seinem Beruf als Handwerker nicht mehr arbeiten kann. Sein Krankengeld läuft aus. Man hat ihm geraten, eine Rente zu beantragen. Andreas hatte das befürchtet, aber durch die vielen Behandlungen hatte er immer noch Hoffnung, zurück an den Arbeitsplatz zu können. Auch hatte er gehofft, dass seine Schmerzen komplett weggehen würden,

20 Die Namen und Umstände der Geschichte wurden verändert und verfremdet.

aber die kommen immer wieder. Seine Ehefrau sagt: »Ich habe dir doch gesagt, dass das nicht hinhaut.« Aber Andreas erschreckt das: »Was soll er nur tun? Was werden seine Kollegen denken? Denken die jetzt, dass er faul ist und alles nur simuliert?« Andreas hat sich lebenslang Sorgen darum gemacht, was andere über ihn denken. Ihm war immer wichtig, als ehrlich, fleißig und aktiv zu gelten. Es hat ihm auch Freude gemacht, aktiv zu sein, viel zu arbeiten und mit den Kollegen Zeit zu verbringen. Das fehlt ihm jetzt schon. Seine Ehefrau sagt dazu nicht viel, außer: «Freu dich doch. Jetzt hast du Ruhe.« Aber Andreas freut sich nicht. Er ist bedrückt und denkt: »Jetzt kann ich nicht mehr arbeiten. Jetzt bin ich nichts mehr wert. Man wird sagen, dass ich nur simuliere. Jetzt werde ich aussortiert.«
Durch die Aussteuerung schickt die Deutsche Rentenversicherung Andreas noch einmal in eine Rehabilitationsmaßnahme. Er geht mit einem unguten Gefühl dort hin: »Was soll das noch bringen? Arbeiten kann ich sowieso nicht mehr.« Aber es wird ein interessanter Aufenthalt für Andreas. Plötzlich geht es viel um Schmerzbewältigung. Es geht um Achtsamkeit und Akzeptanz. Andreas findet diese Worte seltsam. Er hadert mit dem Wort Akzeptanz. »Soll ich diese ganze Scheiße etwa toll finden?«, fragt er sich. Interessanterweise geht es seinen Mitpatient:innen ähnlich. Beim Abendessen reden sie darüber.
Frau Müller ist die Psychotherapeutin der Schmerzgruppe. Dort machen sie viele Achtsamkeitsübungen wie Atemübungen, achtsames Gehen und sogar geführte Meditationen. Und sie sprechen über Akzeptanz, Werte und Ziele. Dabei fällt Andreas auf, dass er sein Leben der Arbeit verschrieben hat. Arbeit war immer seine Lieblingsbeschäftigung und das, womit er sich sicher fühlte. Er hat zwei erwachsene Töchter, aber die Kindererziehung hat er seiner Frau überlassen. Da hat er sich niemals sicher gefühlt. Er hat zwar mit den Mädels viele Holzarbeiten gemacht, aber Frauenthemen waren ihm unheimlich: »Da habe ich nichts dazu zu sagen. Da kenne ich mich nicht aus.«
Frau Müller erklärt, dass Ängste und Unsicherheiten zu unserem Leben ja leider dazugehören. Und wenn sich Lebensbedingungen verändern, dann melden sich auch unsere Ängste. Letztlich geht es darum, zu überlegen, was wir mit unserem Leben anfangen wollen, und zwar auch mit Angst, mit Schmerz, mit Unsicherheit, mit Selbstzweifeln. Es sei doch interessant, meint sie, einmal zu überlegen, was auf unserer eigenen Beerdigung bei der Trauerrede über uns gesagt werden würde. Ob wir uns nach einem arbeitsreichen Leben zurückgezogen haben, ob wir das Beste herausgeholt haben, ob wir tolle Zeiten mit der Familie oder Freund:innen verbracht haben …
Andreas ist nach dieser Sitzung sehr nachdenklich. Der Gedanke an seine eigene Beerdigung gruselt ihn. Aber ein Mitpatient hat gemurmelt: »Gevatter Tod ist ein Ratgeber, hat schon mein Großvater gesagt.« Mit diesem Satz im Ohr macht Andreas einen Spaziergang und setzt sich immer wieder auf die Bänke am Wegesrand. Er geht bewusst allein. Er merkt, dass er nachdenken muss. Bei diesem Spaziergang ist Andreas sehr ehrlich zu sich. Er hat etwas verstanden: Er kommt aus einem Elternhaus, in dem es immer nur um die Arbeit ging. Wer nicht arbeitete, galt als

Drückeberger. Arbeit war ein Weg zu Anerkennung und ein Lebensinhalt. Andreas versteht jetzt, dass er aus Pflichtgefühl und Unsicherheit immer wieder die Arbeit als Aktivität gewählt hat. Das Zusammensein mit seiner Frau in der Freizeit hat er auch ab und zu als verunsichernd erlebt. Sie hatte immer reden wollen – aber worüber denn? Dann ist er einfach arbeiten gegangen. Auch hätte seine Frau gerne in den Urlaub gewollt. Aber sie wollte immer so weit weg. Das war ihm auch unheimlich. Dann sind sie halt in die nahen Berge gefahren und auch nur ein paar Tage. Andreas versteht, dass er sich ganz auf die Arbeit ausgerichtet und dabei andere Lebensbereiche links liegen gelassen hat. Dadurch sind ihm andere Lebensbereiche gänzlich unvertraut und teils unheimlich. Das fällt ihm jetzt auf die Füße, und das tut auch weh. Wenn er an seine Beerdigung denkt, möchte er, dass etwas anderes gesagt wird als: »Immer hat er gearbeitet!«

In der Schmerzgruppe erzählt Andreas von seinen Gedanken. Frau Müller dankt ihm dafür. Sie sagt: »Danke für Ihr Nachdenken! Das heißt: Arbeit war Ihr Leben. Und das Leben, so gemein es auch sein mag, bietet Ihnen die Chance auf eine Neuorientierung und eine Zielbestimmung. Wie wollen Sie sich – trotz Angst, Schmerzen und Unsicherheiten – ausrichten, damit sie nun ein sinnerfülltes und zufriedenes Leben führen, egal was andere sagen?!« Darüber denkt Andreas wieder lange nach.

Langsam versteht er besser, was Akzeptanz bedeutet. Es geht nicht ums Gutheißen. Es geht darum, die gegebenen Umstände zu tolerieren, so wie sie sind, ob Rente, Angst, Unsicherheit oder Schmerzen. Es geht darum, zu überlegen, was die eigenen Ziele sind und wie man diese für sich am besten erreichen will. Andreas weiß, dass er sich auf eine neue Situation einlassen muss – und er will das nun auch. Er will noch etwas erleben, was ihm guttut. Er will neue Ziele bestimmen und über das, was ihm wichtig ist, nachdenken. Ein paar Dinge hat er schon herausgefunden: Seine Familie fehlt ihm, Reden ist gar nicht so schlecht, und achtsame Spaziergänge tun ihm und seinem schmerzgeplagten Körper gut.

Mögliche Fragen zur Anregung eines Sokratischen Dialogs

- Wie gefällt Ihnen Andreas' Geschichte?
- Was denken Sie über Andreas und seine Zukunft?
- In der Geschichte wird deutlich, dass Andreas lange Jahre mit Unsicherheiten gekämpft hat, die er durch seinen Fokus auf die Arbeit ganz gut bewältigen konnte. Nun sind durch den Wegfall der Arbeit die Unsicherheiten spürbarer. Was denken Sie darüber? Kennen Sie das?
- Können Sie etwas aus Andreas' Geschichte mitnehmen?
- Was verstehen Sie unter Achtsamkeit und Akzeptanz?
- Worauf gründen Sie selbst Ihren Wert?
- Welche Säulen Ihres Selbstbilds sind eher stark, welche eher schwächer?
- Wie gehen Sie selbst mit Ihren Gefühlen um?
- Wie bewerten Sie Ihren Umgang mit Ihren Gefühlen?
- In der Geschichte geht es auch um den Tod als Ratgeber beziehungsweise darum,

was auf der eigenen Beerdigung über einen gesagt werden könnte. Das klingt gruselig. Sehen Sie darin einen Sinn? Was könnte dadurch geschehen?
- Können Sie aus dieser Methode etwas für sich selbst mitnehmen?
- Sollen wir gemeinsam einmal darüber nachdenken, was Ihre eigenen Werte und Ziele sind und wie Sie selbst Akzeptanz gegenüber Ihren Gefühlen zeigen könnten?

3.3.17 Ida: Eine Geschichte über die eigene Wichtigkeit und die Kürze des Lebens

Kurze Beschreibung der Übung

Anhand der Geschichte einer älteren Dame wird modellhaft das Problem der Herabstufung der eigenen Wichtigkeit und die Normalität von mangelndem Selbstwertgefühl eingeführt. Gleichzeitig wird über eine Hilfsperson in der Geschichte die Endlichkeit unseres Lebens und die Bedeutung von eigenen Wünschen und eigener Wichtigkeit in den Fokus gerückt. Damit soll Motivation geschaffen werden, sich selbst wichtiger zu nehmen. Inspiriert ist die Übung durch die Akzeptanz- und Commitment-Therapie (vgl. Wengenroth 2016) und Forschungen zu Reue (vgl. Pink 2022).

Ziel der Übung

Fördern und Stärken eigener Bedürfnisse, Wünsche und Ziele im Angesicht der Kürze unseres Lebens

Therapiephase

Kognitive Vorbereitung und Therapieplanung

Altersindikation

Erwachsene

Setting

Einzel- und Gruppentherapie

Dauer

1–3 Sitzungen mit Hausaufgaben zur Ergänzung und Vertiefung

Anleitung

Die Therapeutin führt diese Geschichte als eine Möglichkeit ein, etwas über das Selbstwertgefühl und eigene Bedürfnisse zu lernen. Je nach Zeitkontingent kann die Geschichte gemeinsam in der Sitzung oder zu Hause gelesen werden. Der Inhalt der Geschichte wird gemeinsam zusammengefasst und die Bedeutung für die Patient:innen herausgearbeitet. Ein Sokratischer Dialog über die eigene Wichtigkeit, die Begrenztheit unseres Lebens, die eigenen Wünsche und Ziele kann sich anschließen. Letztlich geht es um die Motivation der Patient:innen, sich selbst wichtig zu nehmen, um ein sinnhaftes, erfülltes Leben zu leben.

FALLBEISPIEL Ida[21]

Ida ist eine ältere Dame, die ihr Leben lang Bescheidenheit und Zurückhaltung geübt hat. Sie war eine aufopferungsvolle Ehefrau und Mutter und verwöhnte lange Jahre ihren Ehemann und ihre beiden Kinder immer sehr stark. Sie hatte ihren Beruf als Schneiderin mit der Geburt der Kinder aufgegeben. Und auch ihre Hobbys. Sie hatte sich entschieden, für die Familie da zu sein. Ida machte alles im Haushalt allein. Sie räumte den Esstisch ab, die anderen blieben sitzen. Ida wollte es so. Sie sagte: »Es ist meine Aufgabe, für euch da zu sein. Dafür bin ich auf der Welt. Sonst bin ich doch nicht wichtig.« So musste niemand helfen. Später, als Idas Kräfte wegen einer Autoimmunerkrankung nachließen, wunderte sie sich, dass ihre Familie kaum half. Nur ihre Tochter unterstützte sie. Manchmal fragte sich Ida in stillen Momenten, ob sie etwas falsch gemacht hatte.

Ida erholte sich relativ gut von ihrer Erkrankung. Ihr Ehemann verstarb jedoch bald darauf an einem Herzinfarkt. Ida war traurig, aber es war keine einfache Ehe gewesen. Ihre Kinder zogen aus dem Haus aus und arbeiteten nun in entfernten Städten. Der Sohn wohnt sogar im Ausland. Idas Tochter hat einen Mann geheiratet, der sehr besitzergreifend ist und der Tochter immer ein schlechtes Gewissen macht, wenn sie Ida besuchen will. Also ist Ida oft allein in ihrem Häuschen. Sie hat mehrere Freundinnen, mit denen sie sich trifft und Karten spielt oder eine kleine Bustour unternimmt.

Eine ihrer engsten Freundinnen war an Krebs erkrankt und hatte viele langwierige Behandlungen. Einmal, als Ida sie im Krankenhaus besuchte, sagte diese Freundin zu ihr: »Ida, ich bereue etwas, was ich besser hätte tun sollen, als ich noch Kraft hatte. Ich bereue, dass ich nicht mehr an mich gedacht habe. So gerne habe ich immer nach Pompeji zu den Ausgrabungsstätten der alten Römer gewollt, aber meinem Mann war es zu weit. So sind wir nicht hingefahren. Oder ich wollte so gerne meine Cousine in den USA besuchen, aber es war meinem Mann immer zu teuer. Also habe ich es nicht gemacht. Ich war mir nicht wichtig genug. Und ehrlich gesagt, hätte ich total gern viel öfter Erdbeereis gegessen, aber dann habe ich gedacht, dass

21 Die Namen und Umstände der Geschichte wurden verändert und verfremdet.

es zu teuer ist und die Kinder ja Geld fürs Studium brauchen. Ida, falls du mal Erdbeereis essen gehst, dann denk an mich!« Ida schaute ihre Freundin verdutzt und erschrocken an. Sie nahmen sich fest in den Arm. Ida sagte: »Wenn du hier raus bist, gehen wir ganz oft Erdbeereis essen.« Dann lachten beide.
Idas Freundin verstarb bald darauf. Sie konnten kein Erdbeereis mehr zusammen essen. Ida war sehr traurig und nachdenklich. Als sie das nächste Mal in der Stadt einkaufen war, blieb sie an der Eisdiele stehen. Sie schaute in die Auslage und dachte nach. Das erste Mal in ihrem Leben ging sie allein in eine Eisdiele und bestellte sich ein großes Erdbeereis mit Sahne. »Für dich!«, sagte sie innerlich und dachte fest an ihre Freundin. Es war ein eigenartiges Gefühl, allein in der Eisdiele zu sitzen. »Was wohl die Leute denken?« Ida war dennoch glücklich, weil sie den Wunsch ihrer Freundin erfüllt hatte. In der nächsten Zeit ging Ida ein Gedanke durch den Kopf, der ihr neu war: »Wenn ich mal sterben muss, was werde ich dann wohl bereuen, nicht gemacht zu haben?« Sie fand den Gedanken ein bisschen gruselig, aber er wurde ihr ein guter Begleiter. Ida begann, sich wichtiger zu nehmen. Sie begann, über ihre Wünsche und Ziele nachzudenken. »Wenn ich mich nicht wichtig nehme, wer soll es dann tun?«, fragte sich Ida. »Mein Leben ist kurz. Ich sollte meine Zeit besser nutzen!« Daraus entwickelte Ida Kraft, mehr an sich selbst zu denken.
Sie spielt weiterhin Karten mit ihren Freundinnen, und sie machte auch eine Ausflugsfahrt mit dem Bus mit. Aber Ida hat plötzlich noch andere Projekte, die sie mit großer Freude erfüllen: Sie begann wieder zu nähen, und zwar Dirndl, die sie bereits in ihrer Ausbildung mit Begeisterung genäht hatte. Und sie besserte ihre Englischkenntnisse mit einem Sprachkurs auf. Ida plante eine Reise nach Schottland, um zu verstehen, wie man Kilts näht. Das hatte sie schon immer fasziniert. Als ihre Tochter anrief und fragte, wie es ihr geht, sagte Ida: »Mir geht es gut. Ich fühle mich voller Tatendrang und ich bin ganz bei mir. Das tut mir gut.«

Mögliche Fragen zur Anregung eines Sokratischen Dialogs

- Wie gefällt Ihnen Idas Geschichte?
- Was denken Sie über Ida und ihre Zukunft?
- In der Geschichte wird deutlich, dass Ida sich immer um die Bedürfnisse anderer Menschen gekümmert und sich selbst langjährig nicht wichtig genommen hat. Durch den Tod der Freundin wird Ida nachdenklich und öffnet sich langsam einer Veränderung. Was denken Sie darüber? Kennen Sie etwas davon?
- Können Sie etwas aus Idas Geschichte mitnehmen?
- Wonach richten Sie selbst Ihr Leben aus?
- Wie bewerten Sie Ihren eigenen Umgang mit Ihren eigenen Bedürfnissen?
- In der Geschichte geht es auch um den Tod als Ratgeber beziehungsweise darum, was man im Angesicht des eigenen Todes bereuen könnte, nicht getan zu haben. Das klingt gruselig. Sehen Sie darin einen Sinn?
- Wenn Sie über Dinge nachdenken, die Sie nicht getan haben: Was bereuen Sie davon? Was würden Sie gerne noch tun?

- Sollen wir gemeinsam einmal darüber nachdenken, wie Sie sich selbst wichtiger nehmen könnten?

3.3.18 Fallkonzeptualisierung für Psychoterapeut:innen

Kurze Beschreibung der Übung

Mithilfe eines Fallkonzeptualisierungsbogens in Anlehnung an kognitiv-verhaltenstherapeutische Arbeiten (vgl. Beck 1999; Fennell 2005; Caspar 2018; Grawe 1998) und entwicklungspsychologische Überlegungen wird eine tabellarische Grundlage gegeben, ätiologische und aufrechterhaltende Faktoren für die Therapieplanung zu nutzen. Der Bogen ist als Analysemodul nur für Therapeut:innen gedacht.

Ziel der Übung

Fördern von Analyse und Planung

Therapiephase

Kognitive Vorbereitung und Therapieplanung

Altersindikation

Kinder, Jugendliche, Erwachsene

Setting

Einzeltherapie

Dauer

Außerhalb der Sitzungen als Analysemöglichkeit für Therapeut:innen

Anleitung

Nach den diagnostischen und informativen Sitzungen am Anfang kann mithilfe der Tabelle nun eine Fallkonzeptualisierung und Therapie geplant werden.

PRAXISTIPP Fallkonzeptualisierung mithilfe einer Tabelle

Patient:in und Diagnosen	
Fokus Temperament und genetisch-physiologische Ausstattung Welches Temperament wird mitgebracht? Welche körperlichen Faktoren bestimmen den Lebensalltag?	
Fokus Traumata und belastende Erfahrungen Welche Erfahrungen haben die Lebensgeschichte geprägt und belastet? Welche Traumata und Verluste wirken bis heute fort?	
Fokus Fähigkeiten und Selbststeuerung Welche Fähigkeiten der Selbststeuerung (Emotionen und Bedürfnisse, Verhalten, Kognitionen, Körper) sind defizitär entwickelt? Welche Fähigkeiten sind Ressourcen?	
Fokus Bedürfnisse Welche Bedürfnisse wurden in der frühen Lebensgeschichte frustriert oder befriedigt?	
Fokus Interaktion und Bedürfnisse Welche Bedürfnisse und Ziele sind in Interaktionen heute handlungsleitend?	
Fokus Selbstbild Welche Säulen des Selbstbilds sind eher schwach, welche stark ausgebildet? Welches Selbstbild, welche Selbstschemata haben sich entwickelt?	
Fokus Kognitionen und metakognitive Distanz Welche Kognitionen und Schemata erscheinen als Ressourcen, welche als Hindernisse? Wie sind die Fähigkeiten zur metakognitiven Distanz und zur Mentalisierung einzuschätzen?	

Patient:in und Diagnosen	
Fokus Verhalten Welche Verhaltensweisen stehen im Zusammenhang mit dem Selbstbild? Welche Verhaltensweisen stehen in Zusammenhang mit dem Bedürfnis nach Selbstwerterhöhung? Welche Verhaltensweisen können als Ressourcen gewertet werden?	
Fokus Emotionen Welche Emotionen stehen im Vordergrund? Welche Emotionen werden gezeigt, welche unterdrückt? Welche Emotionen stehen im Zusammenhang zum Selbstbild und zum Körperbild?	
Fokus Körper Welche Gefühle, Gedanken und Verhaltensweisen gibt es zum eigenen Körper? Wie ist die Selbstfürsorge einzuschätzen?	
Fokus soziales Netz Welche Bezugspersonen und Interaktionspartner:innen sind Ressourcen? Welche Interaktionspartner:innen können als schwierig oder belastend eingeschätzt werden?	
Fokus Kompensation des Selbstbilds Welche Kognitionen (Regeln, Annahmen, Schemata), Emotionen und Verhaltensweisen dienen der Kompensation des negativen Selbstbilds und Selbstwertgefühls?	
Fokus Aufrechterhaltung Welche Verhaltensweisen (im Sinne Emotionen, Physiologie, Kognitionen, motorisches Verhalten) und Lebensumstände wirken in Bezug auf das Selbstbild und Selbstwertgefühl aufrechterhaltend?	
Fokus Ressourcen und Werte Welche Ressourcen unterstützen den Alltag? Welche Säulen des Selbstbilds sind besonders hilfreich? Welche Werte dienen der Orientierung und machen das Leben lebenswert? Wie ist die Fähigkeit zu Akzeptanz ausgebildet?	

Patient:in und Diagnosen	
Resümee und Therapieplanung Welche Faktoren haben das negative Selbstbild geprägt und welche Faktoren wirken aufrechterhaltend? Welche therapeutischen Ansatzpunkte bieten sich im Angesicht der Ressourcen an?	

Tab. 3.5

3.4 Übungen der Interventionsphase

In diesem Kapitel finden sich diverse Übungen, Geschichten, Meditationen, Metaphern und Schreibaufgaben zur Interventionsphase. Sie beinhalten die Phasen Auswahl und Durchführung spezieller Methoden sowie die Evaluation therapeutischer Fortschritte im Sinne der Selbstmanagement-Therapie.

1. Manuelo Maus und Sarah Spitzmaus: Eine Geschichte über mangelndes Selbstwertgefühl und Verhaltensmodifikation (KJP)
2. Mein Selbstbild und Selbstwertgefühl – alt und neu. Kognitive Arbeit: Die Säulen des Selbstbilds – Teil 3 (JP/PP)
3. Schreiben Sie sich eine Smiley-Karte: Selbstwertsätze finden (KJP/PP)
4. Tipps für Eltern (KJP)
5. Ein Verstärkerplan für Kinder (KJP)
6. Die Spiegel im Schloss: Eine Geschichte über die Unzuverlässigkeit von Schönheitsidealen (KJP)
7. Werden Sie ärgerlich: Eine Aufforderung zur kritischen Distanzierung von Schönheitsidealen (JP/PP)
8. Zuspruch, Dankbarkeit und Mitgefühl für den eigenen Körper (JP/PP)
9. Der Papagei: Eine Geschichte zum Umgang mit der selbstkritischen Stimme (KJP/PP)
10. Die Eisenkugel: Über den Umgang mit dem negativen Selbstbild (JP/PP)
11. Bunter denken: Die eigenen Gedanken prüfen (JP/PP)
12. Selbstkonzept-Puzzle: Die Vielfalt des Selbst entdecken (KJP/PP)
13. Ich bin eine Schatzkiste: Den eigenen Selbstwert regelmäßig unterstützen (KJP/PP)
14. Selbstwertliste: Eine Sammlung hilfreicher Sätze zum Selbst (JP/PP)
15. Unsere Ohren und unser Kopf hören uns zu: Eine Aufforderung zu einem achtsamen inneren Dialog (JP/PP)
16. Seien Sie mit sich allein: Zeit zur Selbstreflexion finden (JP/PP)
17. Metta-Meditation: Selbstmitgefühl fördern (JP/PP)
18. Der dreibeinige Windhund: Eine Geschichte über Fairness im Umgang mit sich selbst (JP/PP)

19. Mitfühlende Pausen: Zeit zum Üben (JP/PP)
20. Der Esstisch der Seele: Anteilsarbeit (JP/PP)
21. Narrative Rekonstruktion: Eine konstruktivistische Perspektive auf das Selbst und die Bewältigung von Lebensherausforderungen (JP/PP)
22. Expressives Schreiben: Bewältigung von Traumata und Belastungen (JP/PP)
23. Mithilfe von Imagination ein Selbstbild verändern: Kognitiv-imaginative Rekonstruktion (JP/PP)
24. Ich hänge mir den Selbstwertumhang um: Geistiges Einüben (KJP/PP)
25. Fragen an mich selbst: Zeit zur Selbstreflexion (JP/PP)[22]

3.4.1 Manuelo Maus und Sarah Spitzmaus: Eine Geschichte über mangelndes Selbstwertgefühl und Verhaltensmodifikation

Kurze Beschreibung der Übung

Mithilfe der Geschichte zweier Mäuse wird modellhaft die Normalität von Angst, fehlendem Mut und mangelndem Selbstwertgefühl eingeführt. Auch das Thema Zweifel an der eigenen körperlichen Erscheinung wird integriert. Gleichzeitig wird über eine Hilfsperson in der Geschichte (Frau Eule) ein Verhaltensmodifikationsprogramm zur Selbstwertstärkung und zur Stärkung der sozialen Kompetenz eingeführt, das die Therapie im Sinne von Übungen begleiten kann. Inspiriert wurde diese Geschichte unter anderem durch das Trainingsmanual *Mutig werden mit Til Tiger* (Ahrens-Eipper et al. 2009) und das Präventionsprogramm »Allgemeine Lebenskompetenzen und Fertigkeiten« (ALF; vgl. Walden et al. 2000).

Ziele der Übung

- Fördern einer akzeptierenden und entpathologisierenden Haltung zu Angst und Selbstwertzweifeln
- Fördern hilfreicher Strategien im Sinne der Verhaltensmodifikation > Akzeptanz von Angst > Fördern einer mutigen Haltung durch Rollenmodelle/Modelllernen > Fördern sozialer Kompetenz mittels Stimme und Körperhaltung > Suche nach positiven, hilfreichen Kognitionen im Sinne des Selbstinstruktionstrainings > Training einer Atemübung als Entspannungsstrategie

Therapiephase

Intervention

22 KJP steht für Kinder- und Jugendlichenpsychotherapie; JP steht für Jugendlichenpsychotherapie; PP steht für Psychologische Psychotherapie, also Psychotherapie für Erwachsene.

Altersindikation

Vorschul- und Grundschulkinder (Mitwirkung der Erziehungspersonen ist sinnvoll)

Setting

Einzel- und Gruppentherapie

Dauer

Bis zu zehn Sitzungen mit Hausaufgaben zur Ergänzung und Vertiefung

Anleitung

Die Therapeutin führt die Geschichte als eine Möglichkeit ein, etwas über Angst, Mut, Selbstsicherheit und Selbstwertgefühl zu lernen. Die Geschichte wird kapitelweise von Sitzung zu Sitzung gemeinsam gelesen und die Botschaft gemeinsam besprochen. Dann wird, analog zu den Übungen im Kapitel, in der Sitzung gesungen, die Körperhaltung ausprobiert, mit der Stimme experimentiert, werden hilfreiche Gedanken gesucht und Atemübungen gemacht. Hausaufgaben ergänzen diesen Prozess (z. B. Lesen und Singen des Lieds, Üben einer aufrechten Körperhaltung und Trainieren einer klaren, lauten, hörbaren Stimme, Suchen und Einüben hilfreicher Gedanken, Atemübung als Entspannungsstrategie). Nach jedem Kapitel werden die Mitnahmebotschaften über Fragen gesichert und zusammengefasst. Beispiele für solche Fragen sind:

- Was hat Frau Eule den Mäusekindern beigebracht?
- Was hilft, damit man mutiger, selbstbewusster und stärker wird?
- Was haben die Mäuse gelernt?
- Was machen Manuelo und Sarah jetzt anders?
- Stehst du aufrecht und »piepst«/sprichst du laut, kräftig und hörbar?
- Schaust du andere beim Sprechen an?
- Welche Gedanken hast du? Nutzt du die gute Magie der Gedanken? Was ist ein Gedanke, der Mut macht? Was ist ein Gedanke, der Freude macht?
- Wie könntest du gute Gedanken üben?
- Hast du schon einmal eine Atemübung zur Beruhigung und Bestärkung ausprobierst?
- Was kannst du selbst üben?

Gerade bei den hilfreichen, akzeptierenden, ermutigenden Gedanken und Selbstinstruktionen (»gute Magie der Gedanken«) ist es die Aufgabe der Therapeutin, die Kinder darin zu unterstützen, diese zu erstellen, als Ideen- und Impulsgeberin zu fungieren, eigene Vorschläge einzubringen und sehr genau zuzuhören, wenn es um Bemerkungen des sozialen Umfelds und der Erziehungspersonen geht, um diese hilfreich nutzen zu können. Aus einem hilfreichen Gedanken und weiteren positiven Selbstinstruktionen kann eine Liste von hilfreichen, positiven Selbstinstruktionen und Bildern im Sinne einer Schatzkiste entstehen (vgl. die Übung im Buch, S. 193). Das ist dann eine Aufgabe in Fortsetzung über die folgenden Sitzungen.

DIE GESCHICHTE VON MANUELO MAUS UND SARAH SPITZMAUS

Der moosgrüne Wald

Manuelo Maus und Sarah Spitzmaus wohnten im moosgrünen Wald mit den vielen Birken und Fichten. Manuelos Eltern, Herr und Frau Maus, hatten die Höhle Nr. 5 in der Birkenallee. Sarahs Eltern, Herr und Frau Spitzmaus, hatten die Höhle Nr. 3. Sarah und Manuelo wohnten also direkt nebeneinander.

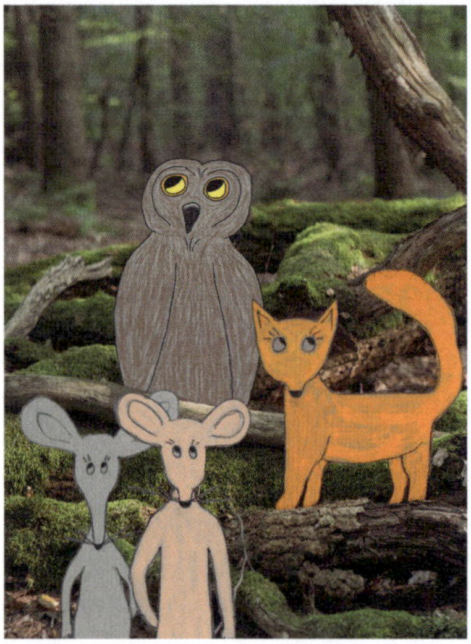

Abb. 3.14

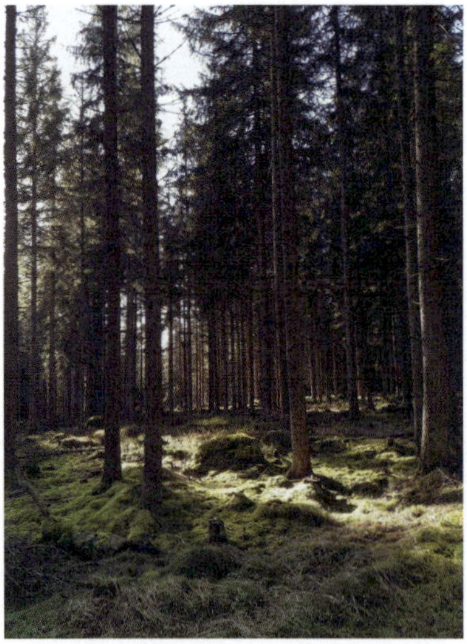

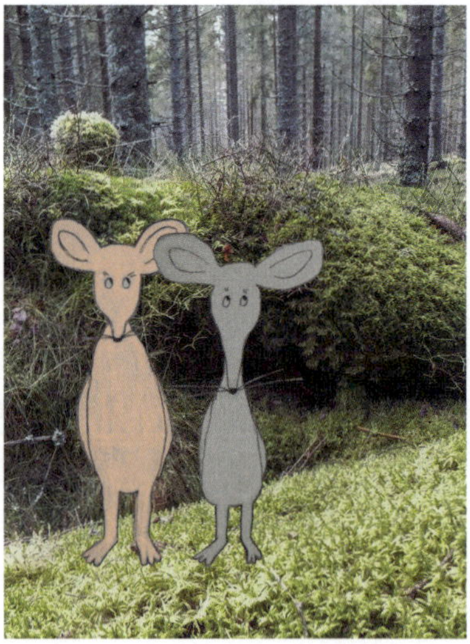

Abb. 3.15 und 3.16

Die anderen Mäusefamilien im Wald hatten sehr, sehr, sehr viele Mäusekinder, aber Sarah und Manuelo hatten keine weiteren Geschwister. Vielleicht waren Sarah und Manuelo deshalb so eng befreundet. Jeden Morgen gingen sie zusammen in die Mäuseschule. Aber es verband die beiden noch etwas anderes: Sie waren naturbegeistert und wanderten gern, und sie waren zwei ängstliche und unsichere Mäuschen. Sarah fragte Manuelo morgens oft: »Schaue ich okay aus? Wird niemand lachen?« Manuelo war ein guter Freund, deshalb konnte sie ihn fragen. Sie hatte Vertrauen zu ihm. Manuelo war eine sehr freundliche Maus und sagte: »Du siehst tipptopp aus! Dein Fell glänzt wunderbar gebürstet. Was willst du mehr?!?!« Dabei lachte er freundlich. Sarah schaute Manuelo dann immer dankbar an und sagte: »Du bist mein Superheld!« Manuelo freute sich, auch wenn er sich gar nicht so sehr wie ein Superheld fühlte. Auch er kannte Selbstzweifel. Er war etwas kleiner als seine Mäusekameraden und fühlte sich weniger stark und stets unterlegen. Das Gefühl mochte er gar nicht. Er ging den Schulhofprügeleien aus dem Weg und hatte Sorge, dass man über ihn lachen könnte.

Der Schulweg der beiden Mäuseführte durch einen Graben, in dem manchmal Wasser lief. Wenn es weniger nass und abenteuerlich war, kamen sie gut voran und pünktlich an. Sie kamen jedes Mal am großen Eulenbaum und an der großen, nachtaktiven Eule vorbei, der sie höflich jeden Tag einen guten Morgen wünschten. Die Eule brummte zumeist nur. Immerhin fraß sie sie nicht. Eines Tages schaute die Eule die beiden aber an, als hätte sie schon auf sie gewartet. Dabei wirkte sie nicht müde, glücklicherweise auch nicht genervt. Manuelo und Sarah waren trotzdem erschrocken. Wollte die Eule sie heute fressen?

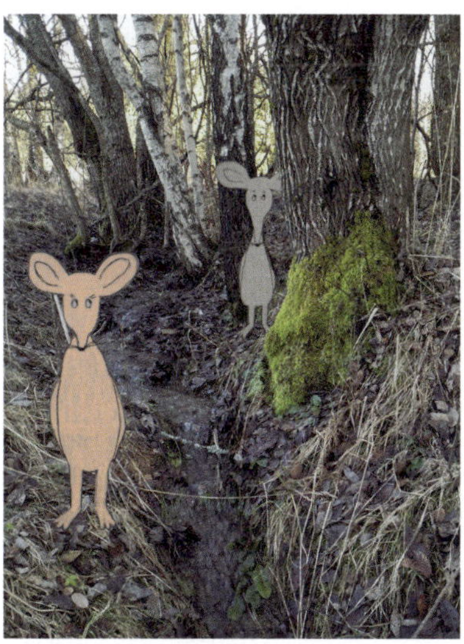

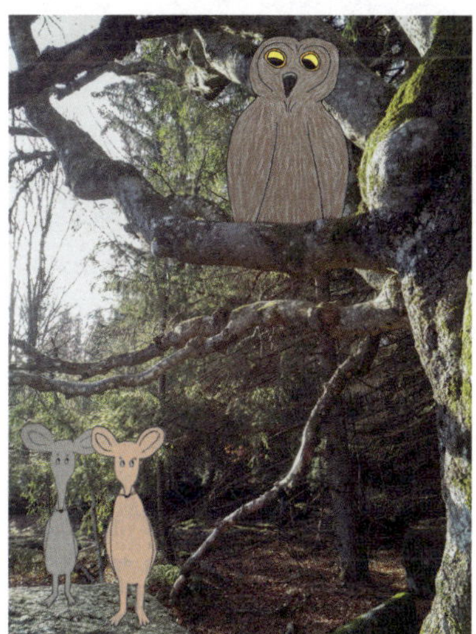

Abb. 3.17 und 3.18

Die Eule sprach: »Guten Morgen, Mäusekinder. Ihr seid zwei plappernde Wesen. Jeden Morgen höre ich euch schon von Weitem. Und immer geht es um die Frage, ob ihr okay seid. Wieso, bei meiner Eulen-Oma und verflucht noch eins, stellt ihr euch diese Frage?« Waren Sarah und Manuelo gerade noch erschrocken gewesen, weil die Eule mit ihnen sprach – sie hatten erst nicht einschätzen können, ob das ein gutes oder ein schlechtes Zeichen war –, so waren sie nun erstaunt: Die Eule schien ihre Gedanken lesen zu können. »Ihr braucht keine Angst zu haben. Es ist morgens, da esse ich nie etwas. Außerdem seid ihr mir schon so vertraut, da mag ich euch nicht mehr essen«, fuhr sie fort. Sarah und Manuelo waren nun beruhigt. »Kennt ihr das Lied *Mutige Mäuse?*[23]«, fragte die Eule und begann plötzlich zu singen.

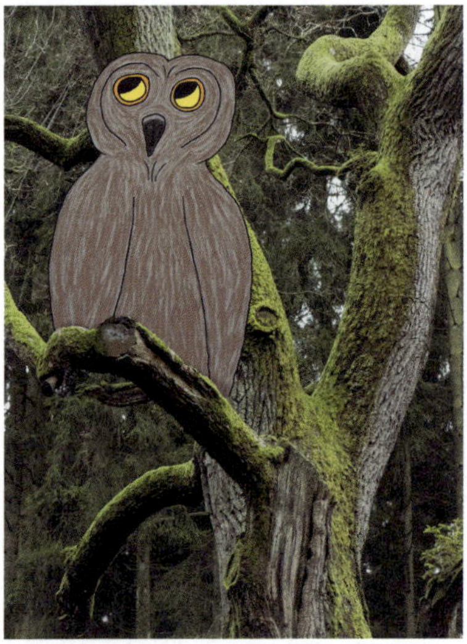

Abb. 3.19

Mutige Mäuse fahren um die Welt.
Mutige Mäuse tun, was ihnen gefällt.
Mutige Mäuse akzeptieren ihre Angst.
Mutige Mäuse besiegen ihre Angst.

Die Eule meinte: »Es gibt noch eine spanisch inspirierte Version, vielleicht gefällt die euch besser …« Und sie fing wieder an zu singen:

23 Das Lied *Mutige Mäuse* wird nach der Melodie von *Das Sonnenkäferlied* – auch bekannt als *Erst kommt der Sonnenkäferpapa* – gesungen.

Mutige Mäuse fahren um die Welt.
Mutige Mäuse tun, was ihnen gefällt.
Mutige Mäuse sagen Angst? OK!
Mutige Mäuse sagen Angst. Olé!

»So«, beendete die Eule das Gespräch, »das war meine erste Lektion für euch. Habt noch einen schönen Tag!« Sarah und Manuelo waren so überrascht, dass beide rot wurden und ein »Dankeschön und guten Tag« murmelnd davonstolperten. Das Lied klang ihnen noch lang in den Ohren.
Auf dem Nachhauseweg begegneten Sarah und Manuelo der Eule nicht mehr. Vielleicht war sie zum Schlafen in ihre Höhle gegangen? Die Mäuse sprachen über die Worte der Eule: »Sie hat gesagt: ›Verflucht noch eins und bei meiner Eulen-Oma, warum fragt ihr euch immer, ob ihr okay seid?‹ Huihuihuihuihui. Was meint sie damit?!« Sarah sagte: »Mir hat das Lied gefallen! Es ging um Mut. Der fehlt mir oft.« Manuelo erwiderte kleinlaut: »Mir auch.«
Abends erzählten sie den Eltern von Frau Eule. Manuelos Mama sagte fast ehrfürchtig: »Die alte Frau Eule hat mit euch gesprochen? Was für eine Ehre! Sie ist ein weises Tier. Hört ihr gut zu. Sie weiß mehr als der ganze Wald zusammen.« Auch Sarahs Papa, Herr Spitzmaus, war beeindruckt: »Eine ehrenvolle Situation«, brummte er. »Eine ehrenvolle Situation!«

Mögliche Fragen zur Zusammenfassung

- Manuelo Maus und Sarah Spitzmaus sind befreundet. Warum? Was mögen die beiden aneinander?
- Warum spricht die Eule die Mäusekinder an?
- Was hat Frau Eule gesagt?
- Worum geht es in dem Lied von Frau Eule?

Frau Eule erklärt das Lied

Am nächsten Morgen holte Manuelo Sarah wie immer am Höhleneingang ab und gemeinsam machten sie sich auf in die Schule. Dabei sangen sie das *Mutige-Mäuse*-Lied. Das war lustig und tat gut. Frau Eule hörte sie schon von Weitem. »So, so, da sind ja meine zwei kleinen Mäusekinder. Gefällt euch das Lied?« Sarah und Manuelo wurden wieder rot, aber sie nickten sogleich und sagten: »Das ist ein lustiges Lied. Es tut gut!« Frau Eule schaute den beiden tief in die Augen. Das war Sarah und Manuelo etwas unheimlich. Die Eule fragte: »Wisst ihr denn, worum es in dem Lied geht?« Sarah traute sich als Erste, etwas zu sagen: »Es geht um Mut!« – »Und um Unternehmungsgeist«, ergänzte Manuelo. Frau Eule sagte: »Ganz genau! Wir brauchen Mut, wir brauchen Unternehmungsgeist, und noch etwas ganz Wichtiges: Wir müssen die Angst als Reisebegleiterin akzeptieren, dann wird alles leichter. Angst gehört zu jedem Wesen! Wenn wir sie aber akzeptieren als einen Teil von uns, als unsere Reisebegleiterin, dann wird die Angst kleiner und manchmal verschwindet sie sogar. – Nun gut, das war eine wichtige Lektion zum Thema Angst. Habt einen schönen Tag!« Mit diesen Worten verschwand die Eule in ihrer Baumhöhle.

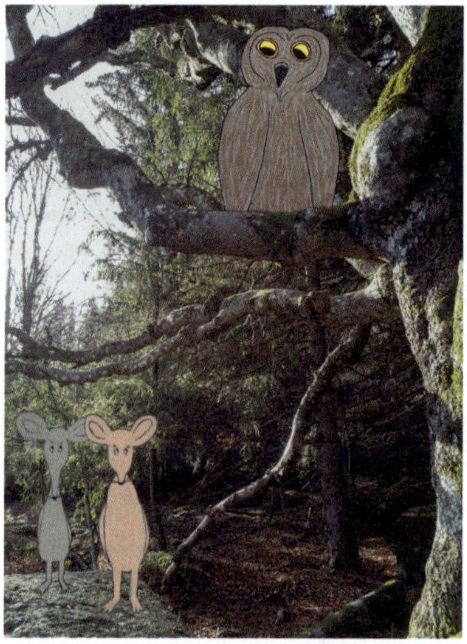

Abb. 3.20

Sarah und Manuelo machten sich singend weiter auf den Weg in die Schule:

Mutige Mäuse fahren um die Welt.
Mutige Mäuse tun, was ihnen gefällt.
Mutige Mäuse akzeptieren ihre Angst.
Mutige Mäuse besiegen ihre Angst.

Mutige Mäuse fahren um die Welt.
Mutige Mäuse tun, was ihnen gefällt.
Mutige Mäuse sagen Angst? OK!
Mutige Mäuse sagen Angst. Olé!

Dieses Lied – und das damit aufkeimende Gefühl von Mut – half ihnen, den Schultag gut zu überstehen.

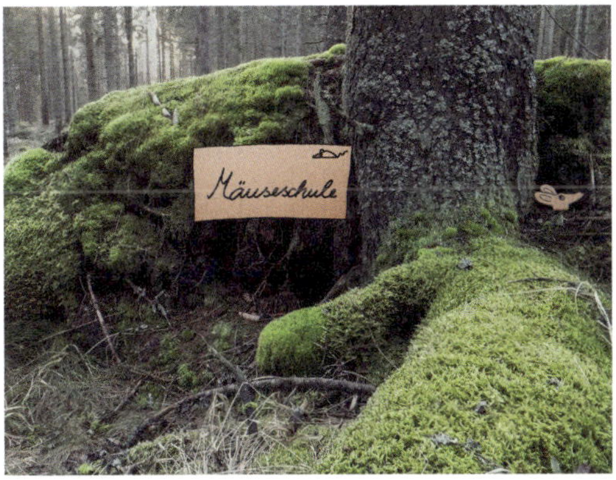

Abb. 3.21

Mögliche Fragen zur Zusammenfassung

- Was möchte Frau Eule den Mäusekindern beibringen?
- Was sagt Frau Eule zum Thema Mut?
- Was sagt Frau Eule zum Thema Angst?
- Worum geht es in Frau Eules Lied?

Aufrechter gehen und lauter piepsen

Sarah und Manuelo waren am nächsten Tag sehr gespannt, ob Frau Eule wieder mit ihnen sprechen würde. Tatsächlich wartete sie auf dem großen Ast vor ihrer Höhle. »Guten Morgen, Frau Eule«, piepsten Sarah und Manuelo begeistert gemeinsam, als sie sie erblickten. »Guten Morgen, ihr Mäuse«,

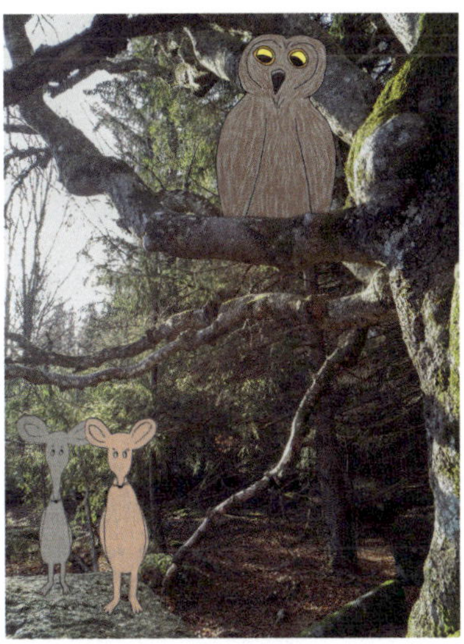

Abb. 3.22

erwiderte Frau Eule. »Ich habe euch wieder das Lied singen hören. Das ist gut, dass ihr es übt! Heute will ich euch aber noch etwas über Körpersprache beibringen: Wenn ein Wesen Mut hat, dann geht es aufrecht, schaut die anderen direkt an und spricht mit klarer lauter Stimme! Dann wissen alle anderen Tiere: ›Hoppla, den oder die kann ich nicht so leicht fressen!‹ Deshalb empfehle ich euch, auch aufrechter zu gehen, die anderen anzugucken und weniger ängstlich zu piepsen.« Sarah und Manuelo schauten verdattert: »Aber wir sind doch Mäuse. Wir piepsen nun mal.« Frau Eule guckte etwas ungeduldig: »Man kann aber ängstlich piepsen oder laut und mutig piepsen! Den Unterschied findet ihr schon heraus. So, das war Lektion Nr. 2. Jetzt gehe ich schlafen.« Frau Eule drehte sich um und rief noch »Nachti, Nachti!«, bevor sie in der Baumhöhle verschwand. Überrascht wie immer piepsten Sarah und Manuelo »Nachti, Nachti!« zurück.

Auf dem weiteren Schulweg sprachen die beiden Mäuse wieder viel über Frau Eule. Sie hatte empfohlen, aufrechter zu gehen und weniger ängstlich zu piepsen. Sie sollten laut und mutig piepsen – ging das überhaupt? Gemeinsam probierten sie es aus und mussten kichern. Auch dieses Mal erzählten sie abends den Eltern von den Ratschlägen der Eule, die sie sehr beeindruckt hatten. Papa Maus und Papa Spitzmaus sagten beide nur: »Eine große Ehre! Eine große Ehre!«

Am nächsten Tag waren Sarah und Manuelo ganz aufgeregt, was Frau Eule ihnen heute wohl raten würde. Schon von Weitem sahen sie sie und riefen begeistert: »Guten Morgen, Frau Eule!« Die lachte: »Da sind ja meine zwei mutigen Mäuse! Heute will ich mal euren aufrechten Gang sehen und eure mutigeren, dunkleren Piepstöne hören!« Sarah und Manuelo gaben ihr Bes-

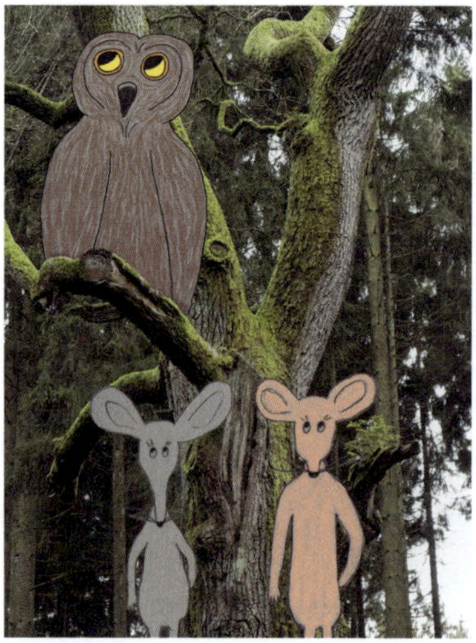

Abb. 3.23

tes. Er stolzierte so aufrecht wie möglich auf dem Waldboden. Sie piepste viel dunkler als sonst und ging auch aufrechter. Frau Eule musste schmunzeln, aber lobte den Fortschritt. »Das macht ihr super! Viel aufrechter, sehr viel dunkler in der Stimme. Und ihr schaut mich an! Klasse! Weiter so! Ihr macht schon richtig Eindruck! Jetzt muss ich aber wieder schlafen gehen. Man sieht sich. Nachti Nachti!« Sarah und Manuelo piepsten dunkler als sonst zurück: »Nachti Nachti!« Erhobenen Hauptes machten sie sich auf den Weg zur Schule.

Und sie übten nicht nur das Zählen und Rechnen, sondern auch das dunkle Piepsen, das aufrechte Gehen und das *Mutige-Mäuse*-Lied.

Mögliche Fragen zur Zusammenfassung

- Was hat Frau Eule den Mäusekindern heute beigebracht?
- Was hilft, damit man mutiger, selbstbewusster und stärker wird?
- Was haben die Mäuse gelernt?
- Was machen Manuelo und Sarah jetzt anders?
- Stehst du aufrecht und sprichst du laut, kräftig und hörbar?
- Schaust du andere beim Sprechen an?
- Was könntest du selbst üben?

Die unsichtbare Magie der Gedanken

Der nächste Tag startete mit Schnee und Kälte. Der Winter war im Anzug. Manuelo hatte einen dicken Schal umgebunden und Sarah eine Mütze auf dem Kopf. Beide schüttelten sich mehrfach auf ihrem Weg, um die Schneeflocken aus dem Fell zu bekommen.

Frau Eule steckte an diesem Tag nur den Kopf aus ihrer Baumhöhle. Sie war kein Regen- und schon gar kein Schneefan. Sie sagte: »Mäusekinder, heute möchte ich mit euch über etwas Unsichtbares sprechen.« Manuelo und Sarah machten große Augen. Etwas Unsichtbares? Etwas Magisches? Etwas Geheimnisvolles? Was konnte das sein? Frau Eule fuhr fort: »Wir reden heute über die unsichtbare Magie unserer Gedanken!« Sarah und Manuelo machten noch größere Augen. Frau Eule sagte: »Unsere Gedanken sind verborgen, sie sind geheim, weil sie niemand lesen kann. Und doch sind sie magische Wesen. Sie haben Kraft. Unsere Gedanken können uns stärken, aber auch schwächen!« Sarah erwiderte, möglichst aufrecht stehend, hörbar und mit Blickkontakt: »Frau Eule, das verstehe ich nicht.« Frau Eule erklärte: »Wenn ich zum Beispiel über den Wald fliege, dann kann ich froh und mutig fliegen – mit dem Gedanken, dass das ein wunderbarer großer Wald ist, in dem viele interessante Tiere leben, die ich kennenlernen kann. Oder ich kann traurig und ängstlich fliegen mit dem Gedanken, dass dieser Wald viel zu groß für mich ist, ich bei dieser Größe niemanden kennenlernen werde und ich ganz bald erschöpft und einsam in meine Höhle zurückfliegen muss. Welches davon ist wohl der Gedanke mit der guten, stärkenden Magie?« Sarah

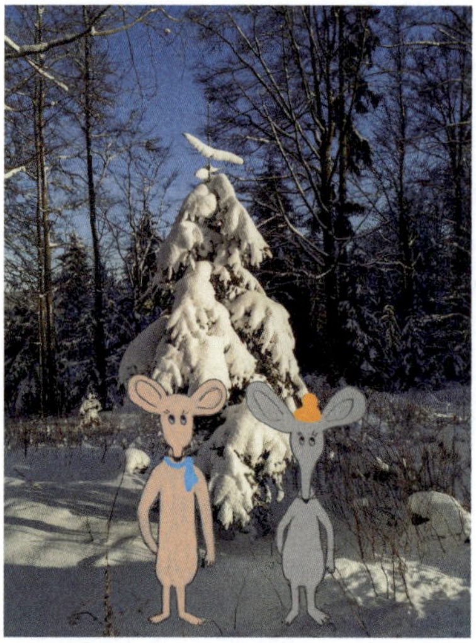

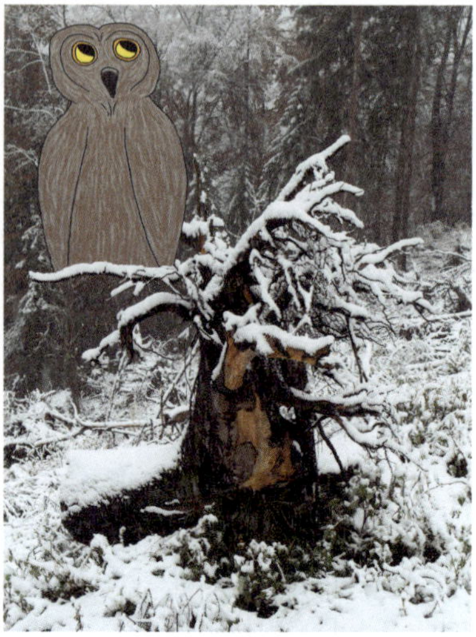

Abb. 3.24 und Abb. 3.25

und Manuelo riefen gleichzeitig: »Der erste natürlich! Er ist viel hilfreicher.« – »Genau«, sagte Frau Eule. »Also überlegt euch heute einmal, welche Gedanken ihr so habt. Das ist die dritte Lektion. Nachti Nachti, ihr Mäuse!«
Manuelo und Sarah überlegten lange auf dem Schulweg, welche Gedanken sie selbst so hatten. Auch ihre Eltern befragten sie. Dabei fanden sie etwas Interessantes heraus: Die Mäuseeltern hatten oft eher dunkle, ängstliche Gedanken. Häufig ging es ums wenige Essen und ums Gegessen-Werden, um den Winter, die Kälte und fehlende Ohrwärmer. Manuelo sagte schmunzelnd zu Sarah: »Frau Eule würde sagen: ›Da fehlt die gute Magie!‹.«

Mögliche Fragen zur Zusammenfassung

- Was hat Frau Eule den Mäusekindern heute beigebracht?
- Was hilft, damit man mutiger, selbstbewusster und stärker wird?
- Welche Gedanken hast du? Nutzt du die gute Magie der Gedanken? Was ist ein Gedanke, der Mut macht? Was ist ein Gedanke, der Freude macht?
- Wie könntest du gute, magische Gedanken üben?
- Was könntest du selbst üben?

Ein Mäusewochenende

Am Samstag war keine Mäuseschule. Alle Mäusefamilien sammelten im Wald Futter für die nächsten Wochen. Gerade fielen die Nüsse von den Bäumen, was alle sehr freute. Aber sie fanden auch noch Pilze und Beeren, die sie in ihre großen Vorratshöhlen brachten. Ein klein bisschen zweigten sie für das Mittagessen ab: Pilz-Beeren-Salat. Lecker!
Sarah und Manuelo dachten beim Sammeln über die gute Magie der Gedanken nach. »Es ist schön, gemeinsam Vorräte zu sammeln – das ist doch ein

guter Gedanke mit hilfreicher Kraft. Oder?«, fragte Manuelo. »Na klar!«, sagte Sarah. »Und dass es mir Freude macht, mit dir und den anderen Familien zu sammeln, auch. Das fühlt sich gut an.«

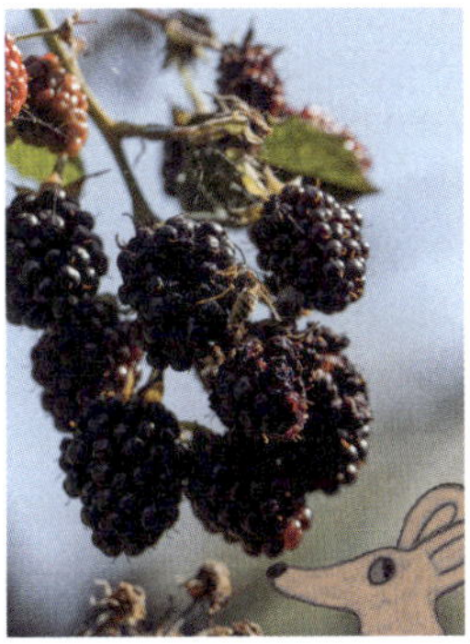
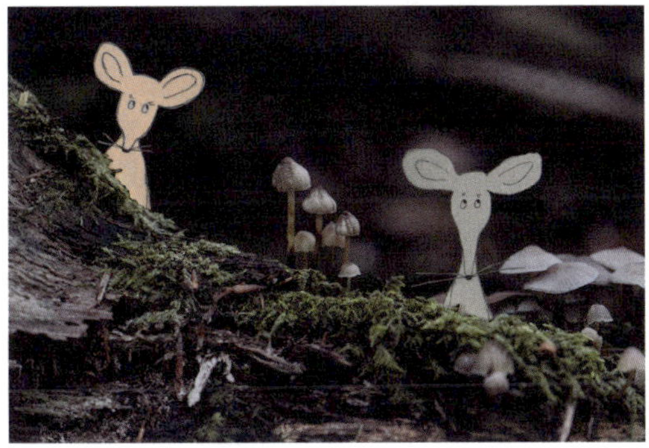

Abb. 3.26 und 3.27

Der Sonntag war der Schlaftag der Woche. Alle waren eingekuschelt in ihre Höhlen. Große Gemütlichkeit! Nur ab und zu wurde eine Beere geknabbert, dann wurde wieder gekuschelt und geschlafen. Wunderbar!

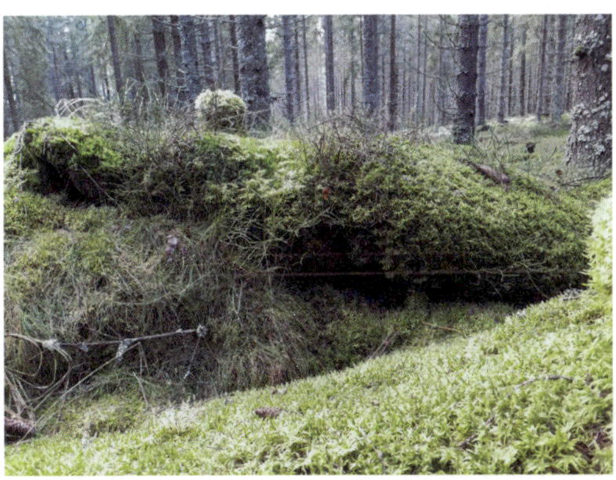

Abb. 3.28

Mögliche Fragen zur Zusammenfassung

- Was machen die Mäuse am Wochenende?
- Welche Gedanken haben die Mäuse?
- Was macht ihnen Freude?
- Was machst du am Wochenende? Was macht dir Freude am Wochenende? Was könnte dir Freude machen am Wochenende?
- Hast du Gedanken, die dir Kraft geben oder die dir Kraft nehmen?
- Welche Gedanken, die dir Kraft geben, könntest du üben?

Wochenstart und magische Gedanken

Sarah und Manuelo machten sich am Montag wieder auf den Schulweg – voller Freude, Frau Eule wiederzusehen. Die schien auch schon auf sie zu warten: »Hallo Mäusekinder, wie war euer Wochenende? Habt ihr etwas über die Magie der Gedanken gelernt?« Aus Sarah sprudelte es als Erstes raus: »Ja, ganz viel! Viele Mäuse haben eher dunkle Gedanken. Die machen keinen Mut, sondern eher Angst. Wenn ich gute Gedanken und Gefühle haben möchte, muss ich mich anstrengen. Beim Beerensammeln mit Manuelo hat es geklappt! Wir fanden das nicht lästig, sondern hatten Spaß, weil wir das Gute und Schöne gesehen haben!« Frau Eule antwortete: »Ich bin stolz auf euch! Ihr habt nicht nur über eure Gedanken nachgedacht, sondern auch trainiert, die positive Magie der hilfreichen Gedanken zu nutzen. Und ihr habt gelernt, dass das gute Gefühle macht. Ihr seid echte Entdeckermäuse!!! Ihr seid stark, mutig und neugierig! Das sind ganz wichtige positive, hilfreiche Gedanken!!! Bleibt dran. Morgen gibt es noch eine letzte Lektion, aber jetzt muss ich schlafen. Nachti Nachti!« Mit vor Stolz geröteten Wangen erwiderten die Mäusekinder fröhlich: »Nachti Nachti!«

Sarah und Manuelo freuten sich über die Worte der Eule. »Ihr seid tolle Entdeckermäuse!!! Ihr seid stark, mutig und neugierig!« Frau Eule hatte sie sehr gelobt. Solch ein Lob machte ein schönes Gefühl. Manuelo sagte: »Ich finde dich auch mutig, Sarah, weil du dich immer traust, das erste Wort an Frau Eule zu richten!« Sarah erwiderte: »Manuelo, du bist doch mein Superheld! Du machst mir Mut! Mit dir an meiner Seite kann ich über alles reden und trau mir viel mehr zu!«

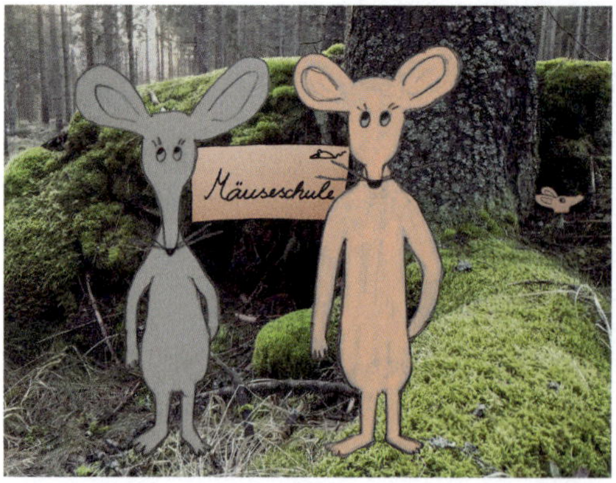

Abb. 3.29

Mögliche Fragen zur Zusammenfassung

- Was hat Frau Eule den Mäusekindern beigebracht?
- Was hilft, damit man mutiger, selbstbewusster und stärker wird?
- Was haben die Mäuse gelernt? Was fühlst du, wenn du gelobt wirst?
- Was denken Manuelo und Sarah übereinander? Was mögen sie aneinander?
- Was magst du an deinen Freund:innen/Eltern/Geschwistern? Was mögen sie an dir?
- Was magst du an dir?
- Welche Gedanken hast du? Nutzt du die gute Magie der Gedanken? Was ist ein Gedanke, der Mut macht? Was ist ein Gedanke, der Freude macht?
- Wie könntest du gute Gedanken üben?

Om oder die Kraft des Atems

Sarah und Manuelo waren am nächsten Morgen schon ganz neugierig, was sie heute bei Frau Eule wohl als Letztes noch lernen durften. Diese guckte aus ihrer Höhle und schnupperte. »Ich glaube, ich rieche schon wieder den kommenden Schnee! Habt ihr Mäuse dann schulfrei?« Sarah antwortete ein bisschen traurig: »Ja, wenn der Schnee dolle fällt, dann ist Winterruhe angesagt. Dann gehen wir alle in die großen Höhlen und kuscheln ganz eng und schlafen ganz viel. Das ist schön, aber dann kann ich leider Manuelo nicht so oft sehen. Das ist auch traurig.« Manuelo guckte auch ein bisschen traurig. Frau Eule sagte: »Dann müssen wir uns schnell an die letzte Lektion machen – nicht, dass ihr mit den ersten Schneeflocken verschwunden seid, bevor wir genug üben konnten. Also, meine letzte Lektion betrifft den Atem! Er ist unsere innere Kraft. Immer, wenn wir unruhig werden, können wir unseren Atem nutzen, wie ein Biber auf dem See seinen langen Schwanz, um in großer Ruhe zu schwimmen.«

Sarah und Manuelo schauten irritiert. Der Atem – eine Kraft? Schwimmen wie ein Biber? Die Eule erklärte: »Ihr habt bestimmt schon die Biberfamilie auf dem See gesehen!?« Die Mäuse nickten. »Also, der Biber nutzt manchmal

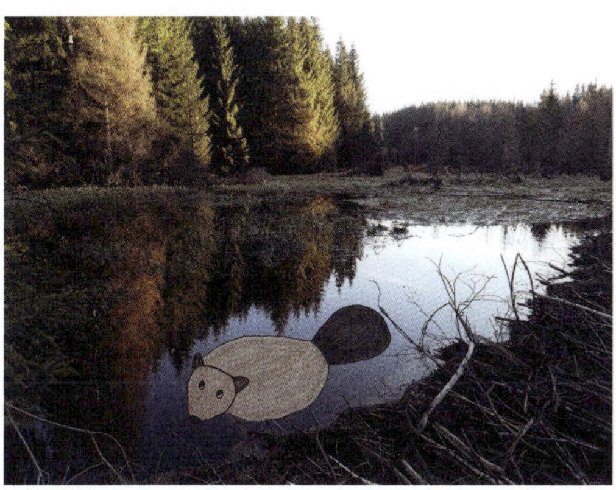

Abb. 3.30

seinen langen Schwanz oder einen langen Ast, um sich auf dem See ganz in Ruhe in eine stabile Position zu bringen. Das kann unser Atem auch! Ich mache es euch einmal vor!« Sie stellte sich noch etwas aufrechter in ihren Höhleneingang und legte die Flügel auf den Bauch. Ruhig begann sie einzuatmen, ihre Bauchdecke hob sich. Dann atmete sie ruhig und lange aus, dabei sang sie: »Ommmmm ...« – »Macht mal mit, ihr beiden«, sagte Frau Eule. Sarah und Manuelo stellten sich aufrecht hin und machten es ihr nach: ihre Arme und Pfötchen auf dem Bauch, langsames tiefes Einatmen, dann lange und ruhig ausatmen – »Ommmmm«. Beide mussten erst ein wenig kichern, aber sie blieben dran.

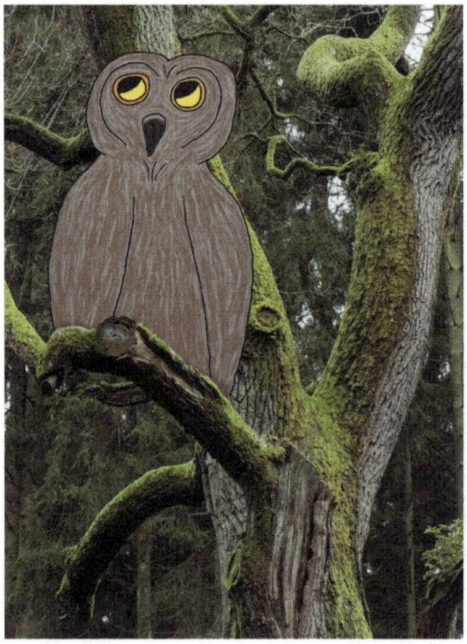

Abb. 3.31

Nach einiger Zeit fragte Frau Eule: »Und, wie war es?« Manuelo antwortete dieses Mal zuerst: »Es war interessant, es fühlte sich gut an, viel ruhiger als sonst.« Sarah nickte bestätigend. Frau Eule freute sich: »Meine Mäusekinder, jetzt habt ihr ganz viel gelernt über den Atem als unsere Kraft. Immer, wenn wir unruhig werden, können wir unseren Atem nutzen, um ruhiger und mutiger zu werden. Ihr müsst dabei nicht das Om singen, aber das macht auch noch gute Laune! Also fleißig Atmen üben bis morgen! Nachti, Nachti!« – »Gute Nacht, Frau Eule«, sagten Manuelo und Sarah – und: »Danke!«

Ganz ruhig atmend gingen Sarah und Manuelo durch den Wald. Sie dachten darüber nach, was Frau Eule ihnen alles beigebracht hatte: Man kann mutig werden mit dem *Mutige-Mäuse*-Lied. Man kann die Angst akzeptieren lernen, dann wird sie oft weniger. Man kann aufrechter gehen und dunkler piepsen, um mutiger, stärker und selbstsicherer aufzutreten. Man kann gute

Gedanken pflegen und davon gute Gefühle bekommen. Und man kann ruhig atmen, um ruhiger zu werden. Was für tolle Tricks!

Mögliche Fragen zur Zusammenfassung

- Was hat Frau Eule den Mäusekindern alles beigebracht?
- Was hilft, damit man mutiger, selbstbewusster und stärker wird?
- Was haben die Mäuse gelernt?
- Hast du schon einmal deinen Atem genutzt, um ruhig zu werden? Hast du schon einmal eine Atemübung zur Beruhigung und Stärkung ausprobiert?
- Was könntest du selbst üben?

Alles wird auf die Probe gestellt

Auf dem Schulweg begann es zu schneien, und es wurde immer mehr.

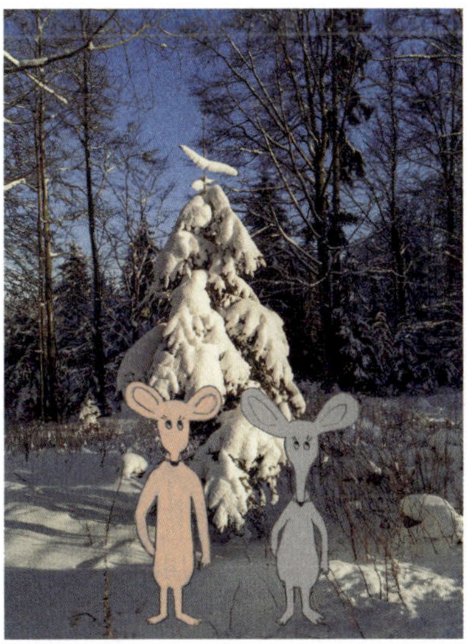

Abb. 3.32

Als Sarah und Manuelo in der Schule ankamen, schauten sie auf die große Schuluhr: Sie waren fünf Minuten zu spät! Aufgeregt gingen sie in ihren Klassenraum und wollten sich schon entschuldigen, aber die Lehrerin Frau Mausina saß nur mit Mäxchen Feldmaus im Klassenraum. Wo waren alle anderen? Frau Mausina sagte zu Sarah und Manuelo: »Guten Morgen, ihr beiden! Der Schnee hat uns alle überrascht. Habt ihr eure Klassenkameradinnen und -kameraden irgendwo gesehen?« Wie aus einem Munde sagten Sarah und Manuelo: »Nein, leider nicht.» Frau Mausina sagte: »Gut, dann warten wir noch einen Moment.« Aus dem einen Moment wurden viele Momente. Niemand kam. Langsam wurde es unheimlich. Wo waren alle anderen? Wo war Klaudia Waldmaus? Wo war Willi Waldmaus, der sich gerne auf dem Schulhof prügelte? Wo war Fabian Feldmaus, der gerne bissige Bemerkungen machte? Wo war Susi, die ewig meckernde Spitzmaus? Wo waren das Zwillingspaar Karlo und Karla Maus, die immer für einen Witz gut waren? Hatte sie der Fuchs gefressen? Manuelo schauderte.

Als die Schuldirektorin Frau Graumaus in die Klasse kam, wussten alle, dass etwas nicht stimmt. Sie sagte: »Ich habe mit den Mäusefamilien gesprochen. Die Mäusekinder sind alle losgegangen. Sie sind nicht zu Hause geblieben. Sie müssen irgendwo im Birkenwald bei den Pilzplätzen feststecken. Da müssen alle eure Klassenkameradinnen und -kameraden durch. Von da aus ist es eigentlich nicht mehr weit bis zur Schule. Wir senden Suchtrupps. Bleibt bitte hier. Frau Mausina wird mich begleiten.« Alle guckten erschrocken. Frau Mausina ging mit Frau Graumaus aus dem Klassenraum.

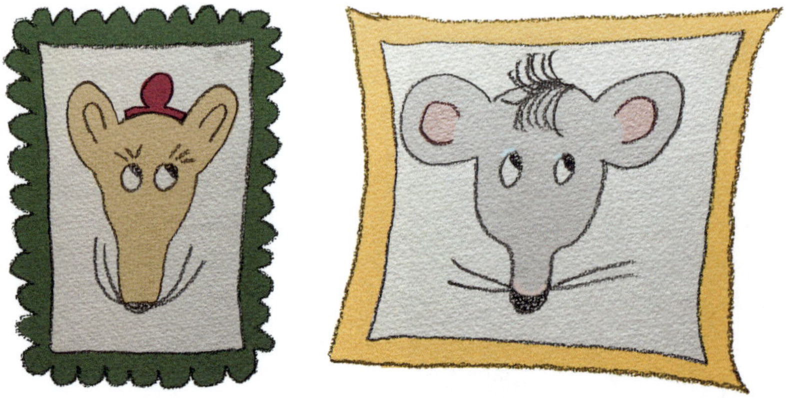

Abb. 3.33 und 3.34

Manuelo, Sarah und Mäxchen sahen sich an. »Was sollen wir tun?«, fragte Sarah. »Hierbleiben, hat Frau Graumaus gesagt«, piepste Mäxchen Feldmaus aufgeregt. »Aber wir müssen doch helfen«, erwiderte Sarah. »Ja, schon«, sagte Manuelo. »Aber ich will nicht, dass uns der Fuchs frisst«, piepste Mäxchen. »Das will ich auch nicht, aber wir können unsere Klassenkameradinnen und -kameraden doch nicht im Stich lassen!«, meinte Sarah. Manuelo nickte bestätigend: »Willst du mitkommen Mäxchen?« – »Lieber nicht«, sagte der. »Ich habe zu viel Angst.« Sarah und Manuelo antworteten: »Das ist okay.«

Die beiden Mäuse machten sich auf den Weg. Sie waren ein bisschen im Vorteil. Nicht nur, dass sie die Abkürzung zu den Pilzplätzen kannten, sie hatten auch Frau Eules Ratschläge im Kopf. »Wir brauchen einen Gute-Magie-Gedanken«, sagte Sarah. »Ja«, erwiderte Manuelo. »Wir denken einfach: ›Wir sind mutige Mäuse‹. Und: ›Es ist gut, einander zu helfen!‹ Und: ›Wir passen aufeinander auf.‹ Dann sind wir gerüstet.« Sarah piepste: »Das ist super!« Und dann noch einmal tiefer und dunkler: »Das ist super!« Dabei stand sie

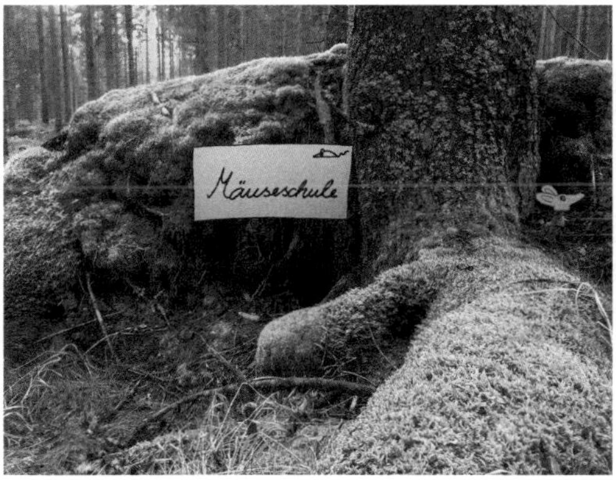

Abb. 3.35

ganz aufrecht. »Ommmmm«, sang Manuelo. Dabei mussten sie kichern. »Los geht's!«
Es war sehr aufregend, während der Schulzeit das Schulgelände zu verlassen. Und es schneite ergiebig. Sie kamen nicht so schnell voran, wie sie gedacht hatten. Hinter dem Schulhof gab es ein Loch im Zaun, das die kleinen Mäuse als Abkürzung nutzten. Von da aus war es nicht mehr weit zu den Pilzplätzen. Die erwachsenen Mäuse passten nicht durch das Loch, sie hatten den großen Weg genommen. Aber der war ja auch verschneit.
In der Ferne glaubten Sarah und Manuelo, etwas zu hören. Es klang wie ein wildes Piepsen – sehr hell und aufgeregt. Die beiden Mäuse kämpften sich vorsichtig durch den Schnee und waren mucksmäuschenstill. Der Schnee dämpfte ihr Getrippel. »Nicht das lange ruhige Atmen vergessen«, flüsterte Sarah. »Auch nicht unser Motto«, antwortete Manuelo ganz leise: »Wir sind mutige Mäuse! Es ist gut, einander zu helfen! Wir passen aufeinander auf! Ommmmm.« Langsam, aber sicher näherten sie sich dem Ziel. Alles war verschneit. Als Sarah und Manuelo ihre Nasen und Ohren aus dem Schnee reckten, konnten sie besser wahrnehmen ... Was war los?
Herr Fuchs war los! Das war klar. Sie sahen seinen orangeroten Pelz. Es roch auch ganz stark nach Fuchs. Und es roch nach Angst. Sie hörten das Piepsen von Klaudia Waldmaus. Sie hörten das Piepsen von Willi Waldmaus, der sich gerne auf dem Schulhof prügelte, aber jetzt sehr ängstlich klang. Sie hörten das Piepsen von Fabian Feldmaus, der eigentlich gerne bissige Bemerkungen machte, aber jetzt viel stiller piepste. Sie hörten das Piepsen von Susi, der ewig meckernden Spitzmaus. Sie hörten das Piepsen vom Zwillingspaar Karlo und Karla Maus, die heute mal keine Witze machten. Und sie hörten den Fuchs. Den schönen rotpelzigen Fuchs, der manchmal ganz verspielt war und manchmal furchtbar hungrig.
Sarah schaute Manuelo an und gab ihm zu verstehen: »Wir brauchen einen Plan!!!« Manuelo flüsterte: »Wir nutzen unser Motto!« Sarah verstand nicht

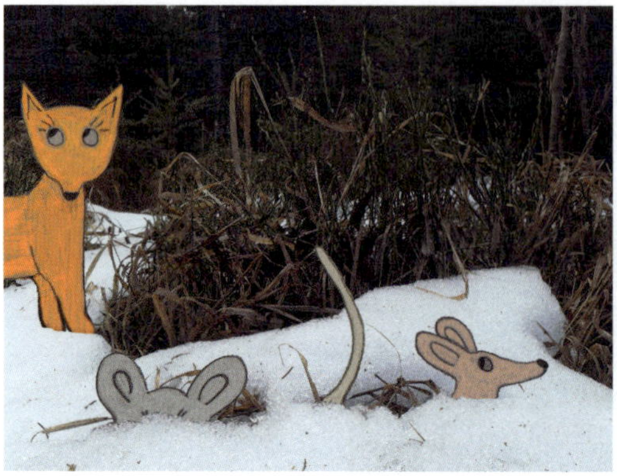

Abb. 3.36

ganz. »Wie meinst du das?«, fragte sie. Manuelo flüsterte: »Alle für einen und eine für alle! Wir nutzen unseren Mut und unsere Zähne!« Sarah verstand.
Sarah kroch noch ein bisschen tiefer unter den Schnee und arbeitete sich langsam vor zu den anderen kleinen Mäusen. Die waren halb im Schnee, halb darüber mitten im dichten, zugeschneiten Heidelbeergestrüpp stecken geblieben. Der Fuchs lauerte. Sarah begriff, dass Manuelo ein Ablenkungsmanöver starten wollte. Und schon hörte sie ihn: »Hallihallo, Herr Fuchs, guten Morgen in der Früh! Essen Sie die alten Heidelbeeren?! Die schmecken doch gar nicht mehr!« Der Fuchs drehte sich überrascht um. »Achtung!!!«, rief Sarah laut, sehr aufrecht stehend den anderen Mäusen zu: »Alle beißen jetzt einmal Herrn Fuchs in die Füße. Dann taucht ihr tiefer ab in den Schnee und wir graben uns zum Schulhof. Los!!!!«
Und ihr glaubt es kaum! Alle hörten auf Sarahs Kommando. Alle bissen einmal schnell in Herrn Fuchs Füße. Manuelo auch. Der Fuchs wusste nicht, wie ihm geschah. Er war vollkommen verdattert und viel zu überrascht, als dass

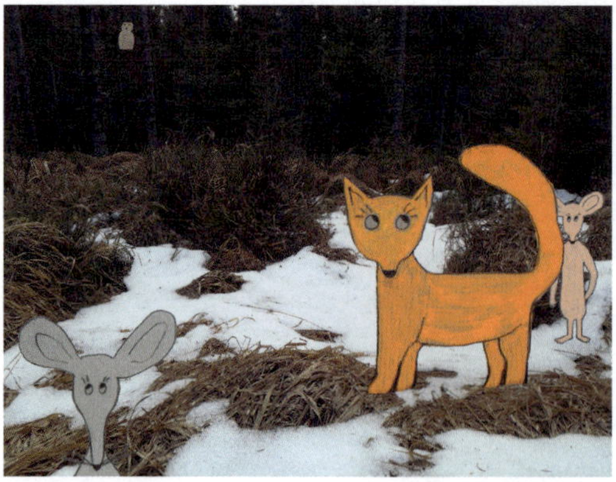

Abb. 3.37

er hätte so schnell reagieren können. Noch nie hatte ihm eine Maus, ach, was sage ich, hatten ihm viele kleine Mäuse in seine Füße gebissen. Er rief: »Au, Au, Au!!!« Und er sprang in die Höhe und davon. In der Ferne hörte er auch schon die Mäusepolizei. Das konnte nichts Gutes bedeuten.
Die Mäuse flitzten zum Schulhof. Mit vereinten Kräften waren sie in Sicherheit gelangt: Alle für einen und eine für alle: Wir sind mutige Mäuse! Es ist gut, einander zu helfen! Wir passen aufeinander auf!
Die Direktorin Frau Graumaus und Frau Mausina waren nur zum Teil begeistert, dass Sarah und Manuelo geholfen hatten: »Es hätte euch sonst was passieren können! Ihr hättet in der Schule bleiben sollen!« Trotzdem waren alle froh. Die Klassenkameradinnen und -kameraden waren gerettet! Der Fuchs hatte eine Anzeige von der Mäusepolizei erhalten. Und er hatte etwas Wichtiges gelernt: Ärgere nie eine Maus. Es gibt viele von ihnen. Und wenn die mutig sind und zusammenhalten, tut das den Füßen nicht gut.
Aber auch die Klassenkameradinnen und -kameraden hatten etwas gelernt: Sarah und Manuelo waren echt mutig. Man hörte das Piepsen von Klaudia Waldmaus. Man hörte das Piepsen von Willi Waldmaus, der sich gerne auf dem Schulhof prügelte. Man hörte das Piepsen von Fabian Feldmaus, der gerne bissige Bemerkungen machte. Man hörte das Piepsen von Susi, der ewig meckernden Spitzmaus. Man hörte das Piepsen vom Zwillingspaar Karlo und Karla Maus, die immer für einen Witz gut waren. Alle piepsten. Und zwar gemeinsam und froh: »Danke! Ihr seid so mutig gewesen! Ihr habt uns gerettet!«
Das war der letzte Schultag. Der Schnee wurde immer mehr. Es war Zeit für die Winterruhe, bis zum nächsten Frühling. Alle Mäusekinder und die Lehre-

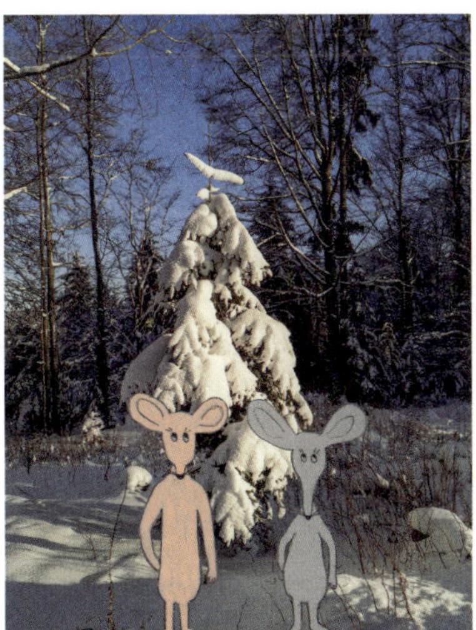

Abb. 3.38

rinnen verabschiedeten sich und wünschten sich eine gute Winterruhe! Sarah und Manuelo wurden noch einmal dankbar von den anderen Mäusekindern umringt: »Ihr wart so mutig! Danke! Bis bald und alles Gute!« Sarah und Manuelo gingen gemeinsam durch den verschneiten Winterwald nach Hause. Dabei sangen sie vergnügt das *Mutige-Mäuse*-Lied. Heute klang es noch schöner als je zuvor. Sie waren beide sehr mutig gewesen und auch stark und selbstsicher. Sie waren zwei mutige Mäuse geworden! Frau Eule hatten ihnen wirklich sehr geholfen. Das mussten sie Frau Eule unbedingt noch erzählen morgen früh. Dann könnten sie zum Winterkuscheln zurück in ihre Höhlen. Und im nächsten Jahr würden Manuelo und Sarah weiter daran arbeiten, mutig zu werden und zu bleiben.

Mögliche Fragen zur Zusammenfassung

- Was ist im Schnee passiert? Was wollte Herr Fuchs von den Mäusekindern?
- Wie haben Sarah Spitzmaus und Manuelo Maus die anderen Mäusekinder gerettet?
- Was hat sie so mutig und stark gemacht?
- Was hat ihnen geholfen? Was hilft, damit man mutiger, selbstbewusster und stärker wird?
- Was denken die anderen Mäusekinder jetzt über Manuelo und Sarah?
- Was denken Manuelo und Sarah über sich selbst?
- Was könntest du selbst üben?

3.4.2 Mein Selbstbild und Selbstwertgefühl – alt und neu. Kognitive Arbeit: Die Säulen des Selbstbilds – Teil 3

Kurze Beschreibung der Übung

Über die Informationsbögen zum Selbstbild und Selbstwertgefühl (vgl. S. 65–68) wurden die Patient:innen bereits mit den Begrifflichkeiten vertraut gemacht. Das Selbstbild wurde durch die Säulen des Selbstbilds beziehungsweise der Identität (vgl. Petzold 2012; Übungen S. 79–83) bereits erarbeitet. Dadurch ist die Grundlage gelegt, den Weg zu einem neuen Selbstbild zu ebnen. Mit dem folgenden zweiteiligen Arbeitsblatt sollen ein neues Selbstbild und Wege dahin besprochen werden. Diese Übung nimmt Bezug auf die Arbeit mit Annahmen und Grundannahmen nach Beck (1999) und Fennell (2005) sowie auf die Übung unter Heranziehung des Grundgesetzes der BRD (vgl. S. 89).

Ziel der Übung

Fördern eines neuen, hilfreichen Selbstbilds

Therapiephase

Intervention

Altersindikation

Jugendliche und Erwachsene

Setting

Einzel- und Gruppentherapie

Dauer

1–X Sitzungen (zur Ergänzung und Vertiefung)

Anleitung

Die Therapeutin verweist auf die Informationsbögen zum Thema Selbst, Selbstbild und Selbstwertgefühl, die bereits zusammen gelesen und erarbeitet wurden: »Sie haben die Säulen Ihres Selbstbilds erarbeitet und ein Selbstbild formuliert. Lassen Sie uns noch einmal einen Blick darauf werfen.« Die Therapeutin nimmt die kopierten Unterlagen aus der Patientenakte. Gemeinsam werden die Erinnerungen geweckt. »Ich würde gerne heute mit Ihnen darüber sprechen, wie wir die Säulen Ihres Selbstbilds stärken können und diesen ein neues Dach, im Sinne eines neuen Selbstbilds, geben können. Dafür habe ich weiteres Arbeitsmaterial mitgebracht, sodass wir zusammen diskutieren und nachdenken können. Lassen Sie uns gemeinsam darauf schauen und die Fragen überdenken.«

Die Therapeutin denkt in Ruhe mit den Patient:innen über die Fragen nach. Sie unterstützt mit einer ressourcenorientierten, fairen, freundlichen, mitfühlenden Haltung und nimmt als Diskussionsgrundlage eines neuen, fairen Selbstbilds das Grundgesetz der BRD mit den Prinzipien Gleichheit, Gleichberechtigung, Würde, Recht auf Leben und Entfaltung zur Hilfe. Ein neues Selbstbild könnte etwa folgendermaßen lauten: »Ich bin vollkommen in Ordnung, wie alle anderen Menschen auch. Ich habe die gleichen Schwächen, Stärken und Rechte wie alle anderen Menschen auch.« Für gläubige Menschen dürfen selbstverständlich auch kirchliche Schriften oder ein Kirchenoberhaupt wie der Papst oder der Dalai Lama als Ratgeber für ein faires Selbstbild fungieren.

PRAXISTIPP Arbeitsblatt »Selbstbild und Säulen – alt und neu«

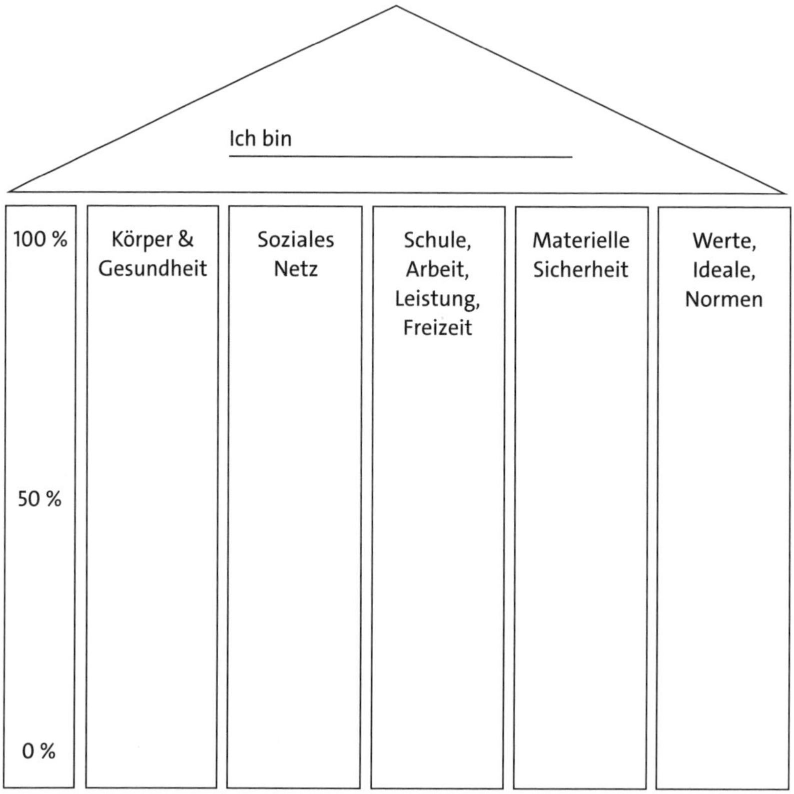

Abb. 3.39: Mein Selbstbild als Haus.

Zusammenfassung des ersten Entwurfs zum Selbstbild (Notizen in die Säulen)

- Aus welcher Säule, aus welchen Säulen ziehen Sie bereits Kraft?
- Wo sehen Sie nur das Negative, vergessen das Positive?
- Welche Stärken und Eigenschaften haben wir bei Ihnen schon identifiziert?
- Welche Rollen erfüllen Sie gut?
- Womit dürften Sie zufrieden sein?

Wir suchen ein hilfreicheres Selbstbild

- Was wäre eine ausgeglichenere, faire Sicht auf sich selbst?
- Was würde das Grundgesetz zu Ihrem Selbstbild sagen?
- Was würde Ihnen ein wohlgesonnener Mensch dazu sagen?

Zukunftsentwurf zu hilfreichen Säulen des Selbst und einem neuen Selbstbild

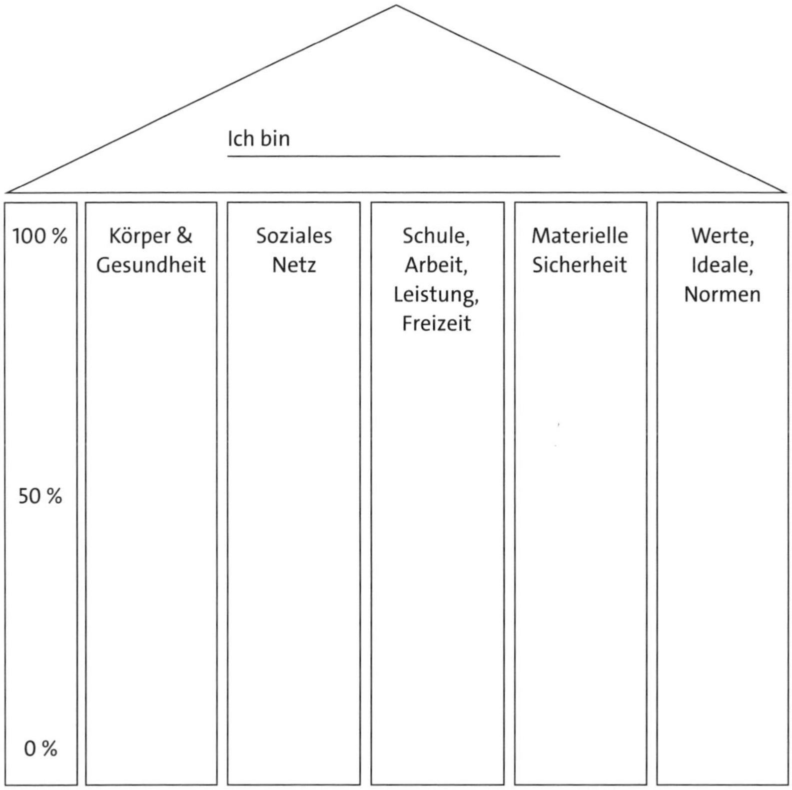

Abb. 3.40: Mein neues Selbstbild als Haus.

- Wie können wir die Säulen Ihres Selbstbilds und damit das Selbstwertgefühl stärken? (Notizen in die Säulen)
- Wie können Sie im Alltag Ihre Säulen nutzen und stärken?
- Brauchen Sie ein neues Regelwerk, um Ihre Säulen zu unterstützen? Etwa: mehr Zeit für sich; anderen Menschen mehr Grenzen setzen; mehr Zeit für Kontakte; mehr Zeit für Ihre Spiritualität; weniger Arbeit, mehr Freizeit; weniger Aufopferung für X; mehr körperliche Selbstfürsorge.
- Welche Säule, welche Säulen sollten Sie besser pflegen oder ausbauen? Wie geht das im Alltag?

Mein neues, faires, hilfreiches Selbstbild (Wir nehmen unsere bisherigen Überlegungen zur Hilfe!)

Ich bin ....

- Wie kann ich mein neues Selbstbild stärken?
- Was kann ich dafür tun, dass mein neues Selbstbild ausgelebt wird?
- Welche Unterstützung brauche ich, damit mein neues Selbstbild Realität wird und bleibt? Worauf kann ich selbst achten?

3.4.3 Schreiben Sie sich eine Smiley-Karte: Selbstwertsätze finden

Kurze Beschreibung der Übung

Mithilfe von Smiley-Karten werden faktenbasierte, freundliche, das Selbstwertgefühl und Selbst stärkende Botschaften im Sinne eines Lobs oder einer hilfreichen Selbstinstruktion formuliert. Diese Übung ist für Patient:innen geeignet, die lesen und schreiben können. Eltern können mit diesen Karten das Selbstwertgefühl ihrer Kinder stärken. Die Therapeutin fungiert als Modell. Die Übung nimmt Bezug auf die Bewältigungskarten nach Beck (1999) und die Ressourcenaktivierung nach Gruber (2020). Durch den Smiley und die Induktion von Freude wird implizit die Facial-Feedback-Hypothese genutzt und eine Stimmungsaufhellung angestrebt (vgl. Strack et al. 1988).

Ziele der Übung

- Aktivieren von Ressourcen
- Stärkung der therapeutischen oder elterlichen Beziehung
- Fördern von Selbstverstärkung
- Unterstützen eines Selbsthilfeinstruments

Therapiephase

Intervention

Altersindikation

Die Übung ist für Kinder ab Lesealter, Bezugspersonen von Kindern, Jugendliche und Erwachsene geeignet.

Setting

Einzel- und Gruppentherapie

Dauer

1–X Sitzungen (zur Ergänzung und Vertiefung)

Anleitung

In jeder Sitzung gibt es für die Therapeutin mehrere Gelegenheiten, bei ihren Patient:innen dem Selbstwertgefühl dienliche, selbstverstärkende und ressourcenaktivierende Momente zu identifizieren und hilfreiche Botschaften mit Lob oder Selbstinstruktionen zu formulieren. Hier zwei Beispiele, einmal aus der Therapie mit Erwachsenen, einmal aus der Kindertherapie.

FALLBEISPIEL **Die psychologische Psychotherapeutin sagt zum erwachsenen Patienten:**
»Oft vergessen wir, was wir alles Tolles im Alltag bewältigen und schaffen. Gerade, wenn man mit dem Selbstwertgefühl kämpft, ist es wichtig, diese Dinge im Blick zu behalten. Dafür habe ich diese Karte mitgebracht.« Die Therapeutin holt eine Karte heraus und malt einen Smiley oder eine lächelnde Sonne darauf. »Wenn wir jetzt nur einmal Ihre Hausaufgabe anschauen, finde ich, dass Sie das beeindruckend umgesetzt haben. Sie haben sich wirklich Zeit genommen und sich Mühe gegeben, mir Ihren Biografiebogen auszufüllen. Sie haben sogar Fotos mitgebracht. Das fand ich sehr hilfreich, um mir Ihre Geschichte besser vorzustellen. Danke! Vielleicht können wir das in einer Karte festhalten.« Die Therapeutin nimmt jetzt die Karteikarte mit Smiley und schreibt dazu eine selbstverstärkende Botschaft. »Hmm, ich habe es jetzt mal so formuliert …« Die Therapeutin legt die Karte ins gemeinsame Blickfeld und liest sie vor. Dann reicht sie sie dem Patienten.

☺ *Ich bin ein kreativer und zuverlässiger Mensch. Das ist toll und hilfreich.*

FALLBEISPIEL **Die Kinder- und Jugendlichenpsychotherapeutin sagt zu den Eltern und zum Kind:**
»Oft vergessen wir, was wir alles Tolles im Alltag bewältigen und schaffen. Gerade, wenn man mit dem Selbstwertgefühl kämpft, ist es wichtig, diese Dinge im Blick zu behalten. Dafür habe ich diese Karte mitgebracht.« Die Therapeutin holt eine Karte heraus und malt einen Smiley oder eine lächelnde Sonne darauf. »Wenn wir jetzt nur einmal anschauen, was du, Maxi, diese Woche in der Schule geschafft hast, können wir alle unglaublich stolz auf dich sein. Du warst total mutig und bist jeden Tag in die Schule gegangen, obwohl du Angst hattest und oft nicht wolltest.« Die Therapeutin nimmt jetzt die Karteikarte und schreibt noch eine selbstverstärkende Botschaft drauf. »Hmm, ich habe es jetzt mal so formuliert …« Die Therapeutin legt die Karte ins gemeinsame Blickfeld und liest sie vor. Dann reicht sie sie Maxi und seinen Eltern hinüber.

☺ *Ich bin mutig, weil ich jeden Tag trotz Angst zur Schule gegangen bin! Ich darf sehr stolz auf mich sein!*

Die Psychotherapeutin macht deutlich, dass es darum geht, selbstverstärkende Botschaften regelmäßig zu identifizieren und in Form einer Smiley-Karte zu visualisieren, um das Selbstwertgefühl zu stärken.

Es ist davon auszugehen, dass solche Botschaften bei Patient:innen mit einem niedrigen Selbstwertgefühl eher zu abwehrenden und schambehafteten Reaktionen führen. Hier ist eine empathische, validierende und konstant verstärkende Reaktion der Therapeutin bedeutsam. In den folgenden Sitzungen bleibt die Therapeutin dabei, Ressourcen der Patient:innen hervorzuheben. Sie malen in jeder Sitzung lächelnde Gesichter und erarbeiten gemeinsam, gegebenenfalls mit den Eltern, selbstverstärkende Botschaften. Die Therapeutin leitet die Patient:innen an und damit ihr Selbstmanagement, eigene Fähigkeiten und Besonderheiten hervorzuheben und aufzuschreiben. Dafür können den Patient:innen und gegebenenfalls den Eltern Smiley-Karten mitgegeben werden (z. B. aus den Online-Materialien oder als Karteikarten). Dadurch soll eine Kartensammlung auch für die Zeit nach der Therapie entstehen, die hervorgeholt werden kann, um die selbstwertstärkenden Botschaften zu erinnern.

PRAXISTIPP Schreiben Sie sich eine Smiley-Karte

Jeder Mensch macht tolle Dinge. Das verlieren wir alle oft aus dem Blick. Um unser Selbstwertgefühl zu stärken und unsere Fähigkeiten freundlich im Blick zu behalten, geht es darum, Dinge zu benennen, die wir gut machen, die wir bewältigt, gemeistert haben, und solche, die uns helfen, durch das Leben zu kommen. Was ist es heute bei Ihnen?
Denken Sie einen Moment darüber nach, während Sie die Augen schließen und ein kleines Lächeln auf Ihrem Gesicht erscheinen lassen. Das hilft beim Nachdenken über Positives!

....

....

....

....

Malen Sie sich einen Smiley als kleines Lob!

Abb. 3.41

3.4.4 Tipps für Eltern

Kurze Beschreibung der Übung

Mithilfe von Informationsblättern werden Eltern über allgemeine hilfreiche Erziehungsregeln und ihre Bedeutung für Kinder mit negativem Selbstwertgefühl informiert.

Ziele der Übung

- Fördern einer selbstwertstärkenden Erziehung
- Fördern von Erziehungs- und Beziehungskompetenz

Therapiephase

Intervention

Altersindikation

Erwachsene (Eltern)

Setting

Einzel- und Gruppentherapie

Dauer

1–2 Sitzungen

Anleitung

Die Therapeutin gibt das Informationsmaterial zum Umgang mit Kindern mit einem negativen Selbstwertgefühl als Hausaufgabe zum Lesen mit. Alternativ können die Blätter gemeinsam in der Sitzung gelesen und danach besprochen werden. Die Therapeutin prüft, ob inhaltlich alles verstanden wurde, gibt allgemeine Beispiele und bespricht individuelle Beispiele mit den Eltern. Gemeinsam werden individuelle Hausaufgaben, Übungen oder Vereinbarungen dazu getroffen, etwa einen abendlichen Tagesrückblick mit Lobkärtchen zu machen.

PRAXISTIPP Informationsblätter »Umgang mit Kindern, die mit dem Selbstwert kämpfen«

Vorbemerkung

Eltern zu sein, ist der schönste und schwerste Job der Welt! In keinem anderen Bereich bedarf es so viel Aufmerksamkeit, Geduld und Kraft – rund um die Uhr. Dabei kämpfen Eltern ja nicht nur mit der Aufgabe der Kinderversorgung und Erziehung, sondern auch mit den ganz normalen, alltäglichen Herausforderungen des Lebens.

Kinder mit einem negativen Selbstwertgefühl brauchen ihre Eltern ganz besonders. Sie sind oft schüchtern, ziehen sich vor Herausforderungen zurück, haben Ängste, reagieren manchmal sogar aggressiv und fordern von ihren Eltern viel Unterstützung und Geduld.

Das Selbstwertgefühl eines Kinds ist einerseits durch die Gene beeinflusst. Andererseits entwickelt es sich durch die Kontakte mit anderen Menschen, wie Eltern, Familie, weiteren Erziehungspersonen wie Lehrer:innen, Kindern in Kindergarten, Schule und Verein. Die positive Nachricht ist, dass sich das Selbstwertgefühl lebenslang entwickeln kann!

Um Kinder zu fördern, die mit einem schwachen Selbstwertgefühl und Selbstunsicherheit kämpfen, gibt es verschiedene Möglichkeiten. Ein wichtiges Stichwort ist die Kraft der positiven Verstärkung. Was ist das genau? Erfahrungen machen dürfen, Interesse erfahren und freundliche Rückmeldungen bekommen! Rückmeldungen in Worten und Gesten zum Verhalten des Kinds, seinen Fähigkeiten und Eigenschaften sind ein tolles Instrument für Eltern, das Selbstwertgefühl und den Mut des Kinds zu stärken.

Was ist wichtig? Worauf ist zu achten?

- Die positive Verstärkung ist zunächst einmal für jeden Menschen wichtig. Wir alle profitieren von Erfahrungen, in denen wir uns selbst als fähig und wirksam erleben. Wir alle profitieren davon, wenn sich jemand für uns interessiert. Wir alle profitieren von Lob und freundlichen konkreten Rückmeldungen zu unserem Verhalten und unseren Fähigkeiten. Das gibt uns eine externe Information über uns selbst, über unser Bild, das nach außen entsteht, aber auch über unser Können und unsere Möglichkeiten.
- Diese Erfahrungen erhöhen die Wahrscheinlichkeit, dass wir ein gezeigtes Verhalten wiederholen. Wir trauen uns zunehmend, ein bestimmtes Verhalten wieder zu zeigen, wenn wir erleben, dass es gut ankommt oder einen guten Effekt hat. Aber wir glauben auch mehr an uns selbst und unsere Fähigkeiten – das nennt man auch Selbstwirksamkeitserwartung.
- Man weiß, dass positive Verstärkung sehr hilfreich ist und uns hilft, zu lernen. Bestrafung (Schimpfen usw.) ist hingegen kontraproduktiv im Hinblick auf das Lernen und den Glauben an uns selbst.
- Um den Selbstwert zu stärken, ist es hilfreich, konkrete Dinge zu benennen: was genau gut geklappt hat, welche Fähigkeit eingesetzt wurde (z. B.

sportlich sein), welche tollen Eigenschaften das Kind hat (z. B. Verantwortungsbewusstsein), welche Talente in ihm schlummern (z. B. Spaß an Musik), welche hilfreichen Einstellungen deutlich werden (z. B. durchhalten wollen) usw.

- Es ist hilfreich, einen offenen Blick für die Stärken Ihres Kindes zu entwickeln, um diese zu benennen: zum Beispiel, ob Ihr Kind gut basteln kann, ob es besonders sorgfältig ist oder einfühlsam, musikalisch, mathematisch oder sprachlich begabt, sportlich, zuverlässig oder besonders verantwortungsbewusst. Solche Stärken helfen uns ein Leben lang und bringen uns Freude im Leben, wenn wir sie anwenden. Deshalb ist es so wichtig, diese Stärken zu erkennen und zu benennen. Sie sind eine wichtige Selbstwertquelle. Hören Sie deshalb gut zu, wenn Ihr Kind von Aktivitäten berichtet, die ihm Freude bereiten. Fördern Sie freudvolle Aktivitäten, auch wenn Sie skeptisch sind, etwa ob Ihr Kind wirklich einmal Astronaut:in werden kann. Gesehen zu werden in den eigenen Interessen, tut Kindern gut und stärkt ihren Selbstwert. Vielleicht wird Ihr Kind nicht Astronaut:in, aber wird ein Leben lang Freude haben an der Sternenbeobachtung mit einem Fernglas. Seien Sie deshalb auch einmal dabei, wenn Ihr Kind im Rahmen seiner Interessen Neues erlebt, ob auf dem Fußballplatz oder mit dem Fernglas in den Abendstunden.
- Abwertungen (»Das kannst du eh nicht«), soziale Vergleiche (»X kann das besser als du«), Ironie und negative Bemerkungen über andere Kinder sollten unterlassen werden. Dies führt zu Verunsicherung und unguten sozialen Vergleichen, die eher den Selbstwert reduzieren (hierarchisches Denken: andere sind besser oder schlechter als man selbst).
- Eigene Vorurteile (z. B. »Jungs sind besser im Fußball« oder »Mädchen sind immer sozial kompetenter«) sollten kritisch hinterfragt werden und außen vor bleiben. Gleiches gilt für vorurteilsbehaftete Einstellungen, die keinen Spielraum für Entwicklungsmöglichkeiten geben (»Das kann man niemals lernen« oder »Das liegt in unserer Familie«).
- Die Autonomie Ihres Kindes zu fördern, unterstützt Ihr Kind ungemein. So sind kleine, eigenständige Ausflüge zum Kinderspielplatz oder zu Freund:innen genauso wichtig wie das selbstständige Ausprobieren von Dingen (z. B. erst einmal alleine zu puzzeln, dann mit den Eltern, dann wieder allein). Dabei lernt das Kind, was es alles selbstständig kann – was das Selbstwertgefühl stärkt.
- Nicht jede Aktivität ist gleich erfolgreich. Davon geht die Welt nicht unter. Es ist ein langwieriger Prozess und ein Balanceakt, Ihre Kinder zu fördern, zu ermutigen und zu fordern.
- Für selbstwertstärkende, positive Verstärkung braucht es einen offenen Blick für die Besonderheiten, Fähigkeiten, Eigenschaften und Talente eines jeden Kindes/Menschen. Das Schöne ist: Wir alle können diesen Blick trainieren.

- Und es gibt noch etwas Wichtiges! Eltern sind Vorbilder für ihre Kinder. Wir lernen nicht nur von unseren Eltern, wie wir uns die Schuhe zubinden, sondern wir lernen zum Beispiel auch, ob es erlaubt ist, stolz auf sich zu sein. Es wäre toll, wenn Sie selbst einmal sagen könnten, was Sie heute gut gemacht haben oder worauf Sie stolz sind. Dann kann Ihr Kind das von Ihnen abgucken.

Im Folgenden finden Sie einige Tipps in tabellarischer Zusammenfassung. Wenn Sie noch mehr zum Thema lesen oder lernen möchten, sei stellvertretend verwiesen auf die im Literaturverzeichnis aufgeführten Publikationen von Faber & Mazlish (2020) und Juul (2020) sowie auf einen Elternkurs des Kinderschutzbundes, der an vielen Orten und in diversen Beratungsstellen angeboten wird: Starke Eltern – Starke Kinder®.

Ja, unbedingt!	**Wie**	**Beispiel**
Interesse signalisieren und zuhören	Buch, Tablet, Handy weglegen; Fernseher ausschalten; das Kind fragen, was es erlebt hat	»Wie war es in der Schule, Schatz? Was war heute das Schönste/Schwerste? Wie hast du X genau gemacht?«
Loben	Differenzierte, konkrete positive Rückmeldungen zum Verhalten und den Fähigkeiten	»Dein Herbstbild aus dem Kindergarten hast du mit so vielen Farben und so viel Mühe gemalt! Toll! Wie bist du auf die Idee gekommen?«
Freude über das Kind ausdrücken	Umarmungen, Worte	»Du bist mein Schatz! Ich freue mich, wie mutig du heute beim Reiten warst.«
Eigenschaften, Pläne, Talente benennen	Zuhören und benennen, zum Beispiel das Interesse an Technik oder Natur, die Freude an Musik, Musikalität, Kontaktfähigkeit, handwerkliches Geschick, Freude an Bewegung und Sportlichkeit	Kind: »Wenn ich groß bin, will ich Astronautin werden!« Mutter: »Du interessierst dich für das Weltall und die Sterne! Super! Was findest du toll daran?!«
Trösten	Umarmungen, Worte	»Das tut mir leid, dass du auf dem Spielplatz hingefallen bist. Komm, Schatz, wir verbinden das. Dann wird es gleich besser.«

Ja, unbedingt!	Wie	Beispiel
Ermutigen	Zuversicht und Glauben an das Kind vermitteln mit Worten; Problemlösungen suchen und detailliert besprechen (von Teddy bis Telefonkontakt usw.)	»Ich weiß, dass du Angst hast vor der Klassenfahrt. Aber du schaffst das! Wir überlegen zusammen, wie du das bewältigen kannst.«
Achtsam Zeit miteinander verbringen	Tablet, Handy, Fernseher ausschalten; Zeit und Aufmerksamkeit schenken	»Komm, wir puzzeln noch einmal ganz in Ruhe zusammen.«

Tab.3.6: Tipps für Eltern – Teil 1

Nein!	Stattdessen	Beispiel
Die Angst unterstützen / Der Angst nachgeben	Validieren / Die Gefühle Ihres Kindes nachvollziehen, aber Problemlösungen im Blick behalten	»Ich verstehe, dass dir die Mathearbeit morgen Angst macht. Das ist eine große Herausforderung für dich. Wir überlegen gemeinsam, wie du deine Angst morgen bewältigen kannst.«
Abwertungen und Beleidigungen	Die Gefühle des Kindes benennen, aber auch eigene Gefühle ausdrücken	»Ich verstehe, dass du dich gerade über das kaputte Spielzeug geärgert hast. Das ist traurig und ärgerlich, wenn etwas kaputt geht. Trotzdem mag ich es nicht, wenn du mich trittst.«
Bestrafen	Alternativen anbieten	»Schatz, kein Rumbrüllen! Du hast zwei Möglichkeiten: Entweder du flüsterst es mir ins Ohr oder du sagst es in normaler Lautstärke. Was möchtest du tun?«
Negative Bemerkungen über andere Kinder	Neutral und verständnisvoll beschreiben	»Maxi fällt es auch schwer, auf die Klassenfahrt mitzufahren.« Oder: »Als ich klein war, fand ich das auch schwer.«

Nein!	Stattdessen	Beispiel
Immer »nein« sagen	Mitdenken lassen und Konfliktlösungen anbieten	»Wir fahren in fünf Minuten los zur Oma. Hast du dann noch Zeit zum Spielen.« Oder: »Ich verstehe, dass du noch mit Lego® bauen möchtest. Auf der anderen Seite wollen wir zusammen zur Oma fahren. Lass uns nachdenken, wie wir das zusammen lösen können ...«
Ein Label vergeben (z. B. nervig, zu laut, Gejammer)	Beschreiben und ein anderes Verhalten ermöglichen, danach loben oder etwas Schönes tun	Kind rennt im Wartezimmer des Zahnarztes herum. Vater: »Schatz, hier ist meine Armbanduhr. Ich weiß, dass du fünf Minuten stillsitzen kannst.« Danach: »Wie ist es dir gelungen, so leise zu bleiben?« Loben.

Tab. 3.7: Tipps für Eltern – Teil 2

3.4.5 Ein Verstärkerplan für Kinder

Kurze Beschreibung der Übung

Mit einem Verstärkerplan soll das mutige und selbstsichere Verhalten des Kinds verstärkt werden. Gemeinsam mit dem Kind und den Bezugspersonen wird dieser besprochen.

Ziel der Übung

Fördern und Verstärken von Mut und Selbstsicherheit

Therapiephase

Intervention

Altersindikation

Kinder und Erwachsene (Bezugspersonen von Kindern)

Setting

Einzeltherapie oder Elterngruppen

Dauer

1–X Sitzungen (zur Ergänzung und Vertiefung)

Anleitung

Die Therapeutin spricht das Kind direkt an: »Ich möchte dir und deinen Eltern heute ein Belohnungssystem vorstellen, mit dem du und deine Eltern dein mutiges Verhalten beobachten und belohnen können. Jeden Tag könnt Ihr zusammen gucken, wie mutig du warst und ob du dir eine mutige Maus verdient hast. Wenn du vier mutige Mäuse gesammelt hast, dann darf ein kleiner Wunsch erfüllt werden, zum Beispiel abends fünf Minuten länger Vorlesen, ein bisschen Handyzeit oder vielleicht einmal zusammen Kekse backen. Diese Wünsche können wir gleich noch mit deinen Eltern besprechen. Später können wir dann immer zusammen schauen, was du schon alles geschafft hast und wie mutig du gewesen bist.«

PRAXISTIPP Mein Belohnungsplan für zwei Wochen
Wie mutig war ich heute? Habe ich mir heute eine mutige Maus verdient?

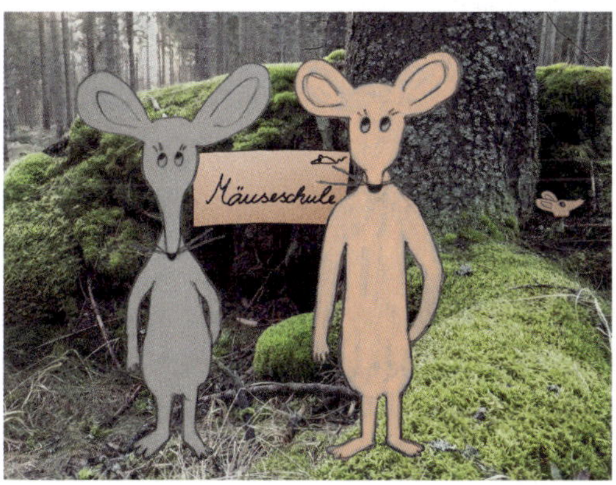

Abb. 3.42

Eine mutige Maus bekomme ich, wenn:

....

....

....

....

Woche	**Montag**	**Dienstag**	**Mittwoch**	**Donnerstag**	**Freitag**	**Samstag**	**Sonntag**
1							
2							

Wenn ich mir vier Mal eine mutige Maus verdient habe, dann wird dieser kleine Wunsch erfüllt:

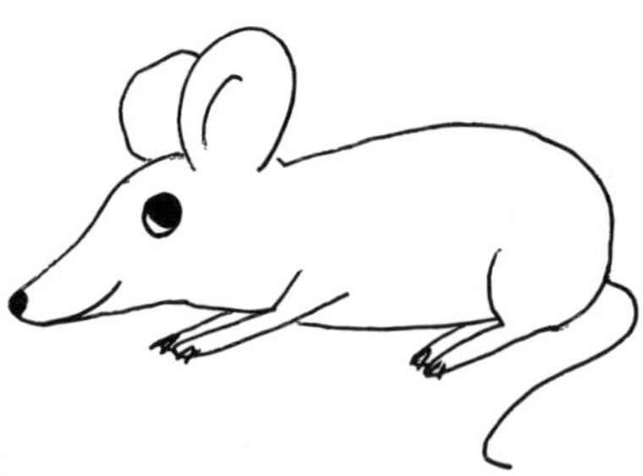

Abb. 3.43

3.4.6 Die Spiegel im Schloss: Eine Geschichte über die Unzuverlässigkeit von Schönheitsidealen

Kurze Beschreibung der Übung

Anhand der Geschichte eines Schlosses mit sprechenden Spiegeln, die über die Modetrends der letzten 1000 Jahre Auskunft geben, wird die Variabilität von Mode- und Schönheitstrends dargestellt. Neben kritischen Spiegeln mit rigiden Vorgaben zu Schönheit wird mithilfe eines jüngeren Spiegels eine alternative, neutrale und hilfreichere Perspektive angeboten. Die kognitive Auseinandersetzung mit dem Schönheitsideal ergänzt die Geschichte. Diese kurze Geschichte wurde inspiriert durch den Roman (mit Trainingsteil) *Karalie und Paul* (Annies 2022).

Ziele der Übung

- Wissen vertiefen zur Variabilität des Schönheitsideals in den letzten Jahrhunderten
- Fördern einer hilfreichen, dem Selbstwert dienlichen Haltung zu Schönheit und zum Selbst

Therapiephase

Intervention

Altersindikation

Aufgrund der Märchenhaftigkeit der Geschichte ist die Übung eher für Kinder und junge Jugendliche geeignet.

Setting

Einzel- und Gruppentherapie

Dauer

1–3 Sitzungen mit Hausaufgaben zur Ergänzung und Vertiefung

Anleitung

Die Therapeutin führt die Geschichte als eine Möglichkeit ein, etwas über das Schönheitsideal zu lernen. Die Geschichte kann in der Sitzung gemeinsam gelesen oder als Hausaufgabe zum Lesen mitgegeben werden. Der Inhalt wird gemeinsam zusammengefasst und nachvollzogen. Danach wird eine kognitive Auseinandersetzung mit dem Schönheitsideal angestrebt und die Suche nach einer hilfreichen Einstellung begonnen.

PRAXISTIPP Die Spiegel im Schloss, oder: Eine Geschichte über unser Aussehen

Stell dir vor, du kommst in ein uraltes und riesiges Schloss. Das Schloss ist sehr gepflegt, es ist sauber geputzt, die Möbel sind aus glänzendem Holz gefertigt. Die Fenster mit den großen, schweren, samtigen Vorhängen lassen das Sonnenlicht herein. Und das Sonnenlicht blitzt und blinkert, weil es sich in den Spiegeln, den polierten Möbeln und den glänzenden Holzböden widerspiegelt. In allen Zimmern und Sälen hängen Spiegel, sehr unterschiedliche Spiegel: große und kleine, runde und eckige, manche mit einem schweren Holzrahmen, andere ohne, andere mit goldglänzenden Rahmen, manche sogar mit Diamanten besetzt. Einige Spiegel sind fast so groß wie die ganze Wand. Alle Spiegel sind unterschiedlich alt, manche 500, manche über 1000, manche erst zehn oder 100 Jahre. Und das Verrückteste ist: Die Spiegel können sprechen. Sie sprechen viel und gern. Sie erzählen von all den Menschen, die sie kennengelernt haben. Sie erzählen, wie die ihr Spiegelbild angeschaut haben, um die Petersilie noch schnell aus den Zähnen zu zupfen oder das Kleid zurechtzurücken. Sie sagen, nein, besser gesagt, sie schreien laut heraus, wer die schönsten Menschen ihrer ersten Jahre im Schloss waren, wer aus ihrer Sicht attraktiv und schön ist. Und sie streiten darum, wer die schönsten Menschen kannte und wer von ihnen genau weiß, was eigentlich schön ist. Weißt du, was sie zueinander sagen?

- Nur wer ausschaut wie Marie Antoinette, die französische Königin aus dem 18. Jahrhundert, ist wirklich schön!
- Nur wer ausschaut wie Marilyn Monroe, die blonde Schauspielerin aus den 1960er Jahren, ist attraktiv.
- Der schönste Mann der Welt war Karl der Große. Der hatte lange glänzende Haare.
- Nein, ich kannte Arnold Schwarzenegger, den Bodybuilder, Schauspieler und amerikanischen Politiker, der ist der einzige, schöne, muskulöse und starke Mann. So muss man ausschauen!
- Kanntest du nicht König Edward, der war groß und schmal, die einzig schöne und edle Erscheinung. Wer nicht groß und schmal ist, ist nicht attraktiv.
- Mein bester Freund, der Maler Rubens, malte um 1600 nur dicke Menschen. Nur dicke Menschen sind schön!
- Nein, mein bester Freund, der Maler Modigliani, malte um 1900 nur dünne Menschen. Nur dünne Menschen sind schön!
- Alle müssen große blaue Augen haben. Dann ist man schön.
- Nein, König Otto hatte schmale dunkle Augen. Das ist wahre Schönheit!
- Nur wer weite Röcke trägt, ist schön.
- Nein, nur wer enge Hosen trägt, ist schön.
- Nein, eine krumme Nase ist schön! Nur wer eine krumme Nase hat, ist schön!
- Hauptsache Locken! Ohne Locken keine Schönheit!

So rufen sie durcheinander. 1000 Spiegel, 1000 Meinungen. 1000 Jahre Menschheitsgeschichte und 1000 Jahre Mode. Wenn du die Bemerkungen der Spiegel liest, schwirrt dir dann auch so der Kopf? Was ist denn nun richtig? Wer hat recht? Was ist wahre Schönheit?

Es gibt einen Spiegel namens Paul. Er ist ein rollender Ankleidespiegel, ein sehr junger Spiegel. Er ist manchmal ganz schön genervt von dem ganzen Geschrei seiner Spiegelverwandten über die wahre Schönheit. Er ist der einzige Spiegel, der eine ganz andere Haltung hat als all seine Verwandten. Er sagt: »Das ganze Geschwätz über wahre Schönheit ist Quatsch. Jeder und jede ist schön. Man muss nur genau hinschauen. Die Menschen sind unterschiedlich, und das ist toll. Jede und jeder ist etwas Besonderes. Es gibt jede und jeden nur einmal auf der Welt. Und neben der äußeren Hülle gibt es noch das Innere. Das glänzt viel mehr. Freundlichkeit macht Schönheit. Lächeln macht Schönheit. Höflichkeit macht Schönheit. Temperament und Lebendigkeit machen Schönheit. Schachspielen, Spielen, Turnen, Reiten, Schwimmen, Denken, Lachen usw. sind toll. Das Individuelle zählt!«

Paul zählt gerne auf, was er alles schön findet. Paul hat etwas verstanden, was die meisten Spiegel und Menschen nicht verstehen: Der Mensch besteht aus einem Innen und aus einem Außen. Wir haben eine äußere Hülle, also unseren Körper, und ein Innen, also eine eigene Persönlichkeit mit tollen Eigenschaften, die zusammengenommen uns zu etwas wunderbar Einzigartigem machen. Das Ganze gilt es zu betrachten. Das ist wahre Schönheit.

Mögliche Fragen

- Weißt du, was ein Schönheitsideal ist?
- Wie gefallen dir die Schönheitsideale der vielen Spiegel?
- Wusstest du, dass es ganz unterschiedliche Schönheitsideale auf der Welt und im Laufe der Zeit gegeben hat?
- Wie gefällt dir Pauls Schönheitsideal?
- Kennst du ein Schönheitsideal deiner Eltern oder deiner Klassenkamerad:innen?
- Was glaubst du: Wer ist schön?
- Paul sagt, dass jede und jeder schön sei. Es gehe darum, dass man das Außen und das Innen anschaue, also all das, was uns einzigartig macht. Wie findest du das?
- Wenn du selbst in den Spiegel schaust, was siehst du?
- Was denkst du über dich?
- Hast du eine Idee, was Paul wohl sagen würde, wenn er dich betrachtet? Was glaubst du, würde er sehen?
- Was für Eigenschaften hast du?
- Was ist das Besondere an dir?
- Was sagen deine Eltern, ist toll an dir?
- Sollen wir mal zusammen überlegen und gucken, was das Besondere an dir ist?

Sollte die Auseinandersetzung mit der Geschichte dem Kind Freude machen und Inhalte gut vermitteln, kann mittels der Geschichte *Karalie und Paul* (Annies 2022) eine weitere Vertiefung mit Selbstinstruktionstraining erfolgen.

3.4.7 Werden Sie ärgerlich: Eine Aufforderung zur kritischen Distanzierung von Schönheitsidealen

Kurze Beschreibung der Übung

Die Patient:innen werden in der Sitzung und mithilfe eines Informationsblatts über die Marketingstrategien und Gewinne der diversen Mitspieler:innen auf dem Markt der Schönheitsindustrie informiert. Sie werden ermutigt, ärgerlich zu werden, um sich besser von vorgegebenen Schönheitsidealen distanzieren zu können.

Ziel der Übung

Fördern der Distanzierung von äußeren Schönheitsvorgaben

Therapiephase

Intervention

Altersindikation

Jugendliche und Erwachsene

Setting

Einzel- und Gruppentherapie

Dauer

12 Sitzungen

Anleitung

Die Therapeutin bringt das Informationsblatt zur Schönheitsindustrie mit in die Sitzung. Sie erklärt, dass es darum geht, zu verstehen, dass die Schönheitsindustrie keine karitative Einrichtung ist, sondern mit viel Geld Marktanteile besetzt und mit der Manipulation der Kund:innen sehr viel Geld verdient. Das Informationsblatt kann in der Sitzung gemeinsam gelesen und diskutiert werden. Kognitiv wird die Haltung gepflegt, dass die Patient:innen vollkommen in Ordnung sind, wie sie sind, aber dass die Marketingstrategien der diversen Unternehmen natürlich eine andere Haltung zu verkaufen suchen. Es geht nämlich um sehr viel Geld. »Werden Sie ärgerlich,« lautet die Aufforderung: »Distanzieren Sie sich von vorgegebenen Schönheitsidealen.«

PRAXISTIPP Informationsblatt »Werden Sie ärgerlich!«
Schönheitsideale haben sich im Laufe der Menschheitsgeschichte immer wieder gewandelt und tun das bis heute. Es gibt eine Vielzahl von Venusfigurinen, auch Frauenstatuetten genannt, die als kleine Steinfiguren vor 35 000 bis 12 000 Jahren gefertigt wurden und Frauenkörper und Göttinnen abbilden. Eine kleine Berühmtheit unter ihnen ist die *Venus von Willendorf*, die vor 30 000 Jahren entstanden ist. Sie ist im Naturhistorischen Museum in Wien zu bestaunen. Wie alle diese Venusfigurinen hat auch diese einen wirklich großen Busen und einen sehr dicken Bauch – und ist einfach wunderschön! Kräftig zu sein galt über viele Jahrtausende und Jahrhunderte als schön. Seit den 1960er Jahren, nach den schweren Kriegsjahren, hat sich in den Industrienationen leider ein Schönheitsideal entwickelt, welches durch unrealistische Schlankheit und unrealistische Bemuskelung bei Frauen und Männern gekennzeichnet ist. Unrealistisch bedeutet unerreichbar beziehungsweise nur erreichbar durch lebenslange Diät, lebenslangen intensiven Sport, Operationen und ein gesundheitsschädigendes Verhalten. Wussten Sie, dass durch jede Diät Muskelmasse verloren geht? Leider auch am Herzmuskel. Das birgt Gesundheitsgefahren! Deshalb möchte ich Sie ermutigen: Werden Sie ärgerlich! Distanzieren Sie sich von unrealistischen und ungesunden Schönheitsidealen! Haben Sie sich lieb! Sie sind super genau so, wie Sie sind! Werden Sie ärgerlich auf unrealistische Schönheitsideale und die Schönheitsindustrie, die sehr viel Geld mit der Manipulation von unsereins verdient.

Ein paar Fakten zur manipulativen Masche der Schönheitsindustrie
Die Diätindustrie verdient seit Jahrhunderten mit kuriosen, schädigenden, sinnlosen Pulvern und Diätempfehlungen sehr viel Geld. So galt Seife zu essen etwa einmal als Diättipp – der selbstverständlich krank macht und nicht hilft (vgl. Foxcroft 2014; Meyer 2019). Letztlich sollten alle Diätempfehlungen sehr kritisch überprüft werden. Nur ein Beispiel: Als das Fernsehen auf dem Inselstaat Fidji eingeführt wurde, nahmen durch die plötzliche Überflutung mit Bildern eines unrealistischen Schönheitsideals die Essstörungen bei Frauen stark zu (vgl. Becker et al. 2011).
Es werden Milliarden Euro auf der ganzen Welt mit Diätempfehlungen, unrealistischen Schönheitsidealen und den Lügen der Schönheitsindustrie verdient. Fitnesstracker, scheinbar harmlose Geräte zur Überwachung unserer sportlichen Aktivität, sammeln den ganzen Tag Daten über uns, die zu Marketingzwecken genutzt werden können. Diese Tracker geben uns zwar eine Rückmeldung zu unseren absolvierten Schritten und suggerieren uns, gesün-

der zu leben, aber die Datenschutzeinstellungen sollten von den Nutzer:innen sehr gut überprüft werden, um einem möglichen Handel mit ihren Daten entgegenzuwirken.
Es gibt eine Vielzahl von Produkten zum Aufbau von Muskelmasse. Nicht alle Produkte sind auf Schadstoffe geprüft oder auf ihre Wirkung. Im schlimmsten Fall, bei Anabolika, bestehen ernsthafte körperliche Risken bei der Einnahme. Im Normalfall sind sie schlicht unnötig.
Inzwischen haben weitere Akteur:innen den Schönheitsmarkt erobert, dazu gehören auch Influencer:innen. Diese verdienen mit dem Bewerben solcher Produkte Geld und sind trotz aller Beteuerungen natürlich nicht neutral. Wer für Fitnessübungen oder eine Kosmetikmarke wirbt, macht dies zumeist aus finanziellen Motiven.
Früher diente die plastische Chirurgie vor allem Kriegs- und Unfallopfern, heute ist sie eine Art Lifestyle zur Selbstoptimierung geworden – mit diversen Risken. Das heißt, es wird heute mit unnötigen Operationen wegen eines vorgegebenen Schönheitsideals Geld verdient! Die Vereinigung der Deutschen Ästhetisch-Plastischen Chirurgen (VDÄPC; vgl. Pressemitteilung 20. 05. 2022) hat im Jahr 2022 ca. 94 000 Operationen/Eingriffe durchgeführt. Dass damit nur die Eingriffe gezählt werden, die mit dem VDÄPC verbunden sind, ist wichtig zu wissen. Dass mit plastischer Chirurgie sehr viel Geld verdient wird, ist kein Geheimnis (vgl. Telgheder 2023). Dies ist übrigens ein weltweiter Trend. Solche Fakten und neue Positionen hat Melodie Michelberger (2021) sehr schön in ihrem Buch *Body Politics* zusammengefasst.

Was ist wichtig?

- Werden Sie ärgerlich! Tappen Sie nicht in die Falle der Schönheitsindustrie, die uns Vorgaben machen möchte, wie wir zu sein haben – und es vor allem auf unseren Geldbeutel abgesehen hat.
- Seien Sie kritisch in Bezug auf vorgegebene Bilder, wie der Mensch zu sein hat. Wir haben nur diesen einen Körper! Und diesen sollten wir schützen! Dieser Körper braucht keine Diätnahrung, keine unnötigen Schönheitsoperationen, keine besondere Optimierung.
- Ihr Körper ist wunderbar, so wie er ist! Es gab und gibt schon immer kleine und große, dicke und dünne Menschen, ganz viele Menschen genau dazwischen, Menschen mit heller und dunkler Haut, Menschen mit und ohne Leberflecke, Menschen mit vielen und wenigen Falten, Menschen mit großen und kleinen Nasen, Ohren, Bäuchen usw. All das ist wunderbar. Es macht uns vielfältig, unterschiedlich, unterscheidbar, einzigartig.
- Jede und jeder ist schön. Schauen Sie genau hin!

3.4.8 Zuspruch, Dankbarkeit und Mitgefühl für den eigenen Körper

Kurze Beschreibung der Übung

Viele Menschen mit einem niedrigen Selbstwertgefühl kritisieren nicht nur ihr Selbst, sondern auch ihren Körper. Mithilfe einer geführten Meditation soll der Körper als tragende Säule des Menschen in den Fokus genommen werden – und Zuspruch, Dankbarkeit, Mitgefühl und Anerkennung erfahren.

Ziele der Übung

- Fördern von körperlicher Selbstfürsorge und Akzeptanz
- Fördern einer Körper-Geist-Einheit

Therapiephase

Intervention

Altersindikation

Jugendliche und Erwachsene

Setting

Einzel- und Gruppentherapie

Dauer

1 Sitzung mit Hausaufgaben

Anleitung

»Heute möchte ich mit Ihnen eine Meditation zum Körper machen, der uns durch das Leben trägt.« Die Therapeutin lädt die Patient:innen in der Sitzung ein, den Körper als tragende Säule zu sehen. Es geht um Zuspruch und Akzeptanz für den Körper. Dies erfolgt mithilfe einer Meditation. Nach der Meditation soll Zeit sein, das Erlebte zu besprechen und den Gedanken über den Körper als tragende Säule und als Zuhause zu reflektieren. Daran können sich Überlegungen anschließen, wie der Körper wieder ein Zuhause werden kann und wie sich diese Übung allein wiederholen lässt.

CAVE

Gerade traumatisierte Patient:innen erinnern sich in dieser Meditation an problematische Erlebnisse und Bedrohungen. Deshalb müssen die Indikation und der Zeitpunkt für diese Übung geprüft werden. Es müssen Zeit und Raum sein, das Erlebte zu würdigen und anzuerkennen sowie um zu verstehen, was es mit unserer Körper-Geist-Einheit gemacht hat.

PRAXISTIPP Zuspruch für den Körper – eine Meditation

Finden Sie eine Sitzposition, die es Ihnen so angenehm und so gemütlich als möglich macht, einen Moment innezuhalten. Sie dürfen die Augen schließen, wenn Sie möchten, gegebenenfalls fokussieren Sie Ihren Blick auf einen Punkt ca. 1 Meter vor sich auf dem Boden. Das kann Ihnen helfen, sich besser zu konzentrieren. Atmen Sie in Ihrem Rhythmus ruhig ein und aus. Es gibt nur Ihren Atemrhythmus, dem Sie folgen dürfen. Fühlen Sie in Ihren Körper hinein, wo und wie Sie Ihren Atem spüren. Für viele Menschen ist es ungewohnt, einen Moment der Ruhe auszuhalten. Daran kann man sich gewöhnen ...

In diesem Moment wollen wir uns auf Ihren Körper konzentrieren, Ihren Körper, der Sie durch das Leben trägt. Das tut er seit Ihrer Geburt. Vielleicht waren es nicht immer einfache Zeiten. Vielleicht hat Ihr Körper Leid erfahren müssen und Sie trotzdem immer weitergetragen. Vielleicht haben Sie mit Ihrem Körper gehadert oder gestritten. Vielleicht haben Sie ihn manchmal verwünscht und verflucht. Vielleicht haben Sie ihn manchmal ignoriert. Und trotzdem hat Ihr Körper Sie durch das Leben weitergetragen. Ihr Körper vollbringt täglich Wunder. Er heilt Wunden, er ermöglicht Ihnen Gedanken und Bewegung, er ermöglicht Ihnen, Ihre Sinne zu benutzen und sich an Sinneseindrücken wie Essen oder Gerüchen zu erfreuen. Dieser Körper ist schon viele Kilometer und viele Jahre mit Ihnen unterwegs. Er ist Ihr Zuhause ...

Vielleicht denken Sie, dass Sie gerne einen anderen Körper hätten. Vielleicht haben Sie Wünsche an Ihren Körper!? Und vielleicht wünscht sich Ihr Körper auch manchmal ein einfacheres Leben? Vielleicht möchte er gerne mehr Pausen haben, weniger Kritik, vielleicht mehr Sport, vielleicht weniger Schmerzen oder mehr Kraft. Aber er trägt Sie einfach weiter. Er bietet Ihnen ein Zuhause an. Sie dürfen sich in Ihrem Körper zu Hause fühlen ...

Erinnern Sie sich an eine Zeit, als Sie eins mit Ihrem Körper waren, als Sie zu Hause in Ihrem Körper waren? Es gab eine Zeit, da sind Sie mit Ihrem Körper unbedarft und vielleicht sogar glücklich durch die Welt gesprungen! Vermutlich waren Sie noch ein Kind. Erinnern Sie sich an Kinderzeiten mit unbelasteten Momenten mit Ihrem Körper? Wo waren Sie, was haben Sie gemacht? ... Versuchen Sie sich daran zu erinnern, was schön daran war ...

Wir alle machen die Erfahrung, dass es einen oder mehrere Momente im Leben gibt, in denen unsere frühere Einheit mit unserem Körper infrage gestellt wird. Vielleicht passiert das in der Schule, zu Hause, auf dem Sportplatz, in den sozialen Medien, wo unser Körper kritisiert oder bedroht wird, nicht einfach nur sein darf, sondern wir und unser Körper, unsere frohe Einheit infrage gestellt werden ... Erinnern Sie sich daran? ... Plötzlich stehen Kri-

tik, Bedrohung oder Forderungen im Raum, die uns unseren Körper kritisch betrachten lassen, die uns dazu bringen, dass wir unseren Körper anders haben wollen. Das ist schwer und tut weh, auch Ihrem Körper ...
Und trotzdem trägt Ihr Körper Sie durchs Leben, bei all der Kritik, all der Vernachlässigung, all der Schmerzen. Haben Sie Mitgefühl mit Ihrem Körper! Der Körper hat begrenzte Kräfte. Der Körper hat begrenzte Möglichkeiten. Er trägt Sie durchs Leben und was bekommt er dafür? ...
Ich möchte Sie anregen, Ihren Körper wieder als Ihr Zuhause anzuerkennen. Wir haben nur diesen einen Körper, der uns durch das Leben trägt. Er kann Ihnen ein Zuhause sein, wenn Sie ihn lassen. Er kann Ihr Zuhause sein, wenn Sie sich mit ihm verbünden. Er kann Ihr Zuhause sein, wenn Sie ihn nicht bekämpfen. Er kann Ihr Zuhause sein, wenn Sie Frieden mit Ihrem Körper schließen und ihn als das sehen, was er ist: Ihr treuer Begleiter, Ihre zweite Hälfte, Ihr guter Packesel und Freund ...
Vielleicht möchten Sie Ihrem Körper danken. Er hat viel mitgemacht. Er hat sich das Leid nicht ausgesucht, genauso wenig wie Sie. Er hat sich viel anhören müssen. Und trotzdem trägt er Sie durchs Leben ... Wäre es nicht schön, wieder die Einheit zu werden, die Sie einst waren? ...
Nun dürfen Sie noch einen Moment innehalten und Ihren Gedanken freien Lauf lassen ... Jetzt dürfen Sie noch einmal tiefer einatmen und beginnen, sich zu räkeln und zu strecken. Wenn Sie möchten, dürfen Sie die Augen öffnen und wieder ganz ins Hier und Jetzt zurückkommen.

3.4.9 Der Papagei: Eine Geschichte zum Umgang mit der selbstkritischen Stimme[24]

Kurze Beschreibung der Übung

In dieser kognitiv-imaginativen, rollenspielnutzenden Übung werden (selbst-)kritische Stimmen mithilfe des Bildes eines Papageis visualisiert. Der Umgang mit dem Papagei wird reflektiert und therapeutische Strategien werden antizipiert. Dies ist eine Übung, die auch Ideen aus dem Soziale-Kompetenz-Training integriert.

Ziele der Übung

- Fördern von sozialer Kompetenz
- Fördern von metakognitiver Distanz zur eigenen selbstkritischen Stimme

24 In Anlehnung an *The Malevolent Parrot* nach Kristina Ivings.

Therapiephase

Intervention

Altersindikation

Kinder, Jugendliche und Erwachsene

Setting

Einzel- und Gruppentherapie

Dauer

1–3 Sitzungen mit Hausaufgaben zur Ergänzung und Vertiefung

Anleitung

Folgendes Bild und folgende Geschichte werden eingeführt: »Ich möchte heute mit dir/Ihnen einmal über ein verrücktes Geschenk nachdenken und darüber, wie man damit umgehen kann. Also, wir stellen uns vor, ein weit entfernter Onkel schenkt uns einen Papagei zusammen mit einem riesigen Goldschatz. Aber es gibt eine Bedingung: Der Papagei muss bei uns leben, er muss von uns persönlich gepflegt werden, es muss ihm gut gehen und er braucht menschlichen Kontakt. Das heißt, wenn ich das Gold haben möchte, dann lebt auch der Papagei bei mir und ich muss mich kümmern. Das Problem mit dem Papagei ist, dass er nur ein einziges Wort kennt: Blödmann. Das posaunt er jederzeit heraus, morgens, mittags, abends und zwischendrin. Die große Frage ist, wie man damit umgehen kann – vielleicht nervt es dich/Sie oder du fühlst dich/Sie fühlen sich beleidigt und gekränkt!?«

Nach dieser Einführung in die Geschichte kommt es nun zur Reflexionsphase: Wie kann man mit einem Papageien, einem Mitbewohner, umgehen, der nur »Blödmann« sagt. Hier ist in einem Gruppensetting das Potenzial aller Teilnehmenden hilfreich. In einem Einzelsetting braucht es therapeutische Unterstützung. In der Kindertherapie kann eine Vogelhandpuppe oder ein ausgeschnittener Papp-Papagei die Vorstellung unterstützen. Möglichkeiten zum Umgang werden gesammelt. Mithilfe der Handpuppe können Umgangsstrategien durch die Therapeutin vorgemacht werden. Hilfreich ist dabei stets eine Visualisierung.

Folgende Strategien könnten therapeutisch analysiert und antizipiert werden:

- **Mitgefühl:** »Der arme Papagei hat nur ein einziges Wort gelernt. Das ist traurig. Dem armen Papageien muss man helfen.«
- **Kognitive Arbeit:** Entpersönlichen – »Der Papagei hatte keine Chance im Leben, weitere Worte zu lernen. Er sagt ›Blödmann‹ zu allem und jeder, aus Gewohnheit und weil ihm Worte fehlen. Das hat nichts mit mir als Person zu tun.«

- **Kognitiv-behaviorales Training:** »Vielleicht kann man dem Papageien neue Worte beibringen.«
- **Kognitive Disputation:** »Was der Papagei sagt, entspricht nicht den Tatsachen. Also muss man ihn nicht ernst nehmen.«
- **Metakognitive Distanz:** »Es ist nur ein Papagei. Das muss ich nicht wichtig nehmen. Deshalb lenke ich mich davon ab.«
- **Visualisierung und Metakognitive Distanz mit Humor:** Sich den Papagei auf der Schulter vorstellen und die Situation, wie er mich, andere, den Fernseher, das Meerschweinchen, eine Banane usw. als Blödmann betitelt.
- **Akzeptanz:** »Der Papagei gehört nun zu mir. So ist das. So spricht er. Punkt.«
- **Stimuluskontrolle:** Vielleicht kann ich Zeiten bestimmen, in denen ich mich um den Papagei kümmere und ihn pflege, und Zeiten, in denen es nur um mich und andere Dinge geht.
- **Soziale Kompetenz mit Verstärkerentzug:** Ich pflege den Papagei, aber ignoriere das »Blödmann«. Ich verstärke ihn nur, wenn er sich anders und positiv verhält.
- **Soziale Kompetenz:** Ich formuliere, dass ich die Aussage sehr unfreundlich finde und ignoriere die Beschimpfungen und den Papagei.

Nach Sammlung der Strategien wird darüber nachgedacht, was das Ganze denn nun für die Patient:innen bedeutet und was sie aus der Sammlung mitnehmen können. Hier geht es darum, die einzelnen Strategien mit den Patient:innen noch einmal genauer anzuschauen und mit Leben zu füllen.

FALLBEISPIEL Vorgehen bei Kindern

»Jetzt haben wir darüber nachgedacht, wie man mit der Beschimpfung durch den Papageien klarkommen kann. Das kann uns beiden helfen, darüber nachzudenken, wie du mit beschimpfenden Spiel-/Klassenkamerad:innen umgehen kannst – oder sogar mit dir, wenn du dich selbst beschimpfst.«

In den nachfolgenden Minuten geht es darum, den Nutzen für das Kind – wir nennen es Max, er ist 8 Jahre alt – zu reflektieren. Braucht Max eher ein Soziale-Kompetenz-Training gegen aggressive Gleichaltrige oder ein kognitives Training gegen selbstabwertende Stimmen. Eventuell ist beides hilfreich und kann im Rollenspiel mit der Handpuppe geübt werden. Vielleicht hat Max bereits einen Favoriten unter den erarbeiteten Vorschlägen? Da kann angesetzt werden …

Umgangsstrategie Soziale Kompetenz

Therapeutin: «Max, ich möchte mit dir und dem Papageien mal üben, wie man mit der Beschimpfung ›Blödmann‹ klarkommt. Du hast ja gesagt, dass in der Schule so etwas vorkommt.

Patient: »Ja.«

Therapeutin *(nimmt die Vogelpuppe, setzt sie sich auf die Schulter und sagt zu sich selbst gewandt in der Papageienstimme)*: »Therapeutin, du bist ein Blödmann.«

Patient *(kichert)*: ...
Therapeutin *(nutzt die Technik des Modelllernens)*: *»He, Papagei, nett ist anders.«*

Der Papagei auf der Schulter interessiert sich nicht für die Worte der Therapeutin. Er sagt weiter in seiner Papageienstimme »Blödmann, Blödmann« usw. Die Therapeutin ignoriert die Stimme des Papageien, setzt ihn auf den Schreibtisch und geht wieder zum Stuhl. Die Therapeutin sagt zu sich selbst: »Armer Papagei. Der muss es schwer haben im Leben, wenn er andere immer beschimpfen muss. Das hat nichts mit mir zu tun. Ich ignoriere das. Ich lasse ihn reden. Ich mache andere Dinge. Dann geht ihm schon die Kraft aus.«
Die Therapeutin bespricht mit dem Kind die Übung. Es geht um Ignorieren und Entzug von Aufmerksamkeit als Verstärkerentzug und Möglichkeit, das Verhalten des Aggressors zu reduzieren. Dies wird in kindgerechten Worten besprochen. Daran anschließend soll das Rollenspiel mit dem Kind wiederholt werden. Die Therapeutin sagt (zu Max gewandt): »Komm, du kannst auch mit dem Papageien üben!« In der Folge wird ein Rollenspiel mithilfe der Handpuppe umgesetzt, in der Max begleitet wird, auf den Papageien entsprechend zu reagieren. Neben Rollenspielen zu sozialer Kompetenz sind auch Rollenspiele zu Mitgefühl, kognitiver Arbeit oder ähnlichem möglich.

FALLBEISPIEL Vorgehen bei Jugendlichen und Erwachsenen
»Jetzt haben wir darüber nachgedacht, wie man mit einem solchen Bewohner, einem schimpfenden Papageien, umgehen kann. Vermutlich haben Sie sich schon gedacht, worum es hier eigentlich geht: Es geht um Ihre selbstkritische Stimme, die sich oft und unerwünscht meldet und böse Dinge zu Ihnen sagt, wie der Papagei. Lassen Sie uns einmal überlegen, wie Sie mithilfe unserer Ideen einen besseren Umgang mit Ihrer kritischen Stimme finden können. Haben Sie schon einen Favoriten unter unseren Ideen oder sollen wir das Ganze von Anfang an noch einmal durchgehen und überlegen, wie das im realen Leben ausschauen kann?« Kurze Reflexionspause. »Vielleicht prüfen wir es von Anfang an. Lassen Sie uns mit Mitgefühl starten. Was wäre hier für Sie hilfreich?«
In den nachfolgenden Minuten geht es darum, mit der Patientin – sie heißt in diesem Fall Ariane Müller und ist 35 Jahre alt – entweder ihre favorisierte Strategie zu durchdenken oder jede einzelne Strategie in ihrer Umsetzung für die Patientin zu prüfen und therapeutisch hilfreich zur Seite zu stehen, wenn es mit Umsetzungsideen hapert.

Umgangsstrategie Mitgefühl
Therapeutin: »Lassen Sie uns mal über Mitgefühl nachdenken.«
Patientin: »Hmm, Mitgefühl, ich weiß nicht. Mitleid will ich jetzt nicht.«
Therapeutin: »Ja, ich verstehe. Hmm, hier geht es ja nicht um Mitleid, sondern darum, einen mitfühlenden Blick auf sich selbst zu richten und sich nicht schon wieder abzuurteilen! Wie würde denn ein mitfühlender Mensch über die kritische Stimme denken?«

Patientin: »Ein mitfühlender Mensch???«

Therapeutin: «Ja, genau, zum Beispiel der Dalai Lama oder der Papst.«

Patientin *(lacht)*: »Die kenne ich nicht.«

Therapeutin *(lacht)*: »Ich kenne die auch nicht, Frau Müller, aber die sollen Meister des Mitgefühls sein. Was glauben Sie, was hätten die wohl für eine Haltung zu Ihrer kritischen Stimme oder was würden die zu Ihrer kritischen Stimme sagen – ›Alles korrekt, weiter so!!!‹«?

Patientin *(nachdenklich, lacht weniger)*: »Hmm … ›Mensch Ariane, nimm das nicht so ernst. Das ist nicht die Wahrheit.‹«

Therapeutin: »Super Idee! Ja, dem würde ich mich anschließen: ›Mensch Ariane, nimm das nicht so ernst. Das ist nicht die Wahrheit.‹«

Patientin *(nachdenklich)*: »Wie soll ich das denn machen?«

Therapeutin: »Gute Frage! Lassen Sie uns überlegen, wie das aussehen kann …«

In der Folge werden die einzelnen Strategien durchgesprochen und in ihrer Anwendung geprüft. Wie auch im obigen Beispiel fließen hier Strategien eventuell zusammen, zum Beispiel Mitgefühl und kognitive Strategien. Die Patientin soll sich letztlich diejenige Strategie heraussuchen, die ihr am sympathischsten und am machbarsten erscheint. Eventuell ist ein langer Diskussionsprozess gar nicht nötig, weil nach dem Papageienbeispiel bereits ein Favorit vorherrscht.

3.4.10 Die Eisenkugel: Über den Umgang mit dem negativen Selbstbild

Kurze Beschreibung der Übung

Mit dem Bild einer am Bein der Patient:innen festgeketteten Eisenkugel wird das negative Selbstbild mit der Folge des negativen Selbstwertgefühls symbolisiert. Über explorative Fragen, über die Vertiefung emotionaler Erlebnisinhalte, Disputation und Validierungstechniken (vgl. Linehan 1993, 1996) werden die Patient:innen angeregt, ihre Haltung zu überdenken und zu verändern.

Wem das Bild der Eisenkugel nicht gefällt, kann alternativ das Bild eines bissigen Dinosauriers wählen. Der Dinosaurier symbolisiert ebenfalls das negative Selbstbild und das Selbstwertgefühl, die beide oft sehr alt und groß wie ein Dinosaurier sind.

Ziel der Übung

Fördern einer selbstfürsorglichen und selbstverstärkenden Haltung

Therapiephase

Intervention

Altersindikation

Jugendliche und Erwachsene

Setting

Einzel- und Gruppentherapie

Dauer

Mehrere Sitzungen zur Ergänzung und Vertiefung

Anleitung

»Ich möchte heute einmal ein Bild benutzen, um Ihr Selbstbild und Selbstwertgefühl zu symbolisieren.« Die Therapeutin benennt in dem Zuge das Selbstbild der Patient:innen, etwa »Ich bin schlecht«, und verbildlicht: »Für mich ist das passende Bild das einer schweren, an Ihrem Bein festgeketteten Eisenkugel, die Sie hinter sich herziehen und die Ihr Leben sehr schwer macht.« Therapeutin steht auf und malt dazu ein Bild an das Flipchart. »Was sagen Sie zu diesem Bild?« Reflexionspause. »Ich möchte gerne verstehen, wie es gelungen ist, diese Eisenkugel an Ihr Bein zu ketten. Wer dafür gesorgt hat, warum Sie die Eisenkugel immer noch an sich haben und ob es nicht eine Möglichkeit gäbe, davon loszukommen ... Sollen wir darüber nachdenken?«

Nach dieser Einleitung schließen sich Fragen zur Reflexion, zur Disputation und zur Veränderung an. Dabei darf die Validierung des Erlebens und des Erlebten nicht zu kurz kommen. Eine Verbalisierung emotionaler Erlebnisinhalte ist essenziell. Nicht alle Fragen können und sollen in der ersten Sitzung benutzt werden. Es geht um eine Analyse, was die Patient:innen brauchen, um mehr Distanz von der Eisenkugel – also ihrem negativen Selbstbild – zu bekommen. Auch in den nachfolgenden Sitzungen soll das Bild der Eisenkugel im Kontext der Fragen weiterhin aufgegriffen werden.

Mögliche Fragen

- Seit wann ist diese Eisenkugel an Ihrem Bein?
- Wer oder was hat dafür gesorgt, dass diese Eisenkugel mit Kette daran ist?
- Finden Sie es richtig, dass die Eisenkugel Sie weiterhin begleitet?
- Wofür verurteilen Sie sich? Wofür verurteilt man Sie?
- Wenn wir Ihre Verurteilung zu lebenslanger Eisenkugelkette prüfen: Ist es sachlich und faktisch richtig, dass Sie diese Eisenkette noch immer haben? Warum?
- Was wiegt die Eisenkugel? Wie groß ist sie?
- Ist es hilfreich, die Eisenkugel an Ihrem Bein zu haben?
- Welche Gefühle symbolisiert die Eisenkugel?
- Welche Gefühle haben Sie für die Eisenkugel?

- Welche Gefühle haben Sie für sich, die Person, die diese schwere Eisenkugel an sich trägt?
- Woher kommen diese Gefühle? Welche Gründe gibt es für diese Gefühle?
- Welche Auswirkungen hat die Eisenkugel auf Ihr tägliches Leben?
- Woran hindert sie Sie? Was machen Sie wegen der Eisenkugel?
- Hat es Vorteile, die Eisenkugel am Bein zu haben?
- Wenn die Eisenkugel ein Luftballon wäre, was wäre dann anders?
- Wäre es schön, die Eisenkugel loszuwerden?
- Wenn Sie sich die Eisenkugel kleiner wünschen könnten, wie groß und schwer sollte sie sein?
- Wer hat den Schlüssel zu der Kette der Eisenkugel?
- Gäbe es jemanden, der die Kraft und die Möglichkeit hat, die Eisenkugel von Ihrem Bein zu lösen?
- Stellen Sie sich vor, die Eisenkugel wäre weg: Was wäre anders?
- Was für ein Gefühl wäre das, wenn die Eisenkugel weg wäre?
- Möchten Sie die Eisenkugel loswerden?
- Wenn Sie mit der Eisenkugel sprechen könnten: Was würden Sie ihr gerne sagen?
- Was würden Sie gerne zu der Person oder den Umständen sagen, die auch dafür gesorgt haben, dass die Eisenkugel an Ihrem Bein ist?
- Wenn Sie mit Mitgefühl auf sich und die Eisenkugel schauen: Was würden Sie sich gerne sagen?
- Wenn Sie sich selbst etwas Gutes wünschen könnten: Was würden Sie sich wünschen?
- Wenn Sie mit Ihrem weisen Verstand auf die Eisenkugel schauen, also mit ihrem Gefühl und Ihrem Verstand gemeinsam, tief in Ihrem weisen Selbst: Was sagt der weise Verstand zu der Eisenkugel?
- Wenn ein liebevoller Mensch oder ein liebevolles Wesen auf die Eisenkugel schaut: Was würde er/es Ihnen wünschen, was würde er/es Ihnen sagen?
- Wie könnten Sie das Schloss der Eisenkugelkette lösen? Was braucht es dafür?
- Woran wollen Sie mit mir arbeiten?

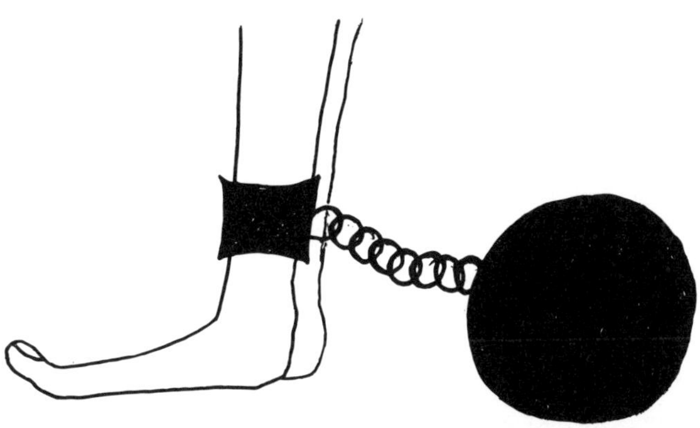

Abb. 3.44: Die Eisenkugel symbolisiert das negative Selbstbild.

Nach der Reflexion einzelner Fragen schließen sich eventuell weitere Interventionen in den Sitzungen an, wie Imagery Rescripting zu einem Trauma, Stuhlarbeit mit unterschiedlichen Anteilen, Zielanalysen, kognitive Disputationstechniken.

3.4.11 Bunter denken: Die eigenen Gedanken prüfen

Kurze Beschreibung der Übung

Mit der Information zu Schwarz-Weiß-Denken werden die Patient:innen angeregt, ihre eigenen bunten Seiten zu betrachten.

Ziel der Übung

Fördern von differenzierten, flexiblen und hilfreichen Gedanken

Therapiephase

Intervention

Altersindikation

Jugendliche und Erwachsene

Setting

Einzel- und Gruppentherapie

Dauer

1–X Sitzungen (zur Ergänzung und Vertiefung)

Anleitung

Die Therapeutin bringt das Arbeitsblatt »Bunter Denken« mit. Es wird gemeinsam gelesen, wobei die Patient:innen immer wieder angesprochen werden: »Menschen mit einem negativen Selbstwert sind oft schnell im Urteilen über sich. Sie denken Dinge, wie ›Ich bin schlecht‹ oder ›Ich bin zu doof‹. Man kann das Schwarz-Weiß-Denken nennen, weil man sehr einseitige Urteile fällt. Kennen Sie das? Wie ist das bei Ihnen?« Denkpause. »Ist Ihnen schon einmal aufgefallen, dass diese engen Kategorien eigentlich gar nicht stimmen? Niemand und nichts ist nur dies oder das ... Ich möchte Sie anregen, Ihre schnellen Urteile über sich selbst mehr infrage zu stellen.« Mithilfe des Arbeitsblatts wird den Patient:innen eine Idee vermittelt, wie man das umsetzen kann.

PRAXISTIPP Arbeitsblatt »Bunter Denken«

Viele Menschen neigen dazu, in engen Kategorien zu denken

Das macht unser Leben manchmal einfacher, weil wir ein schnelles Urteil fällen können. Solche Kategorien oder Urteile können zum Beispiel sein: Jemand ist schlau oder doof; jemand ist gut oder schlecht; jemand ist schön oder hässlich; etwas ist toll oder blöd; jemand hilft niemals irgendjemandem oder immer. Das Problem daran ist, dass man sehr engstirnig, einseitig, also schwarz-weiß, denkt und keine Flexibilität trainiert. Besonders schmerzhaft und belastend wird es, wenn man sich selbst in so enge Kategorien presst.

Menschen mit einem negativen Selbstwert sind oft schnell im Urteilen über sich

Sie denken Dinge, wie »Ich bin schlecht« oder »Ich bin zu doof«. Diese engen Kategorien stimmen eigentlich gar nicht! Niemand und nichts ist nur dies oder das. Wir sind alle vielfältig, bunt, facettenreich. Niemand ist perfekt und niemand ist nur schrecklich. Ich möchte Sie anregen, Ihre schnellen Urteile über sich selbst mehr infrage zu stellen.

Wenn Sie einen einseitigen, einengenden Gedanken bemerken, schreiben Sie ihn zunächst einmal auf. Und dann suchen Sie die bunte Wahrheit – gerne mit meiner Hilfe, aber auch mit netten anderen Menschen. Hier ist ein Beispiel, sodass es Ihnen leichter fällt, eine Idee zu bekommen.

Ein Beispiel für bunteres Denken

Der Küchenabfluss ist verstopft. Ihr Beispielgedanke könnte lauten: »Ich bin zu doof. Ich kann nichts reparieren.« Was aber ist die bunte Wahrheit? Sie könnte lauten: »Ich habe nicht gelernt, den Küchenabfluss zu reparieren. Das hat mir leider niemand beigebracht. Das können tatsächlich nicht alle Menschen. Das hat nichts mit Intelligenz zu tun, sondern mit Erfahrung und Übung. Dafür kann ich Spaghettisoße kochen, Kinder beaufsichtigen und Hosen reparieren. Insofern komme ich gut klar und stehe mitten im Leben!«

Wie lautet Ihr eigener Satz? Wie könnten Sie bunter denken?

Situation

....

....

Mein Gedanke

....

....

Was ist die bunte Wahrheit?

....

....

3.4.12 Selbstkonzept-Puzzle: Die Vielfalt des Selbst entdecken

Kurze Beschreibung der Übung

Mit dem Selbstkonzept-Puzzle werden Patient:innen eingeladen, ihre Vielfalt und Individualität zu entdecken und auf Puzzleteilen aufzuschreiben und zu visualisieren.

Ziele der Übung

- Fördern von Selbstexploration
- Identifikation individueller Eigenschaften, Fähigkeiten, Ziele und Werte im Sinne von Ressourcen
- Fördern hilfreicher, selbstverstärkender Selbstinstruktionen
- Fördern von Dialektik im philosophischen Sinne

Therapiephase

Intervention, auch Rückfallprophylaxe

Altersindikation

Kinder im Lesealter, Jugendliche und Erwachsene

Setting

Einzel- und Gruppentherapie

Dauer

Mehrere Sitzungen zur Ergänzung und Vertiefung

Anleitung

Die Therapeutin bringt ein leeres Puzzle mit oder geht an die Tafel und malt ein großes Puzzle mit vielen leeren Teilen. Es sollten mehr als vier Teile sein, gerne mehr als 15. 100 oder mehr Teile sind unübersichtlich. Als Überschrift kann etwa »Jeder Mensch hat viele unterschiedliche Anteile« gewählt werden.

Bei Kindern wird die Übung folgendermaßen eingeleitet: »Oft kommt es mir so vor, als ob du deine vielen interessanten und tollen Eigenschaften unterschätzt. Ich möchte mit dir zusammen diese vielfältigen Schätze entdecken. Dafür habe ich eine Art Puzzle mitgebracht.«

Jugendliche und Erwachsene werden mit folgenden Worten an die Übung herangeführt: »Mir fällt auf, dass Sie in Bezug auf sich selbst oft in einseitiges Schwarz-Weiß-Denken verfallen. Dabei unterschätzen Sie aus meiner Sicht die Vielfalt, die in Ihnen steckt und die uns als Menschen so individuell macht. Ich glaube, das Bild eines Puzzles kann uns helfen, Ihre unterschiedlichen Anteile zu visualisieren.«

Von Sitzung zu Sitzung kann das Puzzle mit dem Fokus der Ressourcenaktivierung gefüllt werden. Gelegenheiten zur Identifikation von Eigenschaften, Vorlieben, Rollen, Besonderheiten der eigenen Biografie, Fähigkeiten, Werten, Zielen usw. ergeben sich in jeder Therapiesitzung bei der Exploration und gemeinsamen Arbeit. Die Therapeutin macht als Rollenmodell Vorschläge, die gemeinsam auf Tatsachengehalt geprüft werden. Genauso können die Patient:innen jedoch auch durch Hausaufgaben ermutigt werden, darüber nachzudenken oder andere, vertraute Menschen dazu zu befragen. Satzanfänge oder die Säulen der Identität (Körper und Gesundheit, Soziales Netz, Leistungs- und Freizeitbereich, Materielle Sicherheit, Werte; vgl. Petzold 2012) können helfen, das Puzzle zu füllen.

PRAXISTIPP Mein Selbstkonzept-Puzzle: Jeder Mensch hat viele unterschiedliche Anteile

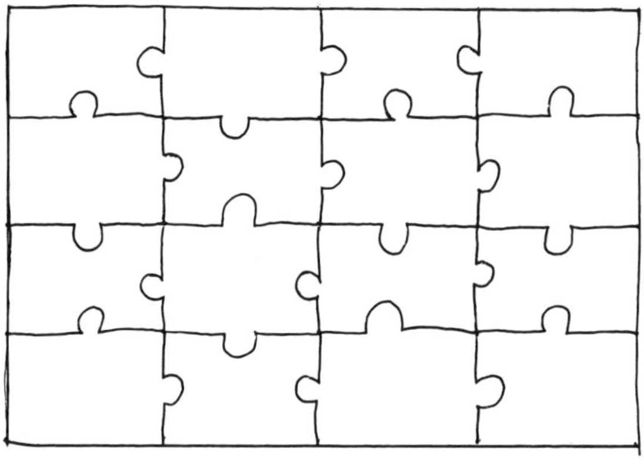

Abb. 3.45: Mein Selbstkonzept-Puzzle.

Mögliche Satzanfänge zur Inspiration

- Ich bin
- Ich habe ein Talent für
- Ich möchte gerne
- Am liebsten mache ich
- Was ich nicht mag
- Meine Familie ist
- Meine Freunde sind
- Etwas Besonderes an mir ist
- Ich lerne
- Ich arbeite
- Ich kann
- Ich bin offen für
- Schwer ist für mich
- Mir ist wichtig
- Freude macht mir
- Mein Körper
- Ich besitze
- Ich habe
- Sicher fühle ich mich
- Ich brauche

Drei Beispiele zur Formulierung ressourcenorientierter Anteile/Puzzleteile:
Eine Patientin ergänzt den Satzanfang »Meine Familie ist ...« mit »... niemals für mich da.« Daraus kann möglicherweise folgende Ressource und Eigenschaft formuliert werden: »Ich habe früh gelernt, auf eigenen Füßen zu stehen.« Oder: »Ich lerne, allein klarzukommen.« Oder: »Ich kenne Einsamkeit und habe gelernt, mit mir auszukommen.« Oder: »Ich habe stattdessen eine neue Familie in meinen Freund:innen gefunden.«
Ein Patient ergänzt den Satzanfang »Ich besitze ...« mit »... nicht viel.« Daraus kann möglicherweise folgende Ressource und Eigenschaft formuliert werden: »Ich reise mit leichtem Gepäck durchs Leben.« Oder: »Ich komme mit wenig aus.«
Eine Patientin ergänzt den Satzanfang »Mein Körper ...« mit »... ist krank.« Daraus kann möglicherweise folgende Ressource und Eigenschaft formuliert

werden: »Ich habe gelernt, mit meiner Kraft zu haushalten.« Oder: »Ich habe ein Verständnis für Leid.« Oder: »Ich lerne aktuell, meinen Körper trotzdem lieb zu haben und gut zu behandeln.«

3.4.13 Ich bin eine Schatzkiste: Den eigenen Selbstwert regelmäßig unterstützen

Kurze Beschreibung der Übung

Die Übung *Ich bin eine Schatzkiste* erstellt eine Sammlung an faktenbasierten freundlichen, hilfreichen, selbstverstärkenden Selbstinstruktionen, Botschaften, Erinnerungszetteln und Symbolen. Die Übung ist inspiriert von kognitiven und ressourcenaktivierenden Methoden (vgl. Diener 2006; Gräßer et al. 2020).

Ziele der Übung

- Fördern von Ressourcen und selbstverstärkenden Selbstinstruktionen
- Fördern von Selbsthilfe mittels einer Erinnerungshilfe

Therapiephase

Intervention

Altersindikation

Diese Übung ist vor allem für Kinder ab Lesealter geeignet, aber verspielte Jugendliche und Erwachsene dürfen diese Übung auch machen.

Setting

Einzel- und Gruppentherapie

Dauer

Mehrere Sitzungen zur Ergänzung und Vertiefung

Anleitung

Diese spielerische Übung wird folgendermaßen eingeleitet: »Also, jeder Mensch ist wertvoll! Du, ich, deine Eltern, Mitschüler:innen usw. Sogar, wenn sie uns mal nerven! Das heißt, jeder Mensch ist ein Schatz und eine Schatzkiste! Es gibt jeden von uns nur einmal auf dieser Welt! Jeder und jede ist etwas ganz Besonderes! Es geht darum, diese

Besonderheiten, diese Schätze, in uns zu entdecken, zu kennen und wirklich darüber Bescheid zu wissen. Dann sind wir oft viel mutiger und selbstsicherer, weil wir ja wissen, welche Schätze wir in uns tragen. Ich würde gerne mit dir nach deinen Schätzen suchen. Was sagst du dazu?«

Das Basteln einer Schatzkiste und die Beantwortung von Fragen mithilfe von Angehörigen und anderen Menschen soll Freude und Teamgeist verbreiten.

PRAXISTIPP Arbeitsblatt »Ich bin eine Schatzkiste«

Schatzkiste basteln
Suche dir eine Kiste oder einen Pappkarton mit Deckel und dekoriere ihn so, dass er toll aussieht und dir gut gefällt. Schreib »Ich bin eine Schatzkiste!« darauf.

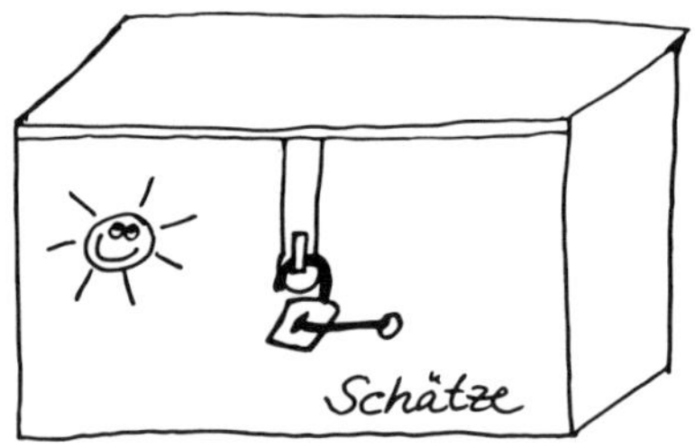

Abb. 3.46: Ich bin eine Schatzkiste!

Beantworte die untenstehenden Fragen, auch mithilfe von Eltern, Geschwistern, Freundinnen und Freunden. Antwortzettel und Erinnerungssymbole ab in die Kiste ☺

Fragen als Anregung:
- Wer bist du?
- Was bist du?
- Wie bist du?
- Welches Stofftier ist dein Freund und warum? Was sieht dein Stofftier, wenn es dich anschaut? Was sagt dein Stofftier über dich?
- Wenn du eine Eissorte wärst, welche wäre das und welche Farbe hättest du? Warum?
- Welche Talente schlummern in dir?
- Zu welchem Lied tanzt du gern?
- Was macht dir Freude? Was ist dir wichtig?
- Wer mag dich? Wer hat dich lieb?
- Welche Fähigkeiten hast du und nutzt du?
- Welche Schätze sind in dir verborgen?
- Wer verbringt gerne Zeit mit dir?
- Was schätzen andere Menschen an dir? Was mag deine Mama an dir? Was mag dein Papa an dir? Was mag deine Oma an dir? Was mag dein Freund an dir? ...
- Woran hast du Spaß?
- Was macht anderen Spaß mit dir?

- Was kannst du? Was hast du schon alles gelernt? Was kannst du noch alles lernen?
- Was kann dein Körper? Was können deine Hände? Was können deine Füße? Was kann dein Bauch? Was können deine Ohren und Augen? ...

3.4.14 Selbstwertliste: Eine Sammlung hilfreicher Sätze zum Selbst

Kurze Beschreibung der Übung

Bei einer Selbstwertliste geht es darum, faktenbasierte freundliche, hilfreiche, selbstverstärkende Selbstinstruktionen und das Selbstwertgefühl unterstützende Botschaften zu formulieren. Mithilfe eines Arbeitsblatts mit explorativen Fragen kann innerhalb und außerhalb der Therapie sukzessive eine Sammlung an positiven Sätzen entstehen, die die Patient:innen zu Hause lesen und erinnern können. Inspiration findet sich auch bei Fennell (2005).

Ziele der Übung

- Stärken der therapeutischen Beziehung
- Fördern individueller Ressourcen
- Fördern hilfreicher, selbstverstärkender und das Selbstwertgefühl unterstützender Selbstinstruktionen
- Fördern eines Selbsthilfeinstruments

Therapiephase

Intervention, auch zur Rückfallprophylaxe

Altersindikation

Jugendliche und Erwachsene

Setting

Einzel- und Gruppentherapie

Dauer

Mehrere Sitzungen zur Vertiefung und Ergänzung durch Hausaufgaben

Anleitung

In jeder Sitzung gibt es für die Therapeutin mehrere Gelegenheiten, Stärken, Fähigkeiten, Talente, Besonderheiten und tolle Eigenschaften (an und mit) ihren Patient:innen zu identifizieren und hervorzuheben. Dies kann sowohl im Zuge der Besprechung der Woche und der Hausaufgaben als auch in der Intervention in der Sitzung erfolgen. Die Therapeutin gibt Rückmeldung über Stärken und führt ein Arbeitsblatt dazu ein. Sie fordert die Patient:innen auf, eigenständig Stärken zu identifizieren oder gegebenenfalls ihr Umfeld zu befragen. Dadurch kann eine Selbstwertliste als Erinnerung für das Selbstmanagement entstehen.

PRAXISTIPP Arbeitsblatt »Selbstwertliste«

Bei einer Selbstwertliste geht es um Ihre Stärken, Fähigkeiten, Besonderheiten, Individualität. Es soll aufgezeigt werden, welche Schätze in Ihnen wohnen! Damit soll Ihr Blick auf sich selbst erweitert und freundlich ergänzt werden.

In der Therapie habe ich bereits Gelegenheit gehabt, mit Ihnen als Person zusammenzuarbeiten und Sie ein Stück kennenzulernen.

Mir sind zum Beispiel folgende Stärken bei Ihnen aufgefallen:

....

Um Sie zu unterstützen, selbstständig solche Stärken zu entdecken, zu erinnern und wertzuschätzen, gibt es dieses Arbeitsblatt mit vielen Fragen. Nach und nach können Sie die Fragen beantworten und somit eine Selbstwertliste zur Erinnerung erstellen.

Fragen zur Erstellung einer Selbstwertliste

- Was haben Sie heute geschafft? Was haben Sie diese Woche gemeistert? Was ist Ihnen schwergefallen und trotzdem haben Sie ein kleines Stück davon geschafft? Was sagt das über Sie aus?
- Wer sind Sie? Was sind Sie? Wie sind Sie?
- Welche Schätze sind in Ihnen verborgen? Welche Talente schlummern in Ihnen? Welche Fähigkeiten nutzen Sie?
- Welche Qualitäten haben Sie?
- Was schätzen andere Menschen an Ihnen? Was sagen liebe Vertraute über Sie? Haben Sie schon einmal vertraute und nette Menschen befragt?
- Was denkt Ihr Haustier über Sie? Was denken Ihre Zimmerpflanzen über Sie?
- Wofür hat man Ihnen schon einmal gedankt? Wofür hat man Sie bereits gelobt?
- Was sind Errungenschaften Ihres Lebens? Was haben Sie bereits gemeistert? (Hier geht es nicht um Goldmedaillen bei Olympia, sondern um kleine

erreichte und erkämpfte Dinge, wie: Kochen gelernt, einen Schulabschluss geschafft, einen Arbeitsplatz haben.) Was sagt das über Sie aus?
- Sind Sie boshaft, gemein, brutal, unzuverlässig? Wenn nicht, dann müssen Sie etwas anderes sein. Was?
- Wofür sind Sie dankbar? Was macht Sie zufrieden? Was sagt das über Sie aus?
- Welche Werte und Normen vertreten Sie? Was sagt das über Sie aus?
- Wenn Sie den Papst oder den Dalai Lama treffen würden, was würden die wohl Freundliches zu Ihrer Selbstwertliste beisteuern?

Nehmen Sie sich ein Stück Papier und beginnen Sie Ihre Liste!

3.4.15 Unsere Ohren und unser Kopf hören uns zu: Eine Aufforderung zu einem achtsamen inneren Dialog

Kurze Beschreibung der Übung

Auf Basis von Skinners Publikation *Verbal Behavior* (1957) und der *Relational Frame Theory* (Bezugsrahmentheorie) nach Hayes et al. (2001) und Barnes-Holmes et al. (2020) werden Patient:innen über Sprachprozesse und Selbstgespräche informiert und angeregt, ihre inneren Worte und Dialoge achtsam zu überdenken und achtsam zu verwandeln.

Ziele der Übung

- Fördern von Achtsamkeit im inneren Dialog
- Fördern von achtsamen Worten

Therapiephase

Intervention

Altersindikation

Jugendliche und Erwachsene

Setting

Einzel- und Gruppentherapie

Dauer

1–X Sitzungen (zur Ergänzung und Vertiefung)

Anleitung

Die Therapeutin führt die Übung *Achtsamer Dialog* folgendermaßen ein: »Wir alle lernen durch Worte. Aber auch durch Reaktionen und Konsequenzen. Es sind Erfahrungen, die uns prägen, ebenso wie Worte und ihre Effekte. Wir alle reagieren auf Worte. Wenn jemand ›Stopp‹ sagt, dann halten wir inne. Wenn wir mit uns selbst sprechen und ›Stopp‹ sagen oder denken, dann reagieren wir innerlich genauso, als würde laut gesprochen. Gesprochene Sprache und Selbstgespräche im Sinne von Gedanken unterscheiden sich kaum.«

Die Patient:innen werden darauf hingewiesen, dass in unserem Gehirn durch gesprochene Sprache und Selbstgespräche die gleichen Areale aktiviert werden. Das wird anhand eines Beispiels erklärt. »Sagen Sie sich innerlich einmal das Wort ›Zitrone›. Sie dürfen es auch laut und langsam aussprechen! Vielleicht schließen Sie dabei die Augen. ›ZITRONE!‹ Unsere Sprache ist eine vertrackte Sache. Wenn wir ›Zitrone‹ sagen oder an eine Zitrone denken, stellen wir uns diese oft vor. Wir haben dann vielleicht Erinnerungen an einen Italienurlaub oder einen leckeren Salat, der mit Zitronensaft zubereitet wurde. Wenn wir ›Zitrone‹ sagen oder an eine Zitrone denken, reagieren wir manchmal sogar körperlich, indem Speichelfluss angeregt wird oder wir fühlen, wie sich die Säure in unserem Mund anfühlt – auch wenn die Zitrone gar nicht da ist. Vielleicht denken wir auch an andere Zitrusfrüchte wie Orangen, weil es ähnliche Früchte sind. Eventuell fällt uns ein, dass unsere Oma sich gerne ein Scheibchen Zitrone in ein Glas Wasser tat, und wir werden traurig, weil unsere Oma schon verstorben ist.

Das heißt, Sprache und Gedanken spielen eine große Rolle. Wir lernen über die Sprache und unsere Gedanken, Verknüpfungen und Beziehungen herzustellen. Es entstehen Gefühle, Erinnerungen, Bedeutungen, Erwartungen usw. So kann der Satz über eine Kollegin, ›Sie ist echt sauer wie eine Zitrone‹, verschiedene Gedanken evozieren, wer, wie und was diese Kollegin ist. Wenn wir dieser Kollegin das nächste Mal begegnen, denken wir möglicherweise an diesen Satz, hören ihn innerlich und begegnen ihr mit diesem neuen Gedanken vermutlich anders als zuvor.

Und nehmen wir nun an, Sie sagen sich regelmäßig, dass Sie viel blöder sind als jeder andere Mensch auf dieser Welt. Was werden Sie dann zukünftig von sich denken oder von sich erwarten? Was werden Sie fühlen, wenn Sie mit anderen Menschen zusammen sind? Was werden Sie erinnern von Ihren Taten oder in Bezug auf Ihre Klugheit? Was werden Sie über vergangene und zukünftige Ereignisse denken, mit diesem Attribut der Blödheit, welches Sie sich übergestülpt haben wie einen Mantel? Auch wenn wir uns als schuldig, schlecht, klein, minderwertig usw. bewerten und Selbstgespräche dieser Art mit uns führen, hat das Auswirkungen.«

Zum Verständnis führt die Therapeutin ein persönliches Beispiel ein, etwa: »Es gab eine Zeit in meinem Leben, da passierte sehr viel. Einige Angehörige waren sehr krank und ich arbeitete sehr viel. Ich war ständig unterwegs. Das wurde mir irgendwann zu viel. Schon morgens wachte ich auf und sagte zu mir: ›Ich habe so einen Stress!‹ Dieser Satz wurde mein ständiger Begleiter. Ich wachte mit diesem Satz auf und schlief mit ihm ein. Das bestätigte zwar mein Gefühl, aber irgendwie ging es mir mit diesem Satz nicht gut. Ich spürte förmlich den Stress, wenn ich den Satz zu anderen Menschen sagte, die mich nach meinem Befinden gefragt hatten. Ich sagte den Satz auch in ruhigen Momenten zu mir, obwohl ich gerade im Zug saß und einfach aus dem Fenster guckte. Ich fühlte den Satz, und ich glaubte den Satz.

Das Jahr verging und die Weihnachtszeit kam. Mein Leben war ruhiger geworden: Einem Angehörigen ging es besser, eine andere war nach langer Krankheit verstorben. Aber ich wachte immer noch mit dem Satz auf und ging mit ihm schlafen. Eines Morgens fragte ich mich beim ruhigen Frühstück, ob dieser Satz eigentlich noch stimmig ist. Ich prüfte den Satz und suchte nach dem Gefühl. Und musste mir, trotz des Satzes, eingestehen, dass mein Leben ruhiger geworden war. Es gab traurige Momente, auch Sorgen, aber insgesamt war es ruhiger geworden. Meine Überraschung war groß, denn ich hatte mir den Satz übergestülpt wie eine zweite Haut. Ich hatte ihn zu meinem ständigen Begleiter gemacht, ohne ihn infrage zu stellen. Ich hatte dem Satz Glauben geschenkt, denn mit dem Satz spürte ich auch den Stress. Ich spürte ihn, obwohl der Stress vergangen war.

Seit mir das bewusst ist, gehe ich achtsamer mit meinen Worten um. Ich bin vorsichtiger geworden, was ich zu mir sage. Denn am Ende glaube ich noch Dinge, die gar nicht wahr sind!«

Als Zusammenfassung wird den Patient:innen ein Informationsblatt ausgehändigt mit hilfreichen Fragen zur Reflexion der eigenen Selbstgespräche.

PRAXISTIPP Informationsblatt »Unsere Ohren und unser Kopf hören uns zu«

Informationen

- Gesprochene Sprache und innere Selbstgespräche sind letztlich die gleichen Dinge. Im Gehirn werden bei beidem die gleichen Areale aktiviert.
- Ob wir denken oder sprechen: Wir vermitteln Botschaften und Bedeutungen auch an uns selbst.
- Das heißt, unsere Ohren und unser Kopf hören uns zu, wenn wir mit und über uns selbst sprechen oder über uns nachdenken.

Konsequenzen

- Wir sollten sehr achtsam sein, wie wir mit uns sprechen und welche Merkmale, welche Fähigkeiten, welche Eigenschaften wir uns zuschreiben.
- Wir sollten aufpassen, was wir zu uns sagen. Am Ende trainieren wir uns wie Olympiateilnehmer:innen, und zwar nicht im positiven Sinne, sondern: uns sehr schnell und effektiv jederzeit abzuwerten und alles in einem schlechten Licht zu sehen. Am Ende glauben wir uns selbst und bleiben in diesem Mantel stecken, den wir uns selbst übergestreift haben.

- Wir sollten unsere Art und Weise, mit und über uns zu sprechen und zu denken, kritisch hinterfragen.
- Wir sollten Distanz zu alten Denkgewohnheiten einnehmen.

Reflexion

- Welchen Mantel stülpen Sie sich über?
- Welches ist Ihre olympische Disziplin, für die Sie in Ihren Selbstgesprächen trainieren?
- Wie gefällt Ihnen Ihr bisheriger Mantel? Wie gefällt Ihnen Ihre olympische Disziplin?
- Wie kann man auf seine Worte achten? Wie fällt einem so etwas auf?
- Wie kann man achtsam mit sich sprechen?
- Wie kann man von Abwertungen oder Beleidigungen hin zu einem neutralen Dialog kommen?
- Könnte man sogar Nettes denken oder sagen? Aber wie?
- Was würden Sie sich wünschen, wie Sie mit sich sprechen könnten? Gäbe es Vorbilder?
- Was würden Sie gewinnen, wenn Sie Ihre Selbstgespräche verändern würden?
- Was könnten Sie gewinnen, wenn Sie insgesamt achtsamer mit Sprache umgingen, also nicht nur in Bezug auf Ihre Selbstgespräche, sondern eventuell sogar beim Sprechen mit anderen?
- Wie könnten Sie Ihre Worte achtsamer wählen? Was kann Sie daran erinnern?

3.4.16 Seien Sie mit sich allein: Zeit zur Selbstreflexion finden

Kurze Beschreibung der Übung

Mithilfe eines Informations- und Arbeitsblatts werden Patient:innen über die Bedeutung des Alleinseins informiert. Sie werden ermutigt, das Alleinsein als Möglichkeit zu nutzen, sich selbst zu spüren und ihren Bedürfnissen nachzugehen.

Ziel der Übung

Fördern von eigener Zeit und der Wahrnehmung eigener Bedürfnisse

Therapiephase

Intervention

Altersindikation

Jugendliche und Erwachsene

Setting

Einzel- und Gruppentherapie

Dauer

1–2 Sitzungen

Anleitung

Die Therapeutin leitet die Übung zum Alleinsein und zur Selbstreflexion folgendermaßen ein, bevor sie ein Informations- und Arbeitsblatt hierzu aushändigt: »Im Alltag strömen so viele Eindrücke, Anforderungen, Pflichten, Worte und Botschaften auf uns ein, dass wir uns selbst oft gar nicht mehr hören, sehen und fühlen. Wir vergessen uns und unsere Bedürfnisse. Deshalb ist es sinnvoll, auch mit sich selbst allein zu sein«. Im Folgenden fordert die Therapeutin die Patient:innen mithilfe der Handlungsanweisungen und Fragen des Informations- und Arbeitsblattes zur Reflexion auf. Im Nachgang wird das Gefühlte reflektiert und die Wiederholung in Eigenregie verabredet. Das Informations- und Arbeitsblatt zum Alleinsein dient als Erinnerungsstütze für die selbstständige Umsetzung.

PRAXISTIPP Informations- und Arbeitsblatt »Seien Sie mit sich allein!«

Im Alltag strömen so viele Eindrücke, Anforderungen, Pflichten, Worte und Botschaften auf uns ein, dass wir uns oft gar nicht mehr hören, sehen und fühlen. Deshalb ist es sinnvoll, auch mal mit sich allein zu sein. So können wir mehr wahrnehmen, was wir brauchen oder was gerade gut für uns ist.

Wie geht das?

- Seien Sie mit sich allein.
- Halten Sie inne.
- Atmen Sie ruhig ein und aus. Sie dürfen die Augen schließen, wenn Sie möchten. Sie dürfen in den Körper hineinspüren.
- Für viele Menschen ist es ungewohnt, mit sich allein zu sein und auf sich zu hören. Daran kann man sich gewöhnen.
- Fragen Sie sich, wie es Ihnen geht, was Sie fühlen, was Sie brauchen.
- Vielleicht brauchen Sie eine Tasse Tee, vielleicht einen Spaziergang, vielleicht einfach Stille, um zur Ruhe zu kommen? Vielleicht haben Sie auch Sehnsucht nach etwas? Vielleicht rührt sich Ihr Körper und erzählt Ihnen, was er braucht?

- Atmen Sie einfach ganz in Ruhe mit geschlossenen Augen und hören Sie sich zu. Vielleicht bemerken Sie viele Gedanken, vielleicht auch einfach eine große Stille. Das ist in Ordnung. Sie schenken sich selbst gerade eine kleine Pause.

Hier haben Sie Gelegenheit, Ihre Eindrücke zu beschreiben:

....

....

....

....

3.4.17 Metta-Meditation: Selbstmitgefühl fördern

Kurze Beschreibung der Übung

Die Metta-Meditation, auch »Meditation von Selbstmitgefühl« oder »liebender Güte« genannt, ist eine Übung, die ursprünglich aus dem Buddhismus stammt (vgl. Salzberg 2012; Thich Nhat Hanh 2004). Sie wird im Yoga auch als Herzmeditation verwendet. Letztlich geht es um die Kultivierung einer mitfühlenden Haltung, uns selbst gegenüber, aber auch allen anderen Menschen und Wesen gegenüber. Dabei werden Gefühle von Liebe, Mitgefühl und Güte trainiert. Eine achtsame, freundliche, akzeptierende Haltung wird angestrebt.

Ziel der Übung

Fördern von Achtsamkeit und Mitgefühl

Therapiephase

Intervention

Altersindikation

Die Übung ist für alle Altersgruppen geeignet, besonders für Jugendliche und Erwachsene

Setting

Einzel- und Gruppentherapie

Dauer

1–X Sitzungen (zur Ergänzung und Vertiefung)

Anleitung

Die Therapeutin greift auf eine vorhergehende Übung, *Das Pflänzchen Mitgefühl hegen und pflegen* (vgl. S. 83), zurück. Damit wurden bereits ein Erklärungsmodell und wissenschaftliche Nachweise zum positiven Effekt von Mitgefühl auf die Psyche vermittelt. Der Umgang mit sich selbst steht bei dieser Übung wieder im Fokus. Damit leitet die Therapeutin zur sogenannten Metta-Meditation oder »Meditation von Güte und Mitgefühl« über, welche eine lange buddhistische Tradition hat und wissenschaftlich überprüft wurde (vgl. Galante et al. 2014; Gilbert & Proctor 2006; Gilbert & Choden 2020; Dalai Lama 2011; Lohmann & Annies 2016; Neff 2012; Salzberg 2012; Shonin et al. 2015; Singer & Bolz 2013; Thich Nhat Hanh 2004; Zessin et al. 2005). Sollten alle Fragen geklärt sein, kann die Übung gemeinsam durchgeführt werden. Das Informationsblatt für die Patient:innen umfasst eine Instruktion zur selbstständigen Durchführung. Sollte das regelmäßige Üben (ca. drei Mal pro Woche) als Hausaufgabe gelingen, darf auch eine längere Version der Wünsche erfolgen, die neben geliebten und bekannten Menschen/Wesen auch unbekannte und ungeliebte Menschen einschließt.

PRAXISTIPP Informationsblatt »Metta-Meditation«

Mit der Metta-Meditation, einer sehr alten asiatischen Meditation, übt man Mitgefühl für sich und andere Wesen. Mitgefühl bedeutet, dass man achtsam Selbstfreundlichkeit und Verbundenheit mit allen Wesen übt. Damit wird die Fähigkeit trainiert, uns dem Leiden, auch unserem eigenen Leiden, zuzuwenden und dieses zu lindern.

Anleitung

Mit dieser Übung möchte ich Sie einladen, Mitgefühl für sich selbst, aber auch für alle anderen Wesen zu trainieren. Es ist normal, dass einem nicht gleich alles gelingt. Bleiben Sie freundlich und geduldig mit sich. Es braucht ein längeres Training, um das Gefühl und die passende Konzentration zu entwickeln. Sollten Sie also heute nur ein erstes Gefühl erahnen können, ist schon viel gewonnen ... In dieser Übung ist es hilfreich, aufrecht zu sitzen und die Hände auf der Brust zu verschränken. Dann spüren wir den Kontakt zu unserem Körper und unseren Gefühlen oft leichter. Schließen Sie die Augen oder schauen Sie auf einen Punkt vor sich auf dem Boden. Das kann Ihre Konzentration unterstützen. Ihr Atem strömt in Ihrem Rhythmus ein und aus. Da gibt es kein richtig oder falsch. Sollten Sie Gedanken bemerken, dann versuchen Sie, diese einfach ziehen zu lassen ...

Ich möchte Sie nun bitten, in sich ein Gefühl von Wohlwollen und Mitgefühl entstehen zu lassen. Oft hilft es, wenn man sich an einen geliebten Menschen

oder ein geliebtes Tier erinnert. Stellen Sie sich die Person oder das Tier gerne vor Ihrem geistigen Auge vor. Versuchen Sie, sich ganz auf das entstehende Gefühl zu konzentrieren, wie es in Ihrem Geist und Körper entsteht …
Manchmal hilft es, das Bild des geliebten Wesens zu erinnern und ein kleines Lächeln auf Ihrem Gesicht entstehen zu lassen. Auch das kann das Gefühl von Wohlwollen und Mitgefühl unterstützen …
Versuchen Sie, dieses Gefühl wahrzunehmen und kritische Gedanken für die Zeit dieser Übung in den Hintergrund treten zu lassen. Seien Sie mit Ihrer Aufmerksamkeit nun ganz bei dem Gefühl von Wohlwollen und Mitgefühl. Nehmen Sie wahr, wie es sich anfühlt und wie Sie es in Ihrem Körper spüren können. Wenn Sie bemerken, dass Ihre Gedanken auf Wanderschaft gehen, holen Sie sie freundlich und geduldig wieder zurück zu dem Gefühl von Mitgefühl und Wohlwollen …
Das Gefühl von Mitgefühl und Wohlwollen können wir mit den folgenden Sätzen vertiefen: »Möge ich glücklich und in Frieden leben! Möge mein geliebter Mensch oder mein geliebtes Tier glücklich und in Frieden leben!« Diese Sätze wiederholen Sie nun einige Male innerlich …
Nun kommen Sie mit Ihrer Aufmerksamkeit wieder auf den Atem zurück. Atmen Sie nun etwas tiefer ein und aus. Sie dürfen Ihre Augen öffnen und mit Ihrer Aufmerksamkeit wieder ganz ins Hier und Jetzt zurückkommen.

Weitere Wünsche (für mich selbst und andere)
Möge ich / Mögen andere Menschen (MaM) gesund sein. Möge ich / MaM in Frieden leben. Möge ich mich / MaM sich sicher und geborgen fühlen. Möge ich / MaM glücklich sein.

3.4.18 Der dreibeinige Windhund: Eine Geschichte über Fairness im Umgang mit sich selbst

Kurze Beschreibung der Übung

Mit dem Bild eines schönen verletzten dreibeinigen Windhunds, der versucht, mit den vierbeinigen Windhunden im Rennen mitzuhalten, werden Fairness und Selbstmitgefühl thematisiert und auf die Patient:innen angewendet. Dabei soll der Umgang mit sich selbst auf Fairness und Selbstmitgefühl untersucht und reflektiert werden.

Ziele der Übung

- Fördern von Selbstreflexion
- Fördern von Fairness und Selbstmitgefühl

Therapiephase

Intervention

Altersindikation

Die Übung ist für alle Altersgruppen geeignet. Besonders hilfreich kann sie bei chronisch kranken, gerade auch körperlich und psychisch erkrankten Menschen sein, die strenge und hohe Anforderungen an sich selbst stellen.

Setting

Einzel- und Gruppentherapie

Dauer

1–X Sitzungen (zur Ergänzung und Vertiefung)

Anleitung

Die Therapeutin leitet die Übung mit folgenden Worten ein: »Ich möchte mit Ihnen heute Ihre Selbstkritik und Ihre strengen Forderungen an sich selbst aufgreifen. Jedes Mal bin ich überrascht und erschrocken, wie unfair Sie sich selbst behandeln, mit so wenig Mitgefühl! So, als würden Sie vergessen, dass Sie ein Handicap haben [z. B. chronische Erkrankung, Behinderung]. Vielleicht hilft uns ein Bild, das Ganze greifbarer zu machen.« Die Therapeutin malt ein Bild von einem Windhund oder holt eines hervor.

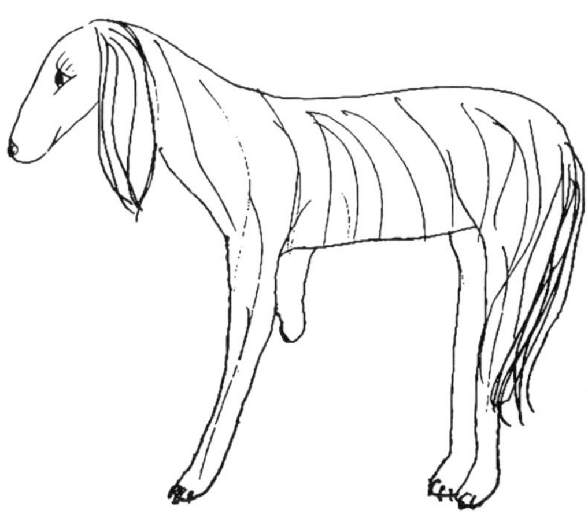

Abb. 3.47

»Ich denke dabei an einen wunderschönen Windhund, der aber leider nur drei Beine hat. Dieses schnelle, schöne, verletzte Tier möchte bei allen Rennen mit seinen vierbeinigen Kollegen mitlaufen und mithalten. Das geht aber leider nicht. Irgendwie erinnern Sie mich an den dreibeinigen Windhund, der am Ende des Rennens mit sich schimpft und unzufrieden ist, nicht schnell genug gewesen zu sein. Wo bleibt hier die Fairness, wo bleibt hier das Mitgefühl?«

Im Zuge der Reflexion nimmt die Therapeutin eine mitfühlende, freundliche, validierende Position ein und fokussiert die Werte Fairness, Mitgefühl und Gleichberechtigung. Eventuell ist die Übung nur ein Denkimpuls, kann aber bereits Verhaltensänderungsideen implizieren. Lernergebnisse werden schriftlich festgehalten.

3.4.19 Mitfühlende Pausen: Zeit zum Üben

Kurze Beschreibung der Übung

Die Übung beschreibt drei achtsame Möglichkeiten, Selbstmitgefühl in einer Pause anzuwenden: mit kognitivem, emotionalem oder physiologisch-behavioralem Fokus. Die Übung geht auf die Compassion-Focused-Therapy (vgl. Gilbert & Choden 2013, 2020) und das Skillstraining im Rahmen der Dialektisch-Behavioralen Therapie (vgl. Bohus & Wolf-Arehult 2018) zurück.

Ziel der Übung

Fördern von Selbstmitgefühl

Therapiephase

Intervention

Altersindikation

Jugendliche und Erwachsene

Setting

Einzeltherapie

Dauer

Mehrere Sitzungen

Anleitung

Die Therapeutin ruft die Sitzungen zum Thema und das Bild des Pflänzchens im Gewächshaus (vgl. Übung im Buch, S. 83) in Erinnerung: »Erinnern Sie sich noch, wie wir über Selbstmitgefühl gesprochen haben?« Sie erinnert daran, dass Selbstmitgefühl gleichzusetzen ist mit Verständnis und Engagement. Anhand des Arbeitsblatts werden drei Übungen zu mitfühlenden Pausen und drei Trainingsmöglichkeiten vorgestellt und ausprobiert.

PRAXISTIPP Arbeitsblatt »Mitfühlende Pausen«

Jeder Mensch braucht Pausen. Wir können uns auf die Couch setzen und Chips essen, in die Natur gehen und den Vögeln zuhören, wir können zu unserem Vergnügen Kuchen backen, ein Glas Wasser trinken und aus dem Fenster schauen, wir können Sport treiben und vieles mehr. Und wir können all das mit Selbstmitgefühl betreiben. Um uns psychisch stärker zu machen und liebevoller mit uns umzugehen, ist es wichtig, Selbstmitgefühl zu trainieren. Pausen sind dafür eine hervorragende Möglichkeit.

Mitfühlende Pause 1: Fokus Körper und Verhalten

- Egal, wie Sie gerade Pause machen, tun Sie es bewusst und achtsam für sich selbst und Ihren Körper.
- Wenn Sie gerade auf der Couch sitzen, dann sagen Sie sich: »Ich sitze hier gerade auf der Couch. Das tue ich für mich. Das tue ich für meinen Körper und meinen Geist. Ich achte darauf, dass es mir gut geht.«
- Sie können Ihrem Atem nachspüren und einfach in den Körper hineinfühlen: Braucht Ihr Körper etwas? Möchte er gestreckt oder gedehnt werden? Möchte der Körper mehr Wärme oder Kälte? Hat er Hunger oder Durst? Vielleicht will der Körper doch bewegt werden? Vielleicht braucht er mehr Stille?
- Spüren Sie in Ihren Körper hinein und sorgen Sie für ihn, als wäre er Ihr eigenes kleines Kind. Erfüllen Sie die notwendigen Bedürfnisse Ihres Körpers – sei es Ruhe, Essen, Bewegung oder anderes.
- Vergessen Sie nicht: Sie selbst sind immer für sich da. Sie können Gutes für sich tun!

Mitfühlende Pause 2: Fokus Geist und Gedanken

- Egal, wie Sie gerade Pause machen, tun Sie es bewusst und achtsam für sich selbst, für Ihren Geist und Ihren Körper.
- Wenn Sie gerade auf der Couch sitzen, dann sagen Sie sich: »Ich sitze hier gerade auf der Couch. Das tue ich für mich. Das tue ich für meinen Geist und meinen Körper. Ich achte darauf, dass es mir gut geht.«
- Sie können achtsam Ihren Geist, Ihre Gedankenwelt betrachten: Was tut Ihr Geist gerade? Welche Gedanken beschäftigen Sie? Ist da geistige Stille

oder ein beständiges Grübeln? Was braucht Ihr Geist? Vielleicht möchten Sie das Grübeln abstellen? Vielleicht bemerken Sie, wie Sie sich mit Dingen beschäftigen, die eigentlich ganz unwichtig sind?

- Spüren Sie in Ihre Gedankenwelt hinein und sorgen Sie für Ihren Geist, als wäre er Ihr eigenes kleines Kind. Erfüllen Sie die notwendigen Bedürfnisse Ihres Geistes – sei es Stille, sei es innerer Zuspruch und Ermutigung, sei es die Beschäftigung mit sinnstiftenden Themen, sei es Ablenkung oder eine Achtsamkeitsübung (z. B. können Sie jeden Gedanken benennen und in Ihrer Vorstellung wie ein Blatt auf einen Fluss setzen und ziehen lassen).
- Vergessen Sie nicht: Sie selbst sind immer für sich da. Sie können Gutes für sich tun!

Mitfühlende Pause 3: Fokus Emotionen

- Egal, wie Sie gerade Pause machen, tun Sie es bewusst und achtsam für sich selbst, für Ihren Geist und Ihren Körper.
- Wenn Sie gerade auf der Couch sitzen, dann sagen Sie sich: »Ich sitze hier gerade auf der Couch. Das tue ich für mich. Das tue ich für meinen Geist und meinen Körper. Ich achte darauf, dass es mir gut geht.«
- Sie können achtsam Ihre Emotionen betrachten: Was fühlen Sie gerade? Welche Gefühle beschäftigen Sie? Ist da Zufriedenheit, Stresserleben, Angst, Wohlbefinden, Traurigkeit, Ärger oder etwas anderes? Was sagen Ihre Emotionen? Vielleicht gefallen Ihnen Ihre Gefühle? Vielleicht mögen Sie manche Gefühle nicht und wollen Sie abstellen? Vielleicht möchten Sie eigentlich gerade weinen und tun es aber nicht?
- Spüren Sie in Ihre Gefühlswelt hinein und sorgen Sie für Ihre Emotionen, als wären sie Ihr eigenes kleines Kind. Erfüllen Sie Ihre eigenen emotionalen Bedürfnisse – sei es der Wunsch nach Trost, Liebe, Wärme, Stille, Gefühlsausdruck in Schrift oder Wort, Beruhigung oder Ermutigung zu einer bestimmten Handlung! Sie können sich eine Decke holen, Sie können sich selbst über die Wange streichen und ein liebes Wort zu sich sagen, Sie können sich einen Tee kochen. Sie können sich einen freundlichen, ermutigenden Brief schreiben usw.
- Vergessen Sie nicht: Sie selbst sind immer für sich da. Sie können Gutes für sich tun!

Brauchen Sie noch eine Inspirationsquelle? Vielleicht mögen Sie Popmusik ... Das Lied *Flowers* von Miley Cyrus (2023, Sony Music) beschreibt sehr schön, wie man auch in schwierigen Zeiten, zum Beispiel infolge einer Trennung, für sich sorgen kann.

3.4.20 Der Esstisch der Seele: Anteilsarbeit

Kurze Beschreibung der Übung

Die Übung beschreibt Anteilsarbeit im Sinne der Benennung von Anteilen des Selbst, der metakognitiven Distanz von Anteilen und des Dialogs mit diesen. Dabei werden übernommene Gebote oder Einstellungen zum Selbst herausgearbeitet.

Ziele der Übung

- Fördern von metakognitiver Distanz zu Anteilen
- Fördern eines selbstwertdienlichen Dialogs

Therapiephase

Intervention

Altersindikation

Jugendliche und Erwachsene

Setting

Einzeltherapie

Dauer

Mehrere Sitzungen

Anleitung

Den Patient:innen wird erklärt, dass sehr viele Menschen, die mit einem negativen Selbstwertgefühl kämpfen, in ihrem Inneren oft eine Vielzahl von negativen Botschaften und Meinungen erleben. Vor diesem Hintergrund wird mit Ihnen die Übung besprochen: »Ich möchte mit Ihnen heute eine Übung machen, die einen lustigen Namen hat, aber etwas Wichtiges beschreibt. Sie heißt: ›Der Esstisch der Seele‹. In unserem Inneren gibt es viele Anteile, die an unserem Esstisch der Seele sitzen, wie eine familiäre Zusammenkunft an einem Feiertag. Das sind oft elterliche Anteile, andere prägende Verwandte oder Erziehungspersonen, manchmal die Peergroup von früher, auch gesellschaftliche Normen, eventuell ein Gott oder eine Religion, kindliche Anteile von uns selbst mit unseren Kindheitserinnerungen, aber auch unser Körper mit seinen Bedürfnissen. Vielleicht fallen uns während der Übung sogar noch mehr Anteile ein. In dieser Übung geht es darum, dass wir uns vorstellen, wer an Ihrem Esstisch der Seele alles sitzt, was diese Gäste so sagen und ob Ihnen das gefällt oder ob Sie etwas daran ändern möchten. Sie sind vielleicht irritiert von der Idee, dass am Esstisch der Seele Gäste sitzen. Aber wir haben alle gespeicherten Erinnerungen im Sinne von Anteilen in uns. In unserem Kopf, in unserem Selbst, in unserer Seele finden wir unsere Erinnerungen an unsere Kindheitserfahrungen, an prägende Verbote, an prägende Mitmenschen. Die Erinnerungen begleiten uns, prägen uns, werden in uns laut in Form von Selbstgesprächen oder Forderungen an uns selbst.« Die Therapeutin gewährt eine kurze Reflexionspause, dann leitet sie die Übung mit folgenden Worten ein: »Vielleicht malen wir mal einen Esstisch mit Stühlen ans Flipchart und fangen an, diese zu benennen.« Oder: »Lassen Sie uns im Raum einfach mal Stühle/Papiere verteilen und diese benennen.«

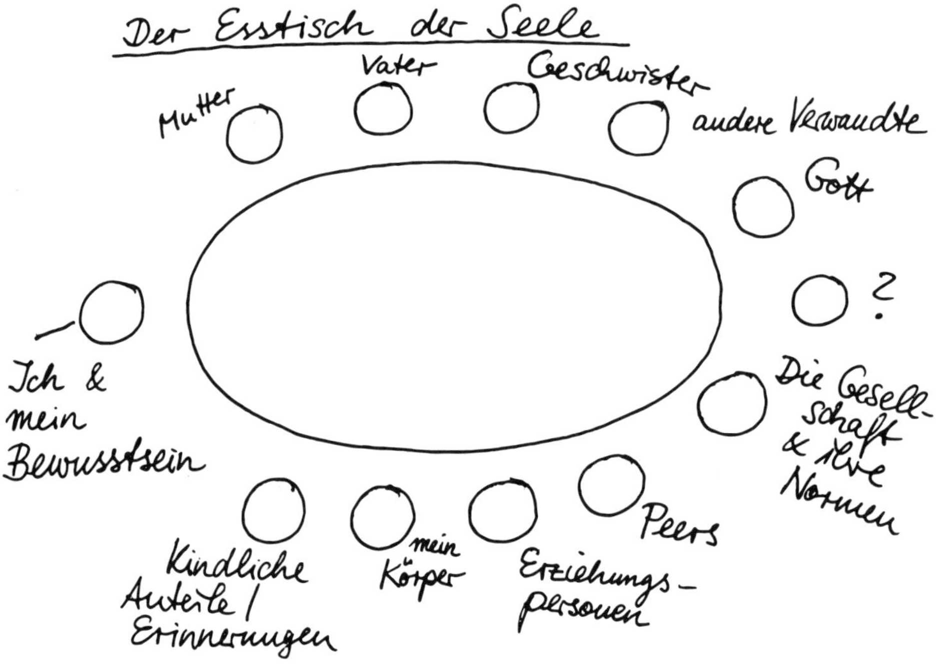

Abb. 3.48: Der Esstisch der Seele – ein Beispiel.

Nachdem alle Anteile gefunden und individuell benannt wurden, geht es nun darum, **die wichtigsten Botschaften dieser Anteile** zu benennen und aufzuschreiben. Hier ist es wichtig, kurze Botschaften zu finden, keine sehr langen Sätze:

- Was sagen die Anteile zu mir? Das können gute und schwierige Botschaften sein.
- Wie habe ich zu sein?
- Was mache ich gut oder schlecht?
- Wie bin ich aus Sicht dieser Anteile?
- Was habe ich aus Sicht dieser Anteile zu tun oder zu lassen?
- Gibt es Botschaften meines Körpers?
- Gibt es Botschaften meines kindlichen Anteils, meiner Kindheitserinnerungen?

Danach beginnt eine weitere **Reflexionsphase**, und zwar **zum eigenen Erleben**:

- Wie bewusst sind Ihnen diese Anteile?
- Wann bemerken Sie diese? Wann hören Sie diese?
- Welche gefallen Ihnen?
- Welche sind eigentlich unerträglich?
- Welchen Anteil oder welche Anteile würden Sie gerne von Ihrem Esstisch entfernen? Welchen hätten Sie gerne häufiger zu Gast?
- Würden Sie gerne etwas ändern? Und wenn ja, was?
- Gibt es jemanden oder etwas, den Sie an diesem Esstisch der Seele gerne als Schutz sitzen haben würden?

Daran anschließend, können sich nun **weitere Methoden** anbieten:

- *Kognitive Arbeit:* Was ist meine Haltung zu den Botschaften heute? Kann ich diese Botschaften infrage stellen? Wie kann ich diese Botschaften weniger ernst nehmen? Was kann ich selbst zu mir sagen?
- *Kognitive Arbeit zur Stärkung der metakognitiven Distanz:* Diese Anteile sind gespeicherte Erinnerungen, das heißt, es ist Vergangenheit. Ich bin erwachsen und frei und kann selbst entscheiden, wen ich an meinen Esstisch lasse und wem ich zuhören möchte. Manche Gäste muss ich vielleicht gar nicht mehr ernst nehmen.
- *Stuhldialoge mit einem oder mehreren Anteilen:* Was sagen die Anteile? Wie fühlt sich das an? Was möchte ich selbst gerne darauf erwidern? Was sind meine Bedürfnisse? Welche Bedürfnisse und Gedanken sollten ausgesprochen oder umgesetzt werden?
- *Hilfreiche Anteile imaginieren:* Sollte eine Art liebevolle Begleitung am Esstisch der Seele sitzen und unterstützen? Wer oder was könnte das sein?
- *Problemlösung:* Wie kann ich es schaffen, mehr bei mir zu bleiben, anstatt den Anteilen zuzuhören?
- *Imagery Rescripting*: Welche Erinnerungen sind so aufdringlich und belastend, dass an der Erinnerung etwas geändert werden sollte? Wo wären ein bewältigungsorientiertes Imaginieren und Überschreiben der Vergangenheit sinnvoll? Welche Bedürfnisse wurden unterdrückt und brauchen Unterstützung?
- *Expressives Schreiben:* Welche Erinnerungen werden als Belastung deutlich, sodass sich eine schriftliche Verarbeitung in Briefform anbietet?
- *Narrative Rekonstruktion:* Welche Bewältigungsleistungen sollten im Sinne der Narrativen Rekonstruktion als Ressourcen stärker herausgearbeitet werden?
- *Training sozialer Kompetenz:* Auf welche Art und Weise kann man in der Gegenwart, im richtigen Leben gegenüber schwierigen, noch lebenden Anteilen/Menschen seine Bedürfnisse ausdrücken und vertreten? Wo könnte ein Rollenspiel im Umgang mit schwierigen Mitmenschen helfen?

3.4.21 Narrative Rekonstruktion: Eine konstruktivistische Perspektive auf das Selbst und die Bewältigung von Lebensherausforderungen

Kurze Beschreibung der Übung

Die narrativ-konstruktive Perspektive ist Teil der kognitiven Verhaltensmodifikation, wie sie Donald Meichenbaum (1995, 2012, 2014, 2017) beschrieben hat. Die Übung der Narrativen Rekonstruktion ist eine Weiterentwicklung des Selbstverbalisationstrainings, welches hier auf die Biografie angewendet wird. Die heilsame, hilfreiche Geschichte in schwierigen oder traumatischen Lebenserfahrungen wird gesucht, besprochen und aufgeschrieben. Am Ende entsteht eine Geschichte über ein Lebensereignis, welches nun hilfreiche, sinnstiftende, ressourcenorientierte, bedeutsame, bewältigungsorientierte Anteile enthält und damit neu erzählt wird. Es geht um das Verlassen der Opferrolle, um ein Zuwenden zur Überlebens- und Bewältigungsperspektive. In Bezug auf Posttraumatische Belastungsstörungen und Resilienz zeigen sich positive, antidepressive Effekte. Diese Übung wird der narrativ-entwicklungskonstruktivistischen-kognitiven Wende (vgl. Goncalves 1995) zugeordnet.

Ziele der Übung

- Fördern einer bewältigungsorientierten, die Ressourcen und den Selbstwert stärkenden Perspektive
- Fördern einer narrativ-konstruktiven Perspektive

Therapiephase

Intervention

Altersindikation

Jugendliche und Erwachsene

Setting

Einzeltherapie

Dauer

Mehrere Sitzungen

Anleitung

Ein Arbeitsblatt veranschaulicht die Methode. Es kann gemeinsam gelesen und erläutert werden. In der Sitzung kann mit einer Lebenserfahrung/Geschichte begonnen werden, die mittels der Schritte Bericht, Würdigung, Validierung, Reflexion in Bezug auf Kognitionen, Ressourcenaktivierung und Narrative Rekonstruktion überarbeitet wird. In der Narrativen Rekonstruktion geht es um das *Trotzalledem* und *Wie* des Überlebens und Bewältigens. Diese so neu entstehende Geschichte soll aufgeschrieben werden.

CAVE

Die Narrative Rekonstruktion kann nur auf dem Boden einer motivorientierten und validierenden Beziehungsgestaltung geschehen, sonst sind Invalidierung, mangelnde Empathie und letztlich die Abkehr der Patient:innen zu befürchten.

PRAXISTIPP Arbeitsblatt »Narrative Rekonstruktion«

Menschen mit einem niedrigen Selbstwertgefühl haben oft Schweres erlebt. Viele blicken auf ihre eigene Lebensgeschichte und denken an das Schwere und Schlechte zurück, in der Geschichte und bei sich selbst. Sie beurteilen die Geschichte und sich selbst oft sehr negativ. Das ist sehr menschlich und auch nachvollziehbar. Leider führt es dazu, dass der Mensch in seiner eigenen Geschichte steckenbleibt und darüber in Traurigkeit, Selbstabwertung und Grübeln gerät. Diese Art und Weise der Geschichtserzählung wird dem Menschen, seiner Überlebensfähigkeit und seinen Bewältigungsbemühungen oft nicht gerecht.

Deshalb möchte ich Ihnen heute von einer Übung erzählen, die einen komplizierten Namen hat. Sie heißt *Narrative Rekonstruktion*. Narrativ heißt erzählend, und Rekonstruktion bedeutet, dass ich die Geschichte nochmals nachvollziehe und wiederherstelle. Also in anderen Worten: Wir wollen eine Geschichte neu erzählen und schreiben. Diese Übung hat der Psychologe Donald Meichenbaum beschrieben. Sie hilft uns, die heilsame Geschichte im Unglück und Elend zu entdecken und zu erzählen. Der Mensch neigt leider dazu, nur das Negative zu sehen und zu erzählen. Dabei geht das Gute und Hilfreiche unter. Und darum geht es bei der Narrativen Rekonstruktion. Wir suchen gemeinsam die hilfreiche Geschichte in der Geschichte. Es geht nicht ums Lügen, sondern darum, die vergessenen Anteile zu benennen, also wie etwa Überleben und Bewältigung möglich wurden.

Wie kann das gehen?

- Welche Geschichte(n) Ihres Lebens betrachten Sie vor allem aus einer negativen Perspektive? Unter welcher Geschichte hat Ihr Selbstwert gelitten? Wo sehen Sie sich selbst als Opfer?

- Haben Sie schon einmal darüber nachgedacht, wie Sie diese Geschichte(n) überlebt oder bewältigt haben? Wie haben Sie die Herausforderungen und Traumata trotz allem bewältigt und überlebt?

Es geht darum, die vergessenen Anteile herauszustellen, und zwar die Geschichte des Überlebens, des Bewältigens, des Problemlösens, des Glücks im Unglück. Es geht darum zu zeigen, wie Sie dem Schicksal getrotzt haben.

Welche Ihrer Geschichten möchten Sie neu überdenken?
Die schwierigen Geschichten zu überdenken, kann anstrengend sein, aber den eigenen Blickwinkel verändern. Wir können uns eine oder mehrere Geschichten nacheinander anschauen. Es geht darum, die Geschichte zu erzählen und zu verstehen, wie Sie sie erlebt haben, was Sie gedacht haben und wie Sie die einzelnen Episoden der Geschichte überstanden und bewältigt haben. Dadurch können wir etwas über Sie selbst lernen, über Ihre Fähigkeiten, Ihre Ressourcen, Ihren Widerstandsgeist usw. Diese Anteile versuchen wir zu benennen. Diese heilsamere Geschichte dann aufzuschreiben hilft, die andere, neue Perspektive zu verinnerlichen und den Selbstwert zu stärken.
Sollen wir einmal versuchen, die Perspektive zu wechseln?

3.4.22 Expressives Schreiben: Bewältigung von Traumata und Belastungen

Kurze Beschreibung der Übung

Das Expressive Schreiben nach James Pennebaker (1997a, 1997b, 2010) ist eine Methode, Traumata, belastende Erinnerungen und Gefühle sowie deren Folgen in Brief oder Essayform zu bewältigen.

Die Technik umfasst konfrontative, emotional aktivierende und kognitive Elemente. In der Weiterentwicklung des Expressiven Schreibens zu *Interapy* (vgl. Lange et al. 2003) wurde dies weiter untersucht. Studien zeigen positive Effekte auf Psyche und Körper (vgl. Lepore & Smyth 2002; Frisina et al. 2004). Das Expressive Schreiben ist auch ein Selbsthilfeinstrument.

Ziele der Übung

- Fördern von Problembewältigung mittels Konfrontation
- Fördern des Ausdrucks von Emotionen und Bedürfnissen
- Fördern neuer kognitiver Perspektiven
- Fördern von Empowerment und Selbstmanagement

Therapiephase

Intervention

Altersindikation

Jugendliche und Erwachsene

Setting

Einzeltherapie

Dauer

Mehrere Sitzungen

Anleitung

Ein Arbeitsblatt veranschaulicht die Methode. Dieses wird in der Sitzung gemeinsam gelesen und besprochen. Fragen werden beantwortet und der Effekt auf den Selbstwert wird erklärt. Schreib-Hausaufgaben werden verabredet. Es ist Aufgabe der Therapeutin, den Ausdruck von Emotionen und Bedürfnissen in den nachfolgenden Schreibergebnissen zu prüfen und zu unterstützen. Neben dem Emotionsausdruck können in der Nachbesprechung der Ergebnisse die Kognitionen geprüft und gegebenenfalls disputiert werden, um eine kognitive Neubewertung zu fördern. Sollten Patient:innen das spontane Schreiben nicht schaffen, können gemeinsam Überschriften oder eine chronologische Herangehensweise gewählt werden. Das Expressive Schreiben ist als Schreibaufgabe konzipiert. Menschen, die sich mit Schriftsprache schwertun, dürfen gegebenenfalls aber auch Audioaufnahmen anfertigen.

CAVE

Das Expressive Schreiben ist eine sehr hilfreiche Methode, die aufgrund ihres konfrontativen Anteils zu Emotionsvermeidung führen kann. Es ist Aufgabe der Therapeutin, zu prüfen, ob der Emotionsausdruck im Schreiben gelingt und wie er gefördert werden kann.

PRAXISTIPP Arbeitsblatt »Expressives Schreiben«

Viele Menschen mit einem niedrigen Selbstwertgefühl haben in ihrer Biografie Schweres erfahren. Traumatische oder schwierige Lebenserfahrungen prägen den Selbstwert oft nachhaltig. Angst, Unsicherheit, unterdrückter Ärger, Schuld- und Schamgefühle bleiben deshalb vielfach bestehen. Die meisten Menschen mögen überhaupt nicht an die schwierigen Ereignisse denken, denn es ist schmerzhaft. Dadurch bleibt aber unser Schrank der Erinnerungen voll und unaufgeräumt, und die Tür zu den Erinnerungen wird immer wieder wie von selbst aufgedrückt. Das Belastungsgefühl bleibt bestehen.

Es gibt eine hilfreiche Technik, die Expressives Schreiben heißt. Sie dient dazu, unseren Schrank der Erinnerungen aufzuräumen, Erleichterung und ein Gefühl von Befreiung zu erfahren. Sich auszudrücken, wieder Herr oder Frau der eigenen Geschichte zu werden, kann tiefgreifend entlasten. Auch der Selbstwert und die Selbstsicherheit können dadurch profitieren, weil es oft zu neuen Blickwinkeln kommt, wenn man sich ausdrückt und die Vergangenheit bewältigt.

Wie geht das?

Zunächst entscheiden Sie, welches Ereignis oder welche Erinnerungen mit dem Schreiben bearbeitet werden sollen. Die Frage lautet: *Welche Erinnerungen belasten mich und meinen Selbstwert?*

Wenn Sie sich entschieden haben, eine Erinnerung zu bearbeiten, muss entschieden werden, ob es einen Adressaten oder eine Adressatin gibt. *An wen könnten Sie Ihr Schreiben richten?* Das dürfen Lebende oder Tote sein. Dadurch könnte das Schreiben in Briefform geschehen. *Der Brief oder die Schreiben sind nicht zum Abschicken bestimmt,* sondern nur für Sie persönlich und gegebenenfalls Ihre:n Therapeut:in, welche:r Tipps zum Schreiben geben kann.

Schreiben sollten Sie ungefähr zwei Mal die Woche, gerne häufiger. Es geht darum, Gedanken und Gefühle auszudrücken. *Das Schreiben sollte das Was und das Wie und all Ihre Gefühle beinhalten.* Sie brauchen einen privaten Raum und Ruhe. Sie sollten *nicht länger als 30 Minuten* schreiben, weil es sonst die Verarbeitung stört. Und danach brauchen Sie eine Entspannungspause, zum Beispiel eine Tasse Tee. Übrigens sind Rechtschreibung und Grammatik hier vollkommen egal!

Das Schreiben erzeugt am Anfang häufig ein Gefühl von Belastung, wie Angst und Anspannung. Mit dem Schreiben und von Mal zu Mal kann das deutlich leichter werden. Langsam können sich Erinnerungen neu sortieren und Erleichterung und ein Gefühl von Befreiung können einziehen.

Der Text darf wie ein stinkender Fisch sein! Sie haben Raum, all Ihre schwierigen, wütenden, traurigen und ekligen Erinnerungen, Worte und Gefühle niederzuschreiben. *Legen Sie sich keinen Maulkorb an, alles muss raus!* Schreiben Sie einfach drauf los! Sagen und schreiben Sie alles auf, was Ihre Erinnerung beinhaltet: Wie ist es Ihnen ergangen? Was haben Sie gefühlt und gedacht? Welche Gefühle und Bedürfnisse haben Sie gehabt? Was denken Sie heute? *Gerade die unausgesprochenen, tiefen Gedanken und Gefühle sind wichtig!*

Bleiben Sie in Ihren Briefen bei dem ausgewählten Thema und den ausgesuchten Erinnerungen. Erst wenn Sie den Eindruck haben, dass Sie genug

Briefe geschrieben haben und dass Ihr Leidensdruck besser ist, können Sie überlegen, ob Sie das Schreiben beenden wollen.
Sprechen Sie mit Ihrer/Ihrem Therapeut:in darüber, wenn Sie den Eindruck haben, ohne Überschriften keine Briefe schreiben zu können. Dann können Sie gemeinsam welche finden.

Wollen Sie mehr über das Expressive Schreiben erfahren? Dann werfen Sie einen Blick in James Pennebakers Buch Heilung durch Schreiben (2010) oder besuchen Sie die Website seiner Universität – https://liberalarts.utexas.edu/psychology/faculty/pennebak.

3.4.23 Mithilfe von Imagination ein Selbstbild verändern: Kognitiv-imaginative Rekonstruktion

Kurze Beschreibung der Übung

Diese Übung beinhaltet kognitive und imaginative Arbeit am Selbstbild. Sie ist auf drei Doppelsitzungen ausgelegt. Mithilfe der Methode der Kognitiven Disputation werden zunächst negative Annahmen zum Selbst und das negative Selbstbild, welches durch ein oder mehrere Traumata geprägt wurde, exploriert und hinterfragt. Das Ergebnis soll durch die Patient:innen im Sinne einer Verteidigung des Selbst aufgeschrieben werden. Mithilfe von Imagination wird das negative Selbstbild symbolisch, bildhaft und sensorisch beschrieben. In Anlehnung an die Technik des Imagery Rescripting (vgl. Holmes et al. 2007) wird nun versucht, das negative in ein positives Selbstbild zu transformieren, welches konkret und sensorisch in der Imagination beschrieben wird. Diese letzte Sequenz wird auf Audio aufgenommen und als Hör-Hausaufgabe mitgegeben. Die letzte Sitzung dient der Reflexion, der Zusammenfassung und der Sicherstellung des weiteren Transfers in den Alltag.

Diese Übung ist als CRIM-PTSD (*Cognitive restructuring and imagery modification for posttraumatic stress disorder*) von Müller-Engelmann et al. (2017, 2018) beschrieben worden.

Ziele der Übung

- Fördern von metakognitiver Distanz zu dysfunktionalen Annahmen zum Selbst
- Fördern eines positiven Selbstbilds

Therapiephase

Intervention

Altersindikation

Jugendliche und Erwachsene

Setting

Einzeltherapie

Dauer

3 Sitzungen à 100 Minuten

Anleitung

Die Therapeutin fokussiert in der ersten Doppelsitzung auf eine neue, hilfreiche Perspektive auf das Erlebte. Eingeleitet wird die Sitzung folgendermaßen: »In den nächsten drei Doppelsitzungen möchte ich mit Ihnen Ihr negatives Selbstbild verstehen und verändern. Heute geht es darum, dass wir vor allem über Ihr Selbstbild sprechen und gemeinsam diskutieren. Dabei möchte ich noch einmal verstehen, welchen Effekt das Trauma/die Traumata, das/die Sie erlebt haben, auf Ihr Selbstbild hat/haben. Daran anschließend möchte ich mit Ihnen darüber diskutieren und Dinge infrage stellen. Dadurch können wir vielleicht ein positiveres Selbstbild etablieren. In der zweiten Sitzung werden wir mit Imagination, also der Vorstellungskraft, arbeiten, um das Selbstbild hilfreich zu verändern. Die dritte Sitzung dient der Zusammenfassung und Festigung der Übung. Haben Sie Fragen dazu?«

Wenn die Fragen beantwortet wurden, fährt die Therapeutin fort: »Ich würde zunächst gerne mit Ihnen zusammen erst einmal Dinge verstehen. Im ersten Schritt: Was denken Sie über sich selbst, weil dieses spezifische Trauma [z. B. Vergewaltigung, Übergriff, Überfall] passiert ist.« Die Therapeutin gibt ausreichend Zeit zur Exploration.

»Haben Sie vielen Dank für Ihre Gedanken und Ihre Offenheit. Lassen Sie es mich noch einmal zusammenfassen, damit ich weiß, dass ich Sie richtig verstanden habe.« Die Therpeutin fasst in eigenen Worten nochmals zusammen. Wir nehmen einmal folgendes Beispiel: »Weil diese sexuellen Übergriffe, Beleidigungen und Gewalttaten durch Ihren Onkel geschehen sind, hat sich der Gedanke geprägt, dass Sie an allem selbst schuld und hässlich sind. Habe ich das richtig verstanden?« Die Therpeutin lässt Zeit zur Korrektur oder Bestätigung und erklärt: »Noch einmal vielen Dank. Viele Menschen, denen Gewalt angetan wurde, haben die Tendenz, sich selbst dafür verantwortlich oder schlecht zu machen.«

Die Therapeutin plant genug Zeit ein, die Erlebnisse der Patient:innen zu würdigen und zu validieren. Anschließend werden die Gedanken und das Selbstbild der Patient:innen gemeinsam hinterfragt. Mithilfe der Kognitiven Disputation werden zunächst negative Annahmen zum Selbst und das negative Selbstbild, welches durch

Trauma(ta) geprägt wurde, hinterfragt. Die kognitiven Techniken dazu können variieren und müssen an die Patient:innen angepasst werden.

Fragetechniken können etwa folgende Punkte enthalten:

- *Logische Disputation:* »Welche Beweise gibt es für Ihre eigene Schuld?«
- *Advocatus Diaboli:* »Sie glauben, dass es Ihre Schuld ist, dass Ihr Onkel Sie vergewaltigt hat. Was haben Sie getan, dass er Sie vergewaltigen konnte?
- *Empirische Disputation/Fakten/Einordnung in die Lebenssituation:* »Warum sind Sie bei Ihrem Onkel gewesen? Was war Ihre Aufgabe?«
- *Überprüfen der Validität:* »Bedeutet die Tatsache, dass Sie bei Ihrem Onkel waren, dass Sie ihn um Gewalt oder eine Vergewaltigung gebeten haben? Wie kann das Ganze noch betrachtet werden? Wie würde das ein Polizist oder ein Richter sehen? Wie ein Psychologe? Welche Verantwortung tragen Kinder im Vergleich zu Erwachsenen?«
- *Empirische Disputation zu Schuld, etwa im Sinne eines Schuldkuchens.*

Ziel ist ein Infragestellen der Annahmen der Patient:innen, um eine neue, faire, hilfreiche Haltung zu etablieren. Diese wird gemeinsam zusammengefasst. Es ist Aufgabe der Therapeutin, eine neue, hilfreiche Perspektive mit Fragen und Anmerkungen zu unterstützen. Das Ergebnis soll durch die Patient:innen im Sinne einer Verteidigung des Selbst als Hausaufgabe aufgeschrieben werden.

In der zweiten Doppelsitzung wird mithilfe von Imagination das negative Selbstbild symbolisch, bildhaft und sensorisch beschrieben, um es in ein positives Selbstbild zu transformieren.

Dies erfolgt in Anlehnung an die Technik des Imagery Rescripting. Das neue, positive Selbstbild wird konkret und sensorisch in der Imagination beschrieben. Diese wird den Patien:tinnen vorab erklärt: »Wie bei unserer letzten Sitzung schon angekündigt, arbeiten wir heute mit der Kraft unserer Imagination, also unserer Vorstellungskraft. Imagination ist eine sehr hilfreiche und wirksame Technik, um Gefühle zu verändern. In der letzten Sitzung haben wir uns viel mit Gedanken beschäftigt. Mit der Imagination werden wir das Ganze nun auf der Gefühlsebene unterstützen. Bevor wir das tun, möchte ich aber noch Ihre Erfahrungen mit der letzten Sitzung und der Hausaufgabe hören.« Die Therapeutin lässt Zeit zur Exploration und zum Verstärken der Hausaufgabe, gegebenenfalls schließt sich eine kurze Disputation an.

»Wir versuchen jetzt, Ihr negatives Selbstbild in der Imagination symbolisch und bildhaft sichtbar werden zu lassen, um es dann in ein positives Bild zu transformieren. So wie wir beim letzten Mal Ihre Annahmen hinterfragt haben, möchte ich heute, dazu passend, ein positiveres Bild durch Sie entstehen lassen.« Wir greifen wieder auf das Beispiel oben zurück: »Können Sie mir zunächst beschreiben, wie Ihr negatives Selbstbild mit den Themen Schuld und Hässlichkeit in Ihrer Vorstellung ausschaut? Wie sehen Sie sich? Welches Bild von sich selbst passt zu Ihren Erfahrungen mit Ihrem Onkel, als Sie elf Jahre alt waren? Selbst wenn Sie kein konkretes Bild von Ihrem negativen Selbstbild haben, vielleicht können wir Ihre Gedanken und Ideen in ein Bild umsetzen?« Die Therapeutin lässt Zeit zur Exploration und zum Beschreiben einer bildhaften Vorstellung des Selbst.

In Anlehnung an das Imagery Rescripting werden die Patient:innen nun gebeten, zu versuchen, dieses negative Selbstbild in ein positives Selbstbild zu verwandeln. Dies geschieht mit geschlossenen Augen, mit Fragen zu bildhaften Details, zu sensorischen Eindrücken wie Gerüchen, Geräuschen, Farben usw. Die Patient:innen sollen versuchen, mithilfe Ihrer Fantasie und Ihrer Vorstellungskraft das negative Bild in ein positives Bild zu verwandeln. Die Therapeutin nimmt dabei eine ermutigende und unterstützende Funktion ein: »Ich weiß, dass mein Vorschlag erst einmal komisch klingt. Probieren Sie einfach mit all Ihrer Fantasie und Vorstellungskraft, das Bild zu verwandeln. Alle Fantasie und Magie sind erlaubt.« Die Therapeutin begleitet diesen Prozess ermutigend, ohne aber Einfluss auf die Fantasie zu nehmen. Sie unterbricht diesen Prozess nur, wenn alte, dysfunktionale Annahmen den Prozess der Imagination stören. Die Patient:innen sollen geduldig versuchen, das Bild bis zu ihrer eigenen Zufriedenheit zu verändern und dann zu beschreiben.

Die erfolgreiche Veränderung des Selbstbilds wird auf Audio aufgenommen, um es als Hausaufgabe bis zur nächsten Sitzung täglich anzuhören. Hier ein Beispiel mit kurzer Zusammenfassung und Überleitung zur Hausaufgabe: »Sie haben mithilfe Ihrer Imagination ein Bild geschaffen, in dem Sie als elfjähriges Mädchen durch den Bach laufen und all den Schmutz Ihres Onkels abwaschen. Sie haben sich vorgestellt, wie Sie in die Arme Ihres Vaters laufen und er Ihnen mit einer Umarmung sagt, dass Sie die beste und schönste Tochter auf der ganzen Welt sind. Das haben Sie super gemacht! Sie können stolz auf sich sein! Es geht nun darum, dieses Bild tief zu verankern. Deshalb haben wir es auf Audio aufgenommen, damit Sie es täglich anhören und einüben können.«

Die letzte und dritte Sitzung dient der Reflexion, der Zusammenfassung und der Sicherstellung des weiteren Transfers in den Alltag.

So können die Übungsfortschritte, die Schwierigkeiten, das mögliche weitere Üben und Anhören des Audios besprochen werden wie auch die Umsetzung eines positiven Selbstbilds in den Alltag mithilfe von Erinnerungssymbolen, Liedern, Verhaltensweisen usw.

CAVE

Dies ist eine sehr kurze Intervention, die sich bei Posttraumatischer Belastungsstörung in einer kleinen Pilotstudie als hilfreich und symptomreduzierend erwies. Dennoch muss in der Therapie darauf geachtet werden, inwiefern sich eventuell weitere Bausteine der Behandlung anschließen müssen.

3.4.24 Ich hänge mir den Selbstwertumhang um: Geistiges Einüben

Kurze Beschreibung der Übung

Mit dem geistigen Einüben werden besprochene und zu besprechende Verhaltensweisen zum Selbstwert in der Vorstellung geübt, um im Alltag langfristig besser vorbereitet zu sein und Verhaltensweisen auszuprobieren. Spielerische Elemente der Übung sind der »Selbstwertumhang« und Vorbilder aus den Medien, die bei der Imagination helfen können.

Ziele der Übung

- Fördern von selbstsicheren Verhaltensweisen
- Fördern eines Trainingskonzepts zu Selbstwert und Verhalten

Therapiephase

Intervention

Altersindikation

Kinder ab Vorschulalter, fantasiebegabte Jugendliche und Erwachsene

Setting

Einzel- und Gruppentherapie

Dauer

Mehrere Sitzungen zur Nachbesprechung und Nachjustierung der Imagination

Anleitung

Ziel der Übung ist eine gelingende Imagination mit selbstsicheren und assertiven Verhaltensweisen, die als Hausaufgabe mehrfach wiederholt werden soll. Durch die Imagination und das Einüben von selbstsicherem Verhalten in der Vorstellung kann der Transfer in den Alltag leichter gelingen. Im Rahmen der Therapie wird die Übung folgendermaßen eingeleitet: »Wir haben jetzt schon oft darüber nachgedacht, was Selbstwert ist und was Selbstsicherheit bedeutet – etwa eine gute Meinung von sich zu haben. Auch haben wir gemeinsam darüber nachgedacht, wie selbstsicheres Verhalten aussehen kann, zum Beispiel gerade stehen, andere angucken. Wir haben darüber nachgedacht, wie du im Alltag / in der Schule / im Sportverein selbstsicherer auftreten kannst. Um selbstsicherer zu werden und den Selbstwert zu stärken, braucht es Übung. Weil das manchmal gar nicht so einfach ist, möchte ich mit dir eine Art Training verabreden. Es geht um das Üben in der Vorstellung, also das geistige Einüben. Das kann helfen, Selbstsicherheit für den Alltag zu trainieren.« Die Therapeutin hält kurz inne, um zu klären, ob alles verstanden wurde.

»Du hast im Fernsehen, im Kino, in Filmen, Serien, auf der Playstation, in Spielen und Büchern bestimmt schon Superhelden und Superheldinnen gesehen. Mein Favorit ist Supergrobi! Das ist der Grobi aus der Sesamstraße®, der mit seinem Selbstwertumhang versucht, mutig und stark aufzutreten.« Die Therapeutin nutzt den Überraschungsmoment, die positive Stimmung, gegebenenfalls wird gemeinsam gelacht. »Er ist mutig, zwar etwas tollpatschig, aber eigentlich sehr cool. Und darum geht es. In unserer Vorstellung hängen wir uns nun den Selbstwertumhang um und los geht es: Du kannst natürlich auch einen anderen Superhelden oder eine andere Superheldin wählen. Wie wäre es, als Supergrobi in der Vorstellung den Alltag / die Schule / den Sportverein selbstsicher zu bewältigen?« Reflexionspause: Lachen, Denken. »Was würdest du anders machen? Was würdest du denken? Was würdest du eigentlich gerne tun, wenn du selbstsicherer wärst? Es geht hier nicht um Gewalt/Schläge/Aggression, sondern darum, selbstsicherer und gelassener aufzutreten. Wie würde das aussehen?« Beim Nachdenken und Beschreiben eines solchen Verhaltens unterstützt die Therapeutin gegebenenfalls.

»Wollen wir einmal gemeinsam das Ganze ausprobieren? Welche Situation wollen wir üben? Worum geht es?« Gemeinsam wird eine Situation ausgewählt, in die sich die Patient:innen hineinversetzen sollen. »Also, schließ die Augen. Versuch dir vorzustellen, wie du einen Selbstwertumhang hast. Den kannst du dir umhängen und los geht es. Was siehst du? Was geschieht? Was tust du? Was möchtest du tun? Probier es aus!« Es folgt eine geduldige Begleitung der Imagination mit Paraphrasieren und Ermutigen zum Zeigen von selbstsicheren Verhaltensweisen.

CAVE

Superheld:innen geschehen oder tun magische wie grausame Dinge. Das ist im ersten Moment als Hilfe in der Imagination in Ordnung. Ziel ist ein assertives, gewaltfreies, für die Realität passendes Verhalten. Darauf sollte die Therapeutin langfristig achten und die Imagination gegebenenfalls mit konstruktiven Vorschlägen begleiten.

3.4.25 Fragen an mich selbst: Zeit zur Selbstreflexion

Kurze Beschreibung der Übung

Verschiedene Fragen zum eigenen Selbst, Lebensentwurf und Sein sollen die Patient:innen anregen, über ihr Selbst nachzudenken und den aktuellen und langfristigen Umgang mit sich selbst zu reflektieren. Inspiriert ist die Übung durch das Buch *199 Fragen an dich selbst* von Michael Kurth (2021).

Ziel der Übung

Fördern von Selbstreflexion

Therapiephase

Intervention

Altersindikation

Aufgrund der Komplexität der Fragen ist die Übung eher für Jugendliche und Erwachsene geeignet.

Setting

Einzel- und Gruppentherapie

Dauer

1–3 Sitzungen (zur Vertiefung)

Anleitung

Die Therapeutin bringt einen kleinen Fragenkatalog mit in die Sitzung und bittet die Patient:innen, darüber nachzudenken und zu versuchen, diese Fragen zu beantworten. Sie macht das Ziel transparent, dass es darum geht, das eigene Leben und Selbst zu reflektieren. Die Antworten werden gemeinsam betrachtet und als Impuls gesehen, den Status quo zu beleuchten und gegebenenfalls etwas zu verändern oder neue Schwerpunkte zu setzen.

PRAXISTIPP Fragen an mich selbst

Bitte lassen Sie sich Zeit bei der Beantwortung und denken Sie darüber in Ruhe nach! Schauen Sie in die Tiefe Ihres Selbst! Eventuell passen nicht alle Fragen zu Ihnen. Vielleicht benötigen Sie auch mehr Platz, dann nehme Sie sich Papier zur Hand ...

Warum wurde ich geboren?

....

....

Wie und wann hat sich mein Bild von mir selbst entwickelt?

....

....

Welche Wünsche und Ziele hatte ich als Kind?

....

....

Welche Wünsche und Ziele hatte ich als Jugendliche:r?

....

....

Welche Wünsche und Ziele hatte ich als Erwachsene:r?

....

....

Welche Wünsche und Ziele vermisse ich?

....

....

Wenn ich nicht mehr lange zu leben hätte, was würde ich dann gerne tun?

....

....

Wann und wieso habe ich angefangen, mich selbst zunehmend zu vergessen?

....

....

Was würde passieren, wenn ich mich selbst wieder ernst und wichtig nehmen würde?

....

....

Wenn ich noch einmal neu mit mir selbst starten könnte, was würde ich dann anders machen, was würde ich gleich lassen?

....

....

Was würde passieren, wenn ich mein jüngeres Selbst treffen könnte? Was wurde es mich fragen? Worum würde es mich bitten?

....

....

Was ist ein wirklich guter Tag für mich selbst?

....

....

Warum bin ich mit einigen Menschen befreundet und mit anderen nicht?

....

....

Was ist für mich selbst wirklich wichtig und wertvoll?

....

....

Worauf werde ich mit Freude zurückblicken, wenn mein Leben endet?

....

....

Wenn Sie noch mehr Fragen beantworten wollen, dann nehmen Sie das Buch *199 Fragen an dich selbst* (Kurth 2021) zur Hand.

3.5 Übungen zum Selbstmanagement und der Therapiebeendigung

Die folgenden drei Übungen zum Selbstmanagement und zur Therapiebeendigung beschreiben die letzte Phase der Selbstmanagement-Therapie, nämlich die Erfolgsoptimierung und den Abschluss der Therapie.

1. Lebensaufgaben: Langfristiges Üben (JP/PP)
2. Im Fluss des Lebens für uns selbst sorgen: Trotz Krisen auf uns selbst aufpassen (JP/PP)
3. Ein mitfühlender Brief zum Abschied: Eine Erinnerungshilfe schaffen (JP/PP)[25]

3.5.1 Lebensaufgaben: Langfristiges Üben

Kurze Beschreibung der Übung

In der Psychotherapie und am Ende der Therapie ist es sinnvoll, bestimmte Aufgaben als langfristig, also als Lebensaufgaben, zu markieren. Damit wird deutlich gemacht, dass ein bestimmtes Verhalten längerfristig eingeübt und langfristig beibehalten werden muss. So wird Rückfallprophylaxe auch zum Thema Selbstwert umgesetzt.

Ziele der Übung

- Fördern von Selbstmanagement
- Identifikation individueller Aufgaben zum Thema Selbstwert
- Formulierung einer langfristigen Aufgabe / Lebensaufgabe zur Verdeutlichung von Rückfallprophylaxe

25 KJP steht für Kinder- und Jugendlichenpsychotherapie; JP steht für Jugendlichenpsychotherapie; PP steht für Psychologische Psychotherapie, also Psychotherapie für Erwachsene.

Therapiephase

Selbstmanagement und Therapiebeendigung

Altersindikation

Jugendliche und Erwachsene

Setting

Einzel- und Gruppentherapie

Dauer

1–X Sitzungen (zur Ergänzung und Vertiefung)

Anleitung

Die Therapeutin kann das Thema Lebensaufgaben bereits nebenbei in der Interventionsphase einführen. Letztlich erfüllt sie damit ihre Verpflichtung zur Aufklärung und Transparenz und leitet damit die Rückfallprophylaxe ein. Gerne kann ein persönliches Beispiel dafür verwendet werden.

> **FALLBEISPIEL Lebensaufgabe**
> Gerade haben wir über Hausaufgaben gesprochen und deren Bedeutung für den Erfolg unserer therapeutischen Arbeit. Oft spreche ich selbst von Lebensaufgaben. Gemeint ist, dass ein bestimmtes Verhalten langfristig sinnvoll ist, um gesund zu werden und zu bleiben. Für mich persönlich ist es etwa eine Lebensaufgabe, mich regelmäßig zu bewegen. Wenn es nach mir ginge, könnte ich den ganzen Tag auf der Couch sitzen und Marzipan essen. Ich habe keinen großen Bewegungsdrang. Leider würde mir das aber langfristig nicht guttun, weder körperlich noch seelisch. Deshalb ist es meine Lebensaufgabe, mich regelmäßig zu bewegen. Ich versuche entsprechend regelmäßig Fahrrad zu fahren und Yoga zu machen, weil mir das langfristig guttut, sowohl körperlich als auch seelisch. Ich glaube, auch für Sie gibt es Lebensaufgaben, gerade beim Thema Selbstwert. Was sagen Sie dazu? … Wie kann Ihre Lebensaufgabe aussehen?

Im Folgenden können mithilfe des Erinnerungsbogens die Lebensaufgaben zum Selbstwert identifiziert und formuliert werden.

PRAXISTIPP Ein Erinnerungsbogen für meine Lebensaufgabe(n)

Wie lautet Ihre allgemeine Lebensaufgabe zum Thema Selbstwert? Finden Sie es mithilfe der Fragentabelle heraus ...

	Verhalten	Gedanken	Körper	Gefühle
Wie meldet sich mein negativer Selbstwert bei mir?				
Was könnte hierzu meine Lebensaufgabe sein? Die Beispiele dienen nur als Anregung.	z. B. sich etwas Gutes gönnen und schöne Dinge unternehmen; sich trauen, trotz/mit Angst neue Menschen kennenzulernen. Was könnten Sie tun?	z. B. eine Liste mit positiven Gedanken und Ideen zu sich selbst anlegen und diese regelmäßig lesen. Was könnten Sie tun?	z. B. regelmäßig Pausen machen und sich eine Atemübung gönnen. Was könnten Sie tun?	z. B. regelmäßig ein Gespräch mit sich selbst beginnen und sich fragen, wie es mir geht und was ich brauche. Was könnten Sie tun?
Was kann und möchte ich selbst langfristig für meinen Selbstwert tun?				

Tab. 3.9: Fragentabelle zur Lebensaufgabe.

3.5.2 Im Fluss des Lebens für uns selbst sorgen: Trotz Krisen auf uns selbst aufpassen

Kurze Beschreibung der Übung

Mit der Feststellung, dass alle Menschen im Fluss des Lebens großen Herausforderungen ausgesetzt sind, wird die Bedeutung von Selbstfürsorge herausgearbeitet.

Ziel der Übung

Motivation zur kontinuierlichen Selbstfürsorge

Therapiephase

Rückfallprophylaxe

Altersindikation

Jugendliche und Erwachsene

Setting

Einzel- und Gruppentherapie

Dauer

1–X Sitzungen (zur Ergänzung und Vertiefung)

Anleitung

Die Therapeutin benennt nochmals den Sinn von Selbstfürsorge und regt dazu an, sich Gedanken über Möglichkeiten der Selbstfürsorge zu machen: »Im Fluss des Lebens begegnen uns immer wieder Herausforderungen. Manchmal ist es so, dass geliebte Menschen krank werden oder wir selbst krank werden; manchmal sind es einfach nur unruhige Zeiten mit Belastungen in der Schule, bei der Arbeit oder in der Nachbarschaft; manchmal sind es dramatische Vorkommnisse, wie Un- oder Todesfälle. Ihnen und mir wünsche ich natürlich, dass so etwas niemals passiert! Aber letztlich können wir uns das alle nicht aussuchen. Dinge passieren, ob wir das wollen oder nicht. Deshalb ist es so wichtig, dass wir im Fluss des Lebens gut auf uns selbst aufpassen, gut für uns selbst sorgen, dass wir den Herausforderungen besser gewachsen sind. Wenn ich für mich selbst da bin, wenn ich für mich selbst sorge, bin ich ein kleines Stück stärker, den Herausforderungen, dem Leid, den Dingen zu begegnen, die passieren. Was sagen Sie dazu?« Denkpause. »Wie könnte das aussehen?«

3.5.3 Ein mitfühlender Brief zum Abschied: Eine Erinnerungshilfe schaffen

Kurze Beschreibung der Übung

Mit einem mitfühlenden Brief zum Abschied von der Therapie werden Patient:innen aufgefordert, wichtige Lernergebnisse und mitfühlende Botschaften an sich selbst zu vermitteln. Briefe an sich selbst gehören zum Repertoire verschiedener Therapierichtungen (vgl. Gilbert & Choden 2013, 2020; Heimes 2011; Neff & Germer 2019; Orth & Petzold 2008), in denen Mitgefühl, Selbstreflexion und Verarbeitung stattfinden können.

Ziele der Übung

- Fördern von Selbstmitgefühl
- Fördern von Selbstmanagement

Therapiephase

Selbstmanagement und Therapiebeendigung

Altersindikation

Jugendliche und Erwachsene

Setting

Einzel- und Gruppentherapie

Dauer

1–2 Sitzungen (zur Ergänzung und Vertiefung)

Anleitung

Die Therapeutin weist die Patient:innen auf das baldige Therapieende hin: »Unser Therapieende rückt näher. Damit Sie gut vorbereitet und mit allen wichtigen Erinnerungen an unsere gemeinsame Arbeit in diese Phase starten können, möchte ich Sie bitten, einen Brief an sich selbst zu schreiben. Diesen Brief schreiben Sie bitte aus einer mitfühlenden und liebevollen, elterlichen Perspektive. Sie dürfen sich wie ein Kind betrachten, dem Sie noch einmal die wichtigsten Botschaften und Lebensaufgaben für die Zukunft mitgeben wollen. Seien Sie fürsorglich und verantwortungsbewusst, damit Ihr Selbst gut in die Zukunft starten kann. Was waren wichtige Lernergebnisse aus unserer gemeinsamen therapeutischen Arbeit, die Sie noch einmal in Erinnerung rufen wollen? Den Brief möchte ich gerne alsbald mit Ihnen besprechen.«

Der Brief muss nachbesprochen werden. Eventuell sind regelmäßige Briefe an sich selbst oder ein anderer schriftlicher Ausdruck, zum Beispiel ein Tagebuch oder Gedichte für sich selbst, eine wichtige Form der Rückfallprophylaxe, um im Kontakt mit sich selbst und den eigenen Bedürfnissen zu bleiben.

4 Zu den Fallbeispielen

4.1 Fallbeispiel 1: Soziale Ängstlichkeit des Kindesalters und niedriger Selbstwert

Soziodemografische Angaben, Symptomatik, Anamnese und Diagnose

Das sechsjährige Mädchen kam in Begleitung seiner Mutter zum Erstgespräch. Der Vater war mit der jüngeren, gesunden Schwester zu Hause. Dem Erstgespräch vorausgegangen waren die Diagnostik und Empfehlung des Sozialpädiatrischen Zentrums (SPZ) zu einer Einzelpsychotherapie. Im SPZ hatte sich das Mädchen bereits einige Stunden an einer Motopädagogik-Gruppe beteiligt. Anamnestisch wurden folgende Faktoren benannt: Die Patientin wurde einen Monat zu früh geboren und war von Anfang an ein stark irritierbares Kind, das alles Neue ängstlich betrachtete und viel weinte. Die Eltern waren immer wieder in Sorge, dass es zu einer Überforderung und Weinen kommt. Alles Neue blieb für die Patientin schwer und beängstigend, ob neue Kontakte, neue Karussells, der Kindergarten und zuletzt die Schule mit den neuen Kindern. Die sprachliche und motorische Entwicklung war hingegen unauffällig. Bauchweh wurde ein häufiger Begleiter, gekoppelt an den Wunsch der Vermeidung von Aktivitäten, zuletzt auch in Bezug auf den Schulbesuch. In der Schule waren zuvor die Stille, Zurückhaltung, das Weinen, die Ängstlichkeit und Schüchternheit der Patientin stark aufgefallen. Die Patientin sagte über sich: »Die anderen Kinder sind viel mutiger als ich. Die anderen Kinder können viel mehr als ich. Ich melde mich nicht. Nachher sage ich etwas Doofes.« Die Diagnosen Soziale Ängstlichkeit des Kindesalters (ICD-10 F93.2) und niedriger Selbstwert (ICD-10 F93.8) wurden im SPZ gestellt. Die Eltern und auch die Patientin wünschten sich eine Zunahme an Mut.

Modell der Entstehung und Aufrechterhaltung

Die Schilderungen der Eltern legten den Eindruck nahe, dass die Patientin mit Ängstlichkeit und Unsicherheit als Temperamentseigenschaften geboren worden war. Die Mutter berichtete ihrerseits von eigenen langjährigen sozialen Ängsten. Im Erziehungsverhalten dominierte Überbehütung aus dem Impuls heraus, dass die Tochter nicht überlastet wird und weinend dekompensiert. Soziale Vergleiche zur gesunden

Schwester legten den Verdacht nahe, dass ein Fokus auf Schwächen der Patientin gelegt wurde. So konnte sich ein Verhalten aus Ängstlichkeit, Vermeidung, Selbstunsicherheit und Selbstzweifeln etablieren, das letztlich über fehlende korrigierende Erfahrungen zur Aufrechterhaltung führte. Darüber konnte sich das negative Selbstbild verfestigen, was wiederum zu Rückzugsverhalten führte und einen Teufelskreis bedeutete, aus dem die Eltern und die Patientin alleine keinen Ausweg fanden.

Behandlung

Zu Beginn der Behandlung wurde langsam eine vertrauensvolle Beziehung aufgebaut. Einzelgespräche mit den Eltern und der Patientin, aber auch ein Familiengespräch zu viert fanden statt. Mit der Patientin wurde gemeinsam viel gemalt, was ihr Freude bereitete und sie zum Sprechen ermutigte. Sukzessive konnte ein offener und humorvoller Kontakt realisiert werden. Berichte aus der Motopädagogik-Gruppe verdeutlichten zusätzlich die Ressourcen Mut, Freude an Gruppen und Bewegung. Auch konnten die Eltern durch Psychoedukation zum Thema Angst dahingehend gestärkt werden, den Vermeidungswünschen der Tochter nicht nachzugeben. Mit der Patientin und ihren Eltern wurden die Ziele *Aufbau von Mut* und *Selbstsicherheit* besprochen: »Ich will nicht so viel Angst haben. Ich will mutiger werden. Vielleicht will ich mal Ponyreiten.« Dazu bekamen die Patientin und ihre Eltern diverse Hausaufgaben. Die Verhaltensmodifikation beinhaltete viele kleine Übungsschritte, die auf dem Boden der positiven Erfahrungen in der Motopädagogik gut erläutert werden konnten. Die aktive Einladung der Patientin an eine Klassenkameradin zum Spielen war diesbezüglich nur ein Beispiel. Die Patientin bekam für jeden mutigen Schritt einen Stern im Sinne eines Verstärkerplans (vgl. Übung im Buch, S. 170). Auch eine Schatzkiste (vgl. Übung im Buch, S. 193) wurde gemeinsam gebastelt, geschmückt und mit Sternen, Lobkärtchen und Kraftsymbolen sukzessive durch die Eltern, die Arbeitsergebnisse in den Therapiestunden und die Patientin gefüllt. Die Eltern hatten die Aufgabe, den Fokus auf die Ressourcen der Patientin zu legen und diesbezüglich regelmäßig Lob- und Kraftkärtchen zu formulieren, die im Sinne eines Abendrituals gemeinsam besprochen und geschrieben/gemalt wurden. Die Patientin mochte ihre Schatzkiste sehr und sagte: »Ich bin schon viel mutiger geworden. Ich traue mir viel mehr! Vielleicht möchte ich jetzt das Ponyreiten ausprobieren.« Auch aus der Schule kamen positive Rückmeldungen zum selbstsichereren Agieren der Patientin. Die Psychotherapeutin ermutigte die Patientin und ihre Eltern, das Reiten wirklich auszuprobieren, entweder auf einem Ponyhof oder im Rahmen einer therapeutischen Reitgruppe. Diese zusätzlichen positiven Erfahrungen mit dem eigenen Körper stärkten auch das Selbstbewusstsein der Patientin und leiteten das Therapieende nach insgesamt 24 Sitzungen ein. Die Patientin und ihre Eltern haben verstanden, dass regelmäßiges Üben ein wichtiger Lebensbegleiter ist.

4.2 Fallbeispiel 2: Bipolare Störung und Aufmerksamkeitsdefizit-Hyperaktivitätsstörung (ADHS)

Soziodemografische Angaben, Symptomatik, Anamnese und Diagnose

Der 20-jährige arbeitstätige Handwerker erfüllte zu Therapiebeginn die Diagnosen einer Bipolaren Störung, aktuell depressiv (ICD-10 F31.31) und einer Aufmerksamkeitsdefizit-Hyperaktivitätsstörung (ADHS; ICD-10 F90.0). Daneben litt er seit seinem zehnten Lebensjahr unter einer Psoriasis-Arthritis. Er hatte jahrelang mit sich als Person gehadert, gerade vor dem Hintergrund vielfältiger sozialer Ablehnungserfahrungen in der Familie und der Peergroup. Sein Selbstbild war langjährig negativ (»Ich gehe anderen Menschen auf die Nerven. Ich bin irgendwie nicht okay«). Vor dem Hintergrund seiner Erkrankungen fiel ihm ruhiges Agieren schwer. Aktueller Anlass des Psychotherapiewunsches war eine schmerzhafte Trennung von seiner Partnerin mit depressiver Dekompensation. Selbst- und Fremdgefährdung sowie psychotische Episoden waren niemals gegeben. Mehrere stationäre Vorbehandlungen hatten ihm einerseits eine stabile Medikamentencompliance bezüglich Lithium ermöglicht, andererseits ein gutes Krankheitsverständnis. Sein Wunsch war es, stabiler zu werden.

Modell der Entstehung und Aufrechterhaltung

Die Schilderungen des Patienten legten den Eindruck nahe, dass er aus einer psychisch belasteten Familie stammt, sodass von einem genetischen Risiko für psychische Erkrankungen ausgegangen wurde. Invalidierende Erfahrungen in der Familie und in der Peergroup hatten ein defizitäres, negatives Selbstbild geprägt. Die körperliche Erkrankung mit regelmäßigen Schmerzzuständen und das ADHS verstärkten den Eindruck von Andersartigkeit und führten daneben zu Belastungserleben, Scham und Traurigkeit. Die Diagnose einer Bipolaren Störung gab dem Patienten zwar Erklärungsmodelle für sein Erleben, führte jedoch auch zu wenig Zuversicht, dass er selbst Einfluss auf seine Beschwerden hat. Die Fertigkeiten, mit intensiven Emotionen umzugehen, waren wenig ausgeprägt und unter Stress schlecht abrufbar. Größere Stressoren überforderten den jungen Mann, sodass depressive Phasen mit Rückzug die Folge waren. Über den Rückzug, depressives Grübeln und geringe Strategien der Emotionsregulation blieb die Problematik aufrechterhalten. Dadurch verfestigte sich das negative Selbstbild, was wiederum zu Rückzugsverhalten führte und einen Teufelskreis bedeutete, aus dem der Patient alleine keinen Ausweg fand.

Behandlung

Vor dem Hintergrund des Therapieziels, Stabilität zu gewinnen, wurde zunächst eine antidepressive Therapie mit behavioraler Aktivierung (vgl. Sturmey 2009) initiiert. Der Patient wurde zu behavioraler Aktivität mit selbstfürsorglichen, positiven Aktivitäten angeleitet und seine Ressourcen der Naturliebe, des kreativen Handwerkens und der Tierliebe (zwei Haustiere) wurden verstärkt. Ressourcenaktivierung und die Validierung seiner Trauer um den Verlust der Partnerin waren gerade zu Beginn der Therapie wichtige Stärkungsfaktoren der therapeutischen Beziehung. Ein nachfolgendes Training zur Emotionsregulation (in Anlehnung an Bohus & Wolf-Arehult 2018) unterstützte das frühe Erkennen von Unruhe und aufkommender Impulsivität, sodass der Patient mit Ruhe- oder Bewegungsphasen gegensteuern konnte. Im Rahmen der folgenden Kognitiven Therapie fielen ein negatives Selbstkonzept und ein negatives Selbstwertgefühl auf (»Ich gehe anderen Menschen auf die Nerven»). Auch mangelnde Zuversicht (»Früher mochte ich Heavy Metal. Das kommt nie wieder«) und eine Tendenz zum Schwarz-Weiß-Denken wurden deutlich. Gleichzeitig war der junge Mann in der Selbstfindung, begann neue Hobbys oder vertiefte Interessen. Vor diesem Hintergrund wurde sukzessive ein Selbstkonzept-Puzzle (vgl. Übung im Buch, S. 190) erarbeitet, welches dem Patienten seine Vielfalt, seine Ressourcen und seine Individualität konstruktiv vor Augen führte. Dem Patienten fiel es mit therapeutischer Unterstützung relativ leicht, die Puzzlestücke zu Eigenschaften, Interessen, Fähigkeiten und Einstellungen zu benennen. Die Wertschätzung seiner Puzzleteile konnte sukzessive in einer ressourcenorientierten, wertschätzenden, therapeutischen Beziehung, aber auch mit kognitiver Disputation gelingen. Insgesamt führte die Arbeit mit den Puzzleteilen zu einer differenzierten Bewertung seiner Person. Der bisherigen Reduktion seiner Person auf die Erkrankungen konnte entgegengewirkt werden und ein realistischeres und positiveres Selbstbild wurde entwickelt, was die Selbstakzeptanz und den Selbstwert sehr förderte. Er wurde ruhiger, mutiger, ging leichter auf andere Menschen zu und konnte selbstsicherer agieren. Damit wurde das Therapieende nach insgesamt 24 Sitzungen eingeleitet.

Jeder Mensch hat viele, viele Anteile
»Ich bin okay! Ich entwickele mich in meinem eigenen Tempo und in meine eigene Richtung«

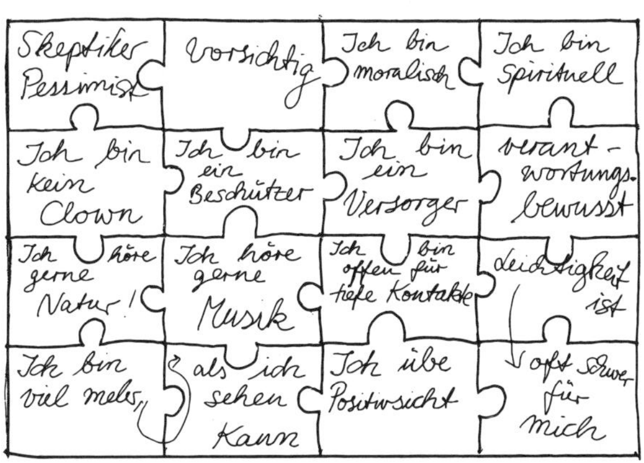

Abb. 3.49: Das Selbstkonzept-Puzzle des Patienten.

4.3 Fallbeispiel 3: Rezidivierende Depression und ängstlich-vermeidende Persönlichkeitsstörung

Soziodemografische Angaben, Symptomatik, Anamnese und Diagnose

Die 50-jährige Patientin, verheiratet und Mutter zweier erwachsener Söhne, kam erstmalig in Psychotherapie, weil sich ihre psychische Situation zunehmend verschlechterte. Sie war seit vielen Monaten depressiv und erlebte am Arbeitsplatz ein Gefühl von Überforderung und sozialer Herausforderung bei einem cholerisch agierenden Vorgesetzten. Spannungskopfschmerzen begleiteten sie dauerhaft. Daraufhin war sie nun seit mehreren Monaten krankgeschrieben durch ihre Hausärztin, zu der ein vertrauensvolles Verhältnis bestand. Im Lebensrückblick zeigten sich diverse depressive Episoden und ein selbstunsicheres Verhalten seit Kindheit und Jugend. Ihr Selbstbild war von Selbstzweifeln und Minderwertigkeitserleben gekennzeichnet: »Ich kann nichts gut machen.« Es fiel der Patientin schwer, unabhängig vom liebevollen Ehemann zu agieren und eigenständige Unternehmungen zu planen und durchzuführen. Sie hatte vor vielen Aktivitäten Angst und spürte Scham und Unsicherheit. Anamnestisch beschrieb die Patientin einen alkoholabhängigen, cholerischen, unberechenbaren Vater und eine abwertende Mutter, die die ältere Schwester der Patientin immer bevorzugte. Drakonische Strafen seien an der Tagesordnung gewesen. Durch eine frühe Berufstätigkeit und Eheschließung erreichte die Patientin Unabhängigkeit vom Elternhaus, das sie jedoch bis heute in Form ihrer mittlerweile alten, verwitweten, fordernden Mutter immer wieder einholte. Die Diagnosen einer rezidivierenden depressiven Störung, aktuell mittelgradige Episode (ICD-10 F33.1) und eine ängstlich-vermeidende Persönlichkeitsstörung (ICD-10 F60.6) wurden vergeben. Die Patientin wünschte sich eine Besserung der Stimmung und mehr Selbstsicherheit.

Modell der Entstehung und Aufrechterhaltung

Die Schilderungen der Patientin legten den Eindruck nahe, dass sie aus einer psychisch belasteten Familie stammte, sodass von einem genetischen Risiko für psychische Erkrankungen ausgegangen wurde. Erfahrungen von Zurückweisung, verbaler und physischer Gewalt, fehlender Akzeptanz, Geborgenheit und fehlendem Lob prägten das Minderwertigkeitserleben und das defizitäre Selbstbild der Patientin, die starke Verunsicherung und Angst erfuhr. Sie ordnete sich den strengen Anforderungen im Elternhaus unter, was zu einer Überlebensstrategie wurde. Mit der Eheschließung und der überbehütenden Fürsorge des Ehemanns konnte die Patientin zwar Unabhängigkeit vom Elternhaus erreichen, blieb aber in Ängsten und Unsicherheiten verhaftet. Am Arbeitsplatz erlebte sie druckvolle Situationen, denen sie mit ihren defizitären sozialen Kompetenzen nicht gewachsen war. In der Folge dekompensierte sie wiederkehrend depressiv mit Rückzugsverhalten, der Vermeidung diverser Anforderungen und depressivem Grübeln, was zur Aufrechterhaltung führte. Dadurch verfestigte sich das negative Selbstbild und die Selbstunsicherheit, was wiederum in Rückzugsverhalten mündete und einen Teufelskreis bedeutete, aus dem die Patientin allein keinen Ausweg fand.

Behandlung

Vor dem Hintergrund des Therapieziels Stimmungsverbesserung wurde zunächst eine antidepressive Therapie mit behavioraler Aktivierung (vgl. Sturmey 2009) geplant. Die Patientin wurde zu behavioraler Aktivität mit selbstfürsorglichen, positiven Aktivitäten angeleitet und ihre Ressourcen der Geborgenheit im Familiensystem, der Tierliebe (zwei Haustiere), der körperlichen Fitness (Abo im Fitnessstudio) und der Freude am Lesen wurden verstärkt. Erschwerend kam eine langwierige und schwere Covid-Erkrankung der Patientin hinzu, die dadurch nur sehr kleinschrittig und langsam aktiv werden konnte. Vor dem Hintergrund eingeschränkter Belastbarkeit und Konzentration wurden Entspannungsübungen und Fantasiereisen als positive Aktivitäten hinzugenommen. Davon profitierte die Patientin sehr. Die Stimmung stabilisierte sich, sodass die kognitiv-behaviorale Therapie zur Selbstsicherheit langsam begonnen werden konnte. Wiederkehrend war die fordernde und abwertende Mutter der Patientin Thema in der Therapie, weshalb soziale Kompetenzübungen mit Rollenspielen und Selbstverbalisationstraining nach Meichenbaum (2012) umgesetzt wurden. Dennoch fiel es der Patientin sichtlich schwer, sich von der Mutter abzugrenzen – und sie dekompensierte depressiv und mit Trauer über die erfahrenen Ungerechtigkeiten in der Gegenwart und Vergangenheit. Vor diesem Hintergrund wurde das Expressive Schreiben nach Pennebaker (2010) als Intervention vorgeschlagen (vgl. Übung im Buch, S. 214), um die Erinnerungen zu verarbeiten und das Ungesagte und die unterdrückten Bedürfnisse der Patientin auszudrücken. Ein konstruktiver Dialog mit der Mutter schien leider unmöglich.

Das Expressive Schreiben wurde ein Wendepunkt in der Therapie. Die sprachlich und schriftlich begabte Patientin schrieb regelmäßig private, unzensierte, nicht abzuschickende Briefe an ihre Mutter und konnte ihre Trauer und ihren Ärger ausdrücken. Dabei erlebte sie letztlich Entlastung und Erleichterung: »Endlich kann ich die Dinge sagen, die ich nie sagen konnte und auch bis heute nicht sagen kann. Es ist so viel Ungerechtigkeit geschehen. Meine Eltern haben mir so weh getan. Ich verstehe heute viel besser, warum ich ein so unsicherer Mensch geworden bin. Immer hieß es: ›Du kannst das sowieso nicht.‹ Aber jetzt ist die Zeit gekommen, dass ich nicht mehr auf meine Mutter höre und mich nicht mehr klein machen lasse.«

Insgesamt führte die Arbeit mit dem Expressiven Schreiben zu einem Verständnis der Selbstunsicherheit und zu einer inneren Distanz zu den abwertenden, internalisierten Stimmen der Eltern. Die Patientin wurde in der Gegenwart mutiger und selbstsicherer. In der Folge nutzte die Patientin vermehrt ihren Anrufbeantworter, um den Kontakt zur Mutter zu begrenzen. Sie begann, die Worte ihrer Mutter aus der Distanz heraus zu betrachten, mehr bei der Mutter als schwieriger Persönlichkeit zu belassen und weniger persönlich zu nehmen. Auch übte sie vermehrt, eigenständige Unternehmungen umzusetzen, »damit ich stärker und selbstbewusster werde«. Insgesamt konnte die Patientin nun selbstfürsorglicher agieren, nutzte mehr Auszeiten und konnte sich selbst mehr wertschätzen: »Ich mag mich mehr. Ich glaube mehr an mich selbst.« Dies läutete langsam das Ende der Langzeittherapie ein. Die Patientin entschied sich am Ende der Therapie für einen Arbeitsplatzwechsel mit Stundenreduktion, um sich wohler zu fühlen.

Literatur

Kapitel 1

Adler, A. (1982): The fundamental views of Individual Psychology. In: Individual Psychology: Journal of Adlerian Theory, Research & Practice, 38 (1), 3–6.

Adler, A. (2008): Menschenkenntnis. Köln: Anaconda Verlag.

Ahlers, C. (1994): Das Selbst und die Systemische Therapie. In: Systeme, 2, 19–37.

Alford, B. A., & Beck, T. A. (1997): The integrative power of cognitive therapy. New York: Guilford Press.

Allport, G. (1983): Werden der Persönlichkeit. Frankfurt a. M.: Fischer Taschenbuch Verlag.

Astington, J. W., & Edward, M. J. (2010): The Development of Theory of Mind in Early Childhood. Unter: https://www.child-encyclopedia.com/social-cognition/according-experts/development-theory-mind-early-childhood (letzter Zugriff: 5. Juli 2023).

Barnes-Holmes, Y., et al. (2016): Scientific ambition: The relationship between relational frame theory and middle-level terms in acceptance and commitment therapy. In: The Wiley Handbook of Contextual Behavioral Science. Hoboken: Wiley, 365–382.

Bateson, G. (1981): Die Kybernetik des Selbst. Eine Theorie des Alkoholismus. In: Ders.: Ökologie des Geistes. Frankfurt a. M.: Suhrkamp, 400–435.

Beck, A. T. (1967): Depression. New York: Harper and Row.

Beck, A. T. (2005): The current state of cognitive therapy: a 40-year retrospective. In: Archives of General Psychiatry, 62 (9), 953–959.

Beck, A. T., et al. (1979): Cognitive Therapy of Depression. New York: Guilford Press.

Beck, A. T., et al. (2010): Kognitive Therapie der Depression. Weinheim: Beltz.

Beck, J. (1999): Praxis der kognitiven Therapie. Weinheim: Beltz/PVU.

Belsky, J., et al. (2020): The Origins of You: How Childhood Shapes Later Life. Harvard: University Press.

Benesch, H. (Hrsg.) (1987): dtv-Atlas zur Psychologie. Bd. 1 und 2. München: Deutscher Taschenbuch Verlag.

Berbalk, H. H., & Young, J. (2009): Schematherapie. In: J. Margraf & S. Schneider (Hrsg.): Lehrbuch der Verhaltenstherapie. Berlin/Heidelberg: Springer, 645–667.

Berg, J., & Wendenburg, S. L. (2018): Einblicke in die neurowissenschaftliche Erforschung des Selbst. In: W. Greve (Hrsg.): Das Selbst. Psychologische Perspektiven. Hildesheim: Universitätsverlag, 216–240.

Bögels, S., & Restifo, R. (2014): Mindful Parenting – Achtsamkeit und Selbstfürsorge für Eltern: Das Manual für ein 8-Wochen-Programm. Freiburg i. Br.: Arbor Verlag.

Bowen, S., et al. (2012): Achtsamkeitsbasierte Rückfallprävention bei Substanzabhängigkeit: Das MBRP-Programm. Mit Online-Materialien. Weinheim: Beltz.

Bronfenbrenner, U. (1981): Die Ökologie der menschlichen Entwicklung. Natürliche und geplante Experimente. Stuttgart: Klett-Cotta.

Bukowski, H. (2019): Self-Knowledge. In: V. Zeigler-Hill & T. K. Shackelford (Hrsg.): Encyclopedia of Personality and Individual Differences. Cham: Springer International Publishing, 1–5.

Caligor, E., et al. (2018): Übertragungsfokussierte Psychotherapie bei neurotischer Persönlichkeitsstruktur. Stuttgart: Schattauer.

Carhart-Harris, R. L., et al. (2016a): Neural correlates of the LSD experience revealed by multimodal neuroimaging. In: Proceedings of the National Academy of Sciences of the United States of America, 113 (17), 4853–4858.

Carhart-Harris, R. L., et al. (2016b): Psilocybin with psychological support for treatment-resistant depression: an open-label feasibility study. Unter: https://www.thelancet.com/journals/lanpsy/article/PIIS2215-0366(16)30065-7/fulltext (letzter Zugriff: 5. Juli 2023).

Carhart-Harris, R. L., et al. (2017): Psilocybin for treatment-resistant depression: FMRI-measured brain mechanisms. Unter: https://www.nature.com/articles/s41598-017-13282-7 (letzter Zugriff: 5. Juli 2023).

Carrera, G. G. A (2020): Die Erkenntnis als Selbsterkenntnis in Platons Phaidros. Dissertation, Rheinische Friedrich-Wilhelms-Universität Bonn. Unter: https://nbn-resolving.org/urn:nbn:de:hbz:5-58423 (letzter Zugriff: 5. Juli 2023).

Caspar, F. (2018): Beziehungen und Probleme verstehen. Eine Einführung in die psychotherapeutische Plananalyse. Göttingen: Hogrefe.

Caspar, F. (2000): Das Bindeglied zwischen allgemeinem Wissen und dem hilfesuchenden Menschen: Diagnostik in der Verhaltenstherapie aus der Sicht von Plananalyse und allgemeiner Psychotherapie. In: A. R. Laireiter (Hrsg.): Diagnostik in der Psychotherapie. Wien: Springer, 143–163.

Cautela, J. R. (1967). Covert Sensitization. In: Psychological Reports, 20 (2), 459–468.

Cepelewicz, J. (2018): To Make Sense of the Present, Brains May Predict the Future. Unter: https://www.quantamagazine.org/to-make-sense-of-the-present-brains-may-predict-the-future-20180710/# (letzter Zugriff: 5. Juli 2023).

Cooley, C. H. (1922 [1902]): Human Nature and the Social Order. New York: Charles Scribner's Sons.

Dalai Lama (1996): Die Buddhanatur – Tod und Unsterblichkeit im Buddhismus. Grafing: Aquamarin Verlag.

Davey, C. G., et al. (2016): Mapping the self in the brain's default mode network. In: NeuroImage, 132, 390–397.

De Beauvoir, S. (2018): Das andere Geschlecht. Sitte und Sexus der Frau. Reinbek bei Hamburg: Rowohlt Taschenbuch Verlag.

De La Soul (1989): Me, Myself and I. Single aus dem Studioalbum: 3 Feet High and Rising. New York: Tommy Boy Records.

Dimock, E. C., et al. (2023): Hinduism. Unter: https://www.britannica.com/topic/Hinduism (letzter Zugriff: 6. Mai 2023).

Elliott, R., & Greenberg, L. S. (2007): The essence of process-experiential/emotion-focused therapy. In: The American Journal of Psychotherapy, 61 (3), 241–254.

Ellis, A. (1962): Reason and emotion in psychotherapy. New York: Lyle Stuart.

Ellis, A. (1969): Rational-emotive therapy. In: Journal of Contemporary Psychotherapy, 1, 82–90.

Ellis, A. (1977): Psychotherapy and the value of a human being. In: A. Ellis & R. Grieger (Hrsg.): Handbook of rational emotive therapy. New York: Springer, 99–112.

Erikson, E. H. (1979): Kindheit und Gesellschaft. Stuttgart: Klett-Cotta.

Erikson, E. H. (1981): Jugend und Krise: die Psychodynamik im sozialen Wandel Berlin: Ullstein.

Evans, J. (2012): Philosophie fürs Leben ... und für andere gefährliche Situationen. München: Lotos.

Fennell, M. J. V. (1997): Low self-esteem: a cognitive perspective. In: Behavioural and Cognitive Psychotherapy, 25, 1–25.

Fennell, M. J. V. (2004): Low Self Esteem. In: J. Bennett-Levy et al. (Hrsg.): Oxford Guide to Oxford Guide to Behavioural Experiments in Cognitive Therapy (Cognitive Behaviour Therapy: Science and Practice, 2). Oxford: University Press, 413–432.

Fennell, M. J. V. (2005a): Anleitung zur Selbstachtung. Bern: Huber.

Fennell, M. J. V. (2005b): Low Self-Esteem. In: A. Freeman et al. (Hrsg.) Encyclopedia of Cognitive Behavior Therapy. Boston: Springer, 297–314.

Fennell, M. J. V. (2021): The Overcoming Low Self Esteem Handbook. London: Robinson.
Fodor, J. A. (1983): Modularity of Mind: An Essay on Faculty Psychology. Cambridge: MIT Press.
Fodor, J. A. (2000): The Mind Doesn't Work That Way. The Scope and Limits of Computational Psychology. Cambridge: MIT Press.
Star Trek – First Contact (1999 [1996]). Regie: J. Frakes. Paramount Studios. DVD, Cine Plus Home Entertainment GmbH.
Frankl, V. E. (2010): Logotherapie und Existenzanalyse. Texte aus sechs Jahrzehnten. Weinheim/Basel: Beltz.
Frankl, V. E. (2020): Über den Sinn des Lebens. Weinheim/Basel: Beltz.
Freud, A. (1980): Das Ich und die Abwehrmechanismen. München: Kindler Taschenbücher.
Freud, S. (1971): Über Träume und Traumdeutungen. Frankfurt a. M.: Fischer Bücherei GmbH.
Freud, S. (1975): Darstellungen der Psychoanalyse. Frankfurt a. M.: Fischer Taschenbuch Verlag.
Freud, S. (1984): Abriß der Psychoanalyse. Das Unbehagen in der Kultur. Frankfurt a. M.: Fischer Taschenbuch Verlag.
Freud, S. (1992 [1923]): Das Ich und das Es. Frankfurt a. M.: Fischer Taschenbuch Verlag.
Friedberg, R. D., & Thordarson, M. A. (2018). Cognitive behavioral therapy. In: J. L. Matson (Hrsg.): Handbook of childhood psychopathology and developmental disabilities of treatment. Cham: Springer International Publishing, 43–55.
Fröhlich, B. (2018): Sorge um das Selbst. Unter: http://www.spektrum.de/magazin/was-selbsterkenntnis-in-der-antiken-philosophie-bedeutete/1539963 (letzter Zugriff: 5. Juli 2023).
Fröhlich, B. (2021): Selbstbildung statt Selbstoptimierung. Zur Konzeption der sokratischen Selbstsorge. In: Ders. et al. (Hrsg.): Platonisches Denken heute. Festschrift für Barbara Zehnpfennig. Baden-Baden: Nomos-Verlag, 147–172.
Fromm, E., et al. (1971 [1960]): Zen-Buddhismus und Psychoanalyse. Frankfurt a. M.: Suhrkamp.
Fromm, J. M., et al. (2018): Das Selbst im hohen Lebensalter. In: W. Greve (Hrsg.): Das Selbst. Psychologische Perspektiven. Hildesheim: Universitätsverlag.
Gattuso, J. J., et al. (2023): Default Mode Network Modulation by Psychedelics: A Systematic Review. In: International Journal of Neuropsychopharmacology, 26 (3), 155–188.
Germer, C. (2015): Der achtsame Weg zum Selbstmitgefühl. Freiburg i. Br.: Arbor Verlag.
Gilbert, P. (2009): The Compassionate Mind. London: Constable-Robinson / Oaklands: New Harbinger.
Gilbert, P. (2010): Compassion focused therapy: The CBT distinctive features series. Hove: Routledge.
Gilbert, P., & Choden (2013): Achtsames Mitgefühl. Freiburg i. Br.: Arbor Verlag.
Gilbert, P., & Kirby, J. N. (2019): Building an integrative science for psychotherapy for the 21st century: Preface and introduction. In: Psychology and Psychotherapy, 92 (2), 151–163.
Godbee, M., & Kangas, M. (2020): The Relationship Between Flexible Perspective Taking and Emotional Well-Being: A Systematic Review of the »Self-as-Context« Component of Acceptance and Commitment Therapy. In: Behavior Therapy, 51 (6), 917–932.
Graham, G. (2023): Behaviorism. Unter: https://plato.stanford.edu/archives/spr2023/entries/behaviorism/> (letzter Zugriff: 5. Juli 2023).
Grawe, K. (1998): Psychologische Therapie. Göttingen: Hogrefe.
Grawe, K., & Caspar, F. (2012): Allgemeine Psychotherapie. In: W. Senf & M. Broda (Hrsg.): Praxis der Psychotherapie. Stuttgart: Thieme.
Greenberg, L. S., et al. (1993): Facilitating emotional change: The moment-by-moment process. New York: Guilford Press.
Greve, W. (Hrsg.) (2018): Das Selbst. Psychologische Perspektiven. Universitätsverlag: Hildesheim.
Grosse Holtforth, M., & Grawe, K. (2004): Inkongruenz und Fallkonzeption in der Psychologischen Therapie. In: Verhaltenstherapie und psychosoziale Praxis, 36 (1), 9–21.
Hackman, A., et al. (2011): Oxford guide to imagery in cognitive therapy. Oxford: University Press.

Hagen, L., & Sabey, A. (2018): Satir Model of Transformational Systemic Therapy. In: J. Lebow et al. (Hrsg.): Encyclopedia of Couple and Family Therapy. Cham: Springer International Publishing.

Haggbloom, S. J., et al. (2002): The 100 Most Eminent Psychologists of the 20th Century. In: Review of General Psychology, 6 (2), 139–152.

Haller, H., et al. (2021): A systematic review and meta-analysis of acceptance- and mindfulness-based interventions for DSM-5 anxiety disorders. Unter: https://www.ncbi.nlm.nih.gov/pmc/articles/PMC8516851/ (letzter Zugriff: 5. Juli 2023).

Hanning, S., & Chmielewski, F. (2019): Ganz viel Wert. Selbstwert aktiv aufbauen und festigen. Mit Online-Material. Weinheim: Beltz.

Hannover, B., & Greve, W. (2012): Selbst und Persönlichkeit. In: W. Schneider & U. Lindenberger (Hrsg.): Entwicklungspsychologie. Weinheim/Basel: Beltz, 543–578.

Harikumar, A., et al. (2021): A Review of the Default Mode Network in Autism Spectrum Disorders and Attention Deficit Hyperactivity Disorder. In: BRAIN CONNECTIVITY, 11 (4), 253–263.

Hartmann, H. (1997): Ich-Psychologie. Studien zur psychoanalytischen Theorie. Stuttgart: Klett-Cotta.

Hayes, S. C. (2004): Acceptance and commitment therapy, relational frame theory, and the third wave of behavioral and cognitive therapies. In: Behavior Therapy, 35, 639–665.

Hayes, S. C., & Hofmann, S. G. (2017): The third wave of cognitive behavioral therapy and the rise of process-based care. In: World Psychiatry, 16 (3), 245–246.

Hayes, S. C., et al. (1999): Acceptance and Commitment Therapy: An experiential approach to behavior change. New York: Guilford Press.

Hayes, S. C., et al. (2011): Acceptance and Commitment Therapy, Second Edition: The Process and Practice of Mindful Change. New York: Guilford Press.

Hayes, S. C., et al. (2020): A process-based approach to psychological diagnosis and treatment: The conceptual and treatment utility of an extended evolutionary meta model. Unter: https://www.ncbi.nlm.nih.gov/pmc/articles/PMC7680437/ (letzter Zugriff: 5. Juli 2023).

Hebb, D. (2002 [1949]): The organization of behavior. A neuropsychological theory. Mahwah: Erlbaum Books.

Heidenreich, T., & Michalak, J. (2013): Die dritte Welle der Verhaltenstherapie. Weinnheim/Basel: Beltz.

Higgins, E. T. (1987): Self-discrepancy: A theory relating self and affect. In: Psychological Review, 94 (3), 319–340.

Hilbert, S., et al. (2019): The Role of Self-Esteem in Depression: A Longitudinal Study. In: Behavioural ad Cognitive Psychotherapy, 47 (2), 244–250.

Hofmann, S. G., & Asmundson, G. J. (2008). Acceptance and mindfulness-based therapy: New wave or old hat? In: Clinical Psychology Reviews, 28, 1–16.

Hunot, V., et al. (2013): ›Third wave‹ cognitive and behavioural therapies versus other psychological therapies for depression. Unter: https://www.cochranelibrary.com/cdsr/doi/10.1002/14651858.CD008704.pub2/full (letzter Zugriff: 5. Juli 2023).

Jacobson, N. S., et al. (2001): Behavioral Activation Treatment for Depression: Returning to Contextual Roots. In: Clinical Psychology Reviews, 8 (3), 255–270.

James, W. (1890): The Principles of Psychology. New York: Henry Holt.

James, W. (2001 [1892]): Psychology. The Briefer Course. Mineola: Dover Publication Inc.

Jung, C. G. (2022): Die Beziehungen zwischen dem Ich und dem Unbewussten. Ostfildern: Patmos Verlag.

Kabat-Zinn, J. (2009): Gesund durch Meditation. Das große Buch der Selbstheilung. Frankfurt a. M.: Fischer Taschenbuch Verlag. (Englisches Original: Kabat-Zinn, J. (1990): Full catastrophe living: The program of the stress reduction clinic at the university of Massachusetts medical center. New York: Delta.)

Kanfer, F. H., & Saslow, G. (1974): Behavioral Analysis: An alternative to diagnostic classification. In: Archives of General Psychiatry, 12, 529–538.
Kanfer, F. H., et al. (2012): Selbstmanagement-Therapie. Ein Lehrbuch für die klinische Praxis. Berlin: Springer.
Kant, I. (1990 [1900ff.]): Gesammelte Schriften. Hrsg. von Preußische Akademie der Wissenschaften (Bd. 1–22), Deutsche Akademie der Wissenschaften zu Berlin (Bd. 23), Akademie der Wissenschaften zu Göttingen (ab Bd. 24). Berlin: Reimer.
Kant, I. (2016 [1787]): Kritik der reinen Vernunft. Altenmünster: Jazzybee Verlag.
Kant, I., & Krause, A. (1888): Das nachgelassene Werk Immanuel Kant's: Vom Uebergange von den metaphysischen Anfangsgründen der Naturwissenschaft zur Physik mit Belegen populär-wissenschaftlich dargestellt. Frankfurt a. M.: Moritz Schauenburg.
Kast, V. (2019): Die Dynamik der Symbole. Grundlagen der Jung'schen Psychotherapie. Ostfildern: Patmos Verlag.
Kazantis, N., et al. (2018): The processes of CBT. A review of meta-analyses. In: Cognitive Therapy and Research, 42, 349–357.
Kegan, R. (1994): Die Entwicklungsstufen des Selbst. Fortschritte und Krisen im menschlichen Leben. München: Kindt Verlag.
Kendall, P. C., & Peterman, J. S. (2015): CBT for adolescents with anxiety: Mature yet still developing. In: American Journal of Psychiatry, 172, 519–530.
Knopf, M., & Mack, W. (2007): Handbuch der Entwicklungspsychologie. In: M. Hasselhorn & W. Schneider (Hrsg.): Handbuch der Psychologie (Bd. 7). Göttingen: Hogrefe, 143–152.
Kohrs, M., & Boll-Klatt, A. (2019): Melanie Klein. Innere Welten zwischen Mythos und Beobachtung. Göttingen: Vandenhoeck & Ruprecht.
Kohut, H. (1976): Narzißmus. Eine Theorie der psychoanalytischen Behandlung narzißtischer Persönlichkeitsstörungen. Berlin: Suhrkamp Taschenbuch Wissenschaft.
Kohut, H. (1981): Die Heilung des Selbst. Berlin: Suhrkamp Taschenbuch Wissenschaft.
Kolubinski, D. C., et al. (2018): A systematic review and meta-analysis of CBT interventions based on the Fennell model of low self-esteem. In: Psychiatry Research, 267, 296–305.
Kristal, J. (2005): The temperament perspective: Working with children's behavioral styles. Baltimore: Paul H Brookes Publishing.
Kriz, J. (1989): Grundkonzepte der Psychotherapie. München: Psychologie Verlags Union.
Kriz, J. (1990): Pragmatik systemischer Therapie-Theorie. Teil II: Der Mensch als Bezugspunkt systemischer Perspektiven. In: System Familie, 3, 97–107.
Lamar, K. (2017): DNA. Single aus dem Album: Damn. Top Dawg Entertainment, Aftermath Entertainment, Interscope Records.
Leary, T., et al. (2007 [1964]): The Psychedelic Experience. A manual based on the Tibetian Book oft he Dead. London: Penguin Classics.
Lecky, P. (1945): Self-consistency; a theory of personality. Washington, D. C.: Island Press.
LeDoux, J. (2006): Das Netz der Persönlichkeit. Wie unser Selbst entsteht. München: dtv.
Legenbauer, T., & Bühren, K. (2021): Essstörungen bei Kindern und Jugendlichen. Unter: https://www.springermedizin.de/emedpedia/psychiatrie-und-psychotherapie-des-kindes-und-jugendalters/essstoerungen-bei-kindern-und-jugendlichen?epediaDoi=10.1007%2F978-3-662-49289-5_114 (letzter Zugriff: 5. Juli 2023).
Linehan, M. M., (1993): Cognitive Behavioral Treatment of Borderline Personality Disorder. New York: Guilford Press.
Linehan, M. M. (1996): Trainingsmanual zur Dialektisch-Behavioralen Therapie der Borderline-Persönlichkeitsstörung. München: CIP Medien.
Linehan, M. M. (2015): DBT Skills Training Manual. Second Edition. New York: Guilford Press.
Living in a Box (1987): Living in a box. Single aus dem ersten Studioalbum: Living in a Box. Songwriting: S. Piggott & M. Vere. New York: Chrysalis Records, Warner Music Group.

Lohaus, A., & Vierhaus, M. (2019): Selbstkonzept. In: Entwicklungspsychologie des Kindes- und Jugendalters für Bachelor. Berlin/Heidelberg: Springer, 203–219.
Lohmann, B., & Annies, S. (2016): Achtsamkeit in der Verhaltenstherapie. Stuttgart: Schattauer.
Lou, H. C., et al. (2017): Towards a cognitive neuroscience of self-awareness. In: Neuroscience & Biobehavioral Reviews, 83, 765–773.
Lu, H., et al. (2018): The hippocampus underlies the association between self-esteem and physical health. Unter: https://www.ncbi.nlm.nih.gov/pmc/articles/PMC6244287/ (letzter Zugriff: 5. Juli 2023).
Ludwig-Körner, C. (1992): Der Selbstbegriff in Psychologie und Psychotherapie. Eine wissenschaftshistorische Untersuchung. Wiesbaden: Deutscher Universitätsverlag.
Luoma, J. B., et al. (2017): Learning ACT: An Acceptance and Commitment Therapy Skills Training Manual for Therapists. New Harbinger / Oakland: Context Press.
MacLeod, H. J., & Ciarrochi, J. (2012): The self in cognitive behavior therapy. In: L. McHugh & I. Stewart (Hrsg.): The Self and Perspective Taking: Contributions and Applications from Modern Behavioral Science. Oakland: New Harbinger Publications, 161–180.
Mak, L. E., et al. (2017): The default mode network in healthy individuals: a systematic review and meta-analysis. In: Brain Connectivity, 7 (1), 25–33.
Marcia, J. E. (1980): Identity in adolescence. In: J. Adelson (Hrsg.): Handbook of adolescent psychology, New York: Wiley, 159–187.
Marlatt, G. A. (1994): Addiction, mindfulness, and acceptance. In: S. C. Hayes et al. (Hrsg.): Acceptance and change: Content and context in psychotherapy. Reno: Context Press, 73–86.
Maturana, H. R., & Varela, F. J. (1980): Autopoiesis and Cognition. The Realization of the Living. In: Boston Studies in the Philosophy and History of Science (Bd. 42). Dordrecht: Springer / D. Reidel Publishing Company.
McCullough, J. P. (2000): Treatment for Chronic Depression: Cognitive Behavioral Analysis System of Psychotherapy (CBASP). New York: Guilford Press.
McHugh, L., & Stapleton, A. (2023): Self-as-Context. In: M. P. Twohig et al. (Hrsg.): The Oxford Handbook of Acceptance and Commitment Therapy. Oxford: University Press, 249–270.
McHugh, L., et al. (2019): A Contextual Behavioral Guide to the Self. New Harbinger / Oakland: Context Press.
Meichenbaum, D. (1995): Changing conceptions of cognitive-behavior-modification. Retrospect and prospect. In: M. J. Mahoney (Hrsg.): Cognitive and constructive psychotherapies. Theory, research and practice. New York: Springer, 20–26.
Meichenbaum, D. (2012): Intervention bei Stress. Bern: Huber.
Meichenbaum, D. (2014): Ways to Bolster Resilience in Traumatized Clients: Implications for Psychotherapists. In: Journal of Constructivist Psychology, 27 (4), 329–336.
Meichenbaum, D. (2017): A constructive narrative perspective on trauma and resilience: The role of cognitive and affective processes. In: S. N. Gold (Hrsg.): APA handbook of trauma psychology: Foundations in knowledge. Worcester: American Psychological Association, 429–442.
Michalak, J., et al. (2021): Achtsamkeit. Göttingen: Hogrefe.
Mill, J. S. (1851): On liberty. London: John Parker and Son.
Moore, C., & Corbit, J. (2019): Social Cognition in Infancy. In: Encyclopedia on Early Childhood Development, unter: https://www.child-encyclopedia.com/social-cognition/according-experts/social-cognition-infancy (letzter Zugriff: 5. Juli 2023).
Müller, M. (Hrsg.) (1879): The Sacred Books of the East. The Upanishads (Bd. 1). Oxford: University Press.
Nair, A., et al. (2020): A Review of Default Mode Network Connectivity and Its Association With Social Cognition in Adolescents With Autism Spectrum Disorder and Early-Onset Psychosis. In: Froniers in Psychiatry, 11, unter: https://www.frontiersin.org/articles/10.3389/fpsyt.2020.00614/full (letzter Zugriff: 5. Juli 2023).

Neff, K. (2012): Selbstmitgefühl. München: Kailash Verlag.
Neisser, U. (1988): Five kinds of self-knowledge. In: Philosophical Psychology, 1 (1), 35–59.
Norcross, J. C., & Lambert, M. J. (2018): Psychotherapy relationships that work III. In: Psychotherapy, 55 (4), 303–315.
Oerter, R., & Montada, L. (Hrsg.) (2008): Entwicklungspsychologie. Weinheim/Basel: Beltz.
Oizumi, M., et al. (2014): From the phenomenology to the mechanisms of consciousness: Integrated Information Theory 3.0. Unter: https://journals.plos.org/ploscompbiol/article?id=10.1371/journal.pcbi.1003588 (letzter Zugriff: 5. Juli 2023).
Oldenberg, H. (1993): Reden des Buddha. Lehre, Verse, Erzählungen. Freiburg i. Br.: Verlag Herder.
Orth, U., & Robins, R. W. (2014): The Development of Self-Esteem. In: Current Directions in Psychological Science, 23 (5), 381–387.
Orth, U., & Robins, R. W. (2022): Is high self-esteem beneficial? Revisiting a classic question. In: American Psychological Association, 77 (1), 5–17.
Öst, L. G. (2008): Efficacy of the third wave of behavioral therapies: a systematic review and meta-analysis. Behaviour Research and Therapy, 46 (3), 296–321.
Otti, A., et al. (2012). »Default-mode«-Netzwerk des Gehirns: Neurobiologie und klinische Bedeutung. In: Nervenarzt, 83 (1), 16–24.
Palazzoli, M. S., et al. (1992): Die psychotischen Spiele in der Familie. Stuttgart: Klett-Cotta.
Perkins, A. M., et al. (2023): The effectiveness of third wave cognitive behavioural therapies for children and adolescents: A systematic review and meta-analysis. In: British Journal of Clinical Psychology, 62 (1), 209–227.
Perls, L. (1978): Begriffe und Fehlbegriffe der Gestalttherapie. In: Integrative Therapie, 3/4, 208–213, wiederabgedruckt in: Petzold, H. (Hrsg): Friedrich S. Perls. Gestalt, Wachstum, Integration. Paderborn: Junfermann Verlag, 1980, 255–262.
Perls, S. P., et al. (1981): Gestalt-Therapie. Wiederbelebung des Selbst. Konzepte der Humanwissenschaften. Stuttgart: Klett-Cotta.
Petzold, H. G. (2004): Integrative Therapie. Modelle, Theorien und Methoden einer schulenübergreifenden Psychotherapie. 3 Bände. Paderborn: Junfermann.
Petzold, H. G. (2006): Auf dem Wege zu einer »Allgemeinen Psychotherapie« und zur »Neuropsychotherapie«. Zum 1. Todestag von Klaus Grawe. In: Psychologische Medizin, 17 (2), 37–45.
Petzold, H. G. (2012): Transversale Identität und Identitätsarbeit. Die Integrative Identitätstheorie als Grundlage für eine entwicklungspsychologisch und sozialisationstheoretisch begründete Persönlichkeitstheorie und Psychotherapie – Perspektiven »klinischer Sozialpsychologie«. In: Ders. (Hrsg.): Identität. Ein Kernthema moderner Psychotherapie. Wiesbaden: VS Verlag für Sozialwissenschaften, 407–603.
Phelps, B. J. (2015): Behavioral Perspectives on Personality and Self. In: Psychological Record, 65, 557–565.
Pollan, M. (2018): How to Change Your Mind. What the New Science of Psychedelics Teaches Us About Consciousness, Dying, Addiction, Depression, and Transcendence. New York: Penguin Press.
Potreck-Rose, F. (2014): Von der Freude, den Selbstwert zu stärken. Stuttgart: Pfeiffer/Klett-Cotta.
Potreck-Rose, F., & Jacob, G. (2016): Selbstzuwendung, Selbstakzeptanz, Selbstvertrauen. Stuttgart: Pfeiffer/Klett-Cotta.
Raichle, M. E., et al. (2001): A default mode of brain function. In: Proceedings of the National Academy of Sciences (PNAS), 98 (2), 676–682.
Rathgeb, R. (2022): Die Entdeckung des Selbst. Wie Schopenhauer, Nietzsche und Kierkegaard die Philosophie revolutionierten. München: Blessing Verlag.

Ritscher, W. (2006): Das Tun des Einen ist das Tun des Anderen. Helm Stierlins Beiträge zur Entwicklung von Theorie und Praxis der Familientherapie. Übersichtsarbeit. In: KONTEXT, 37 (1), 5–22.
Rochat, P. (2003): Five levels of self-awareness as they unfold early in life. In: Consciousness and Cognition, 12 (4), 717–731.
Roediger, E. (2016): Schematherapie. Stuttgart: Schattauer.
Rogers, C. R. (1983a): Die klientenzentrierte Gesprächspsychotherapie. Client-Centered Therapy. Frankfurt a. M.: Fischer Taschenbuch Verlag.
Rogers, C. R. (1983b): Therapeut und Klient – Grundlagen der Gesprächspsychotherapie. Frankfurt a. M.: Fischer Taschenbuch Verlag.
Rogers, C. R. (2018): Entwicklung der Persönlichkeit (Konzepte der Humanwissenschaften): Psychotherapie aus der Sicht eines Therapeuten. Stuttgart: Klett Cotta.
Roth, W. (2011): Verdeckte Konditionierung (»covert conditioning«, »covert sensitization«). In: M. Linden & M. Hautzinger: Verhaltenstherapiemanual. Berlin/Heidelberg: Springer, 319–325.
Rupert, R. D. (2022): Cognitive Systems, Predictive Processing, and the Self. In: Review of Philosophy and Psychology, 13, 947–972.
Ryan, R. M., & Deci, E. L. (2017): Self-Determination Theory: Basic Psychological Needs in Motivation, Development, and Wellness. New York / London: The Guilford Press.
Sachse, R. (1996): Praxis der Zielorientierten Gesprächspsychotherapie. Göttingen: Hogrefe.
Sachse, R. (2003a): Klärungsorientierte Psychotherapie. Göttingen: Hogrefe.
Sachse, R. (2003b): Von der Gesprächspsychotherapie zur Klärungsorientierten Psychotherapie. Bochum: Institut für Psychologische Psychotherapie.
Sarubin, N., et al. (2020): Self-esteem fully mediates positive life events and depressive symptoms in a sample of 173 patients with affective disorders. In: Psychology and Psychotherapy, 93 (1), 21–35.
Satir, V. (2013): Selbstwert und Kommunikation. Familientherapie für Berater und zur Selbsthilfe. (Reihe Leben lernen.) Stuttgart: Klett-Cotta.
Schittko, E. (2019): Phänomenologie des Selbst im Buddhismus. München: GRIN Verlag.
Schöpf, V., et al. (2012): Watching the fetal brain at ›rest‹. In: International Journal of Developmental Neuroscience, 30 (1), 11–17.
Segal, Z. V., et al. (2002): Mindfulness-Based Cognitve Therapy for Depression. A New Approach to Preventing Relapse. New York: Guilford Press.
Segal, Z. V., et al. (2009): Achtsamkeitsbasierte Kognitive Therapie für Depressionen. Ein Ansatz zur Rückfallprophylaxe. Tübingen: Dgvt-Verlag.
Segal, Z. V., et al. (2015): Die Achtsamkeitsbasierte Kognitive Therapie der Depression: Ein neuer Ansatz zur Rückfallprävention. Tübingen: Dgvt-Verlag.
Siegel, A. (1996): Heinz Kohut and the Psychology of the Self. New York: Routledge, Taylor and Francis Group.
Siegler, R. S., et al. (2021): Entwicklungspsychologie im Kindes- und Jugendalter. Berlin: Springer.
Skinner, B. F. (1953): Science and human behavior. New York: Free Press.
Skinner, B. F. (1957): Verbal behavior. New York: Appleton Century Croft.
Skinner, B. F. (1969): Contingencies of reinforcement a theoretical analysis. New York: Appleton Century Croft.
Skinner, B.F: (1972): Futurum Zwei. »Walden Two« Die Vision einer aggressionsfreien Gesellschaft. Reinbek bei Hamburg: Rowohlt-Verlag.
Skinner, B. F. (1974): About behaviorism. New York: Random.
Skinner, B. F. (1989): Recent issues in the analysis of behavior. Columbus: Merrill.
Smucker, M. R., & Niederee, J. (1995): Imagery Rescripting: A multifaceted treatment for childhood sexual abuse survivors experiencing posttraumatic stress. In: Journal of Cognitive Psychotherapy, 9, 3–17.

Sommerville, J. A. (2010): Infants' Social Cognitive Knowledge. Unter: https://www.child-encyclopedia.com/social-cognition/according-experts/infants-social-cognitive-knowledge (letzter Zugriff: 6. Juli 2023).
Stangl, W. (2023).: Default Mode Network – DMN – Online Lexikon für Psychologie & Pädagogik. Unter: https://lexikon.stangl.eu/4373/default-mode-network-dmn (letzter Zugriff: 5. Juli 2023).
Stevens, M. J. (1992): Prescott Lecky: pioneer in consistency theory and cognitive therapy. In: Journal of Clinical Psychology, 48 (6), 807–811.
Stierlin, H. (1994): Das Ich und die anderen. Stuttgart: Klett-Cotta.
Stierlin, H. (2001): Psychoanalyse – Familientherapie – Systemische Therapie. Entwicklungslinien, Schnittstellen, Unterschiede. Stuttgart: Klett-Cotta.
Strozier, C. B., et al. (2021): Heinz Kohut's Ideas of Self. In: Psychoanalytic Review, 108 (2), 197–213.
Sutter, M., & Greenberg, L. S. (2021): Die Praxis der Emotionsfokussierten Therapie. Ein transdiagnostischer Leitfaden. München: Ernst Reinhardt Verlag.
Taylor, V., et al. (2012): Impact of meditation training on the default mode network during a restful state. In: Social cognitive and affective neuroscience, 8 (1), 4–14.
Thitch Nhat Hanh (1996): Be still and know. Reflections of Living Budhha, Living Christ. New York: Riverhead Books.
Thoma, N. C., et al. (2012): A quality-based review of randomized controlled trials of cognitive-behavioral therapy for depression: an assessment and metaregression. In: The American Journal of Psychiatry, 169 (1), 22–30.
Thomas, A., & Chess, S. (1977): Temperament and development. New York: Brunner/Mazel.
Thomason S., & Moghaddam, N. (2021): Compassion-focused therapies for self-esteem: A systematic review and meta-analysis. In: Psychological Psychotherapy, 94 (3), 737–759.
Thomsen, T., et al. (2018): Selbstkonzept und Selbstwert. In: A. Lohaus (Hrsg.): Entwicklungspsychologie des Jugendalters. Berlin/Heidelberg: Springer, 91–112.
Tononi, G., et al. (2016): Integrated information theory: from consciousness to its physical substrate. In: Nature Reviews Neuroscience, 17, 450–461.
Voderholzer, U. (2019): Die Dritte Welle der Verhaltenstherapie – Überlegenheit im Vergleich mit klassischer kognitiver Verhaltenstherapie? In: Verhaltenstherapie, 29 (2), 77–79.
Von Schlippe, A., & Schweitzer, J. (2016): Lehrbuch der systemischen Therapie und Beratung I. Das Grundlagenwissen. Göttingen: Vandenhoeck & Ruprecht.
Von Schlippe, A., et al. (2000 [1995]): Zugänge zu familiären Wirklichkeiten. In: Systema. Zeitschrift des Instituts für Familientherapie e. V. Weinheim, Sonderheft 1.
Waite, P., et al. (2012): Cognitive behaviour therapy for low self-esteem: A preliminary randomized controlled trial in a primary care setting. In: Journal of Behavior Therapy and Experimental Psychiatry, 43 (4), 2012, 1049–1057.
Watson, J. B. (1913): Psychology as the Behaviorist Views It. In: Psychological Review, 20, 158–177.
Watson, J. B. (1919): Psychology from the standpoint of a behaviorist. Philadelphia: Lippincott.
Wells, A. (2008): Metacognitive Therapy for Anxiety and Depression. New York: Guilford Press.
Wells, A. (2011): Metakognitive Therapie bei Angststörungen und Depression. Weinheim: Beltz.
White, M., & Epston, D. (2013): De Zähmung der Monster. Der narrative Ansatz in der Familientherapie. Heidelberg: Carl-Auer-Verlag.
Wilhelm, R., & Jung, C. G. (2005): Geheimnis der goldenen Blüte. Das Buch von Bewusstsein und Leben. München: Diederichs.
Will, G. J., et al. (2017): Neural and computational processes underlying dynamic changes in self-esteem. Unter: https://doi.org/10.7554/eLife.28098 (letzter Zugriff: 5. Juli 2023).
Wirtz, M. A. (2021): Lexikon der Psychologie – Dorsch. Göttingen: Hogrefe.
Wozniak, M. (2018): »I« and »Me«: The Self in the Context of Consciousness. Unter: https://www.frontiersin.org/articles/10.3389/fpsyg.2018.01656/full (letzter Zugriff: 5. Juli 2023).

Yang, Z., et al. (2017): Self-esteem and brain: A social neuroscience approach. In: Advances in Psychological Science, 25 (5), 788–798.
Yeomans, F. E., et al. (2016): Übertragungsfokussierte Psychotherapie für Borderline-Patienten: Das TFP-Praxismanual. Stuttgart: Schattauer.
Young, J. E. (1990): Cognitive therapy for personality disorders: A schema-focused approach. Sarasota: Practitioners Resource Series.

Kapitel 2

A-Tjak, J. G. L., et al. (2021): One year follow-up and mediation in cognitive behavioral therapy and acceptance and commitment therapy for adult depression. Unter: https://bmcpsychiatry.biomedcentral.com/articles/10.1186/s12888-020-03020-1#citeas (letzter Zugriff: 5. Juli 2023).
Abel, U., & Hautzinger, M. (2013): Kognitive Verhaltenstherapie bei Depressionen im Kindes- und Jugendalter. Berlin: Springer.
Aldenhoff, J. (1997): Überlegungen zur Psychobiologie der Depression. In: Nervenarzt, 68, 379–389.
American Psychiatric Association (2013): Diagnostic and statistical manual of mental disorders. Washington: American Psychiatric Association.
American Psychological Association (2019): Clinical practice guideline for the treatment of depression across three age cohorts. Unter: https://www.apa.org/depression-guideline (letzter Zugriff: 5. Juli 2023).
Ärzteblatt (2023): Depressionen bei Kindern häufiger als angenommen. Unter: https://www.aerzteblatt.de/nachrichten/141739/Depressionen-bei-Kindern-haeufiger-als-angenommen (letzter Zugriff: 5. Juli 2023).
Asarnow, J. R., et al. (2021): Dialectical Behavior Therapy for Suicidal Self-Harming Youth: Emotion Regulation, Mechanisms, and Mediators. In: Journal of the American Academy of Child & Adolescent Psychiatry, 60 (9), 1105–1115.
Ataie Moghanloo, V., et al. (2015): Effectiveness of Acceptance and Commitment Therapy for Depression, Psychological Well-Being and Feeling of Guilt in 7–15 Years Old Diabetic Children. Unter: https://www.ncbi.nlm.nih.gov/pmc/articles/PMC4575800/ (letzter Zugriff: 5. Juli 2023).
Bach, B., & First, M. B. (2018): Application of the ICD-11 classification of personality disorders. Unter: https://bmcpsychiatry.biomedcentral.com/articles/10.1186/s12888-018-1908-3 (letzter Zugriff: 5. Juli 2023).
Bach, B., et al. (2022): The ICD-11 classification of personality disorders: a European perspective on challenges and opportunities. Unter: https://bpded.biomedcentral.com/articles/10.1186/s40479-022-00182-0 (letzter Zugriff: 5. Juli 2023).
Biskin, R. S. (2015): The Lifetime Course of Borderline Personality Disorder. In: Canadian Journal of Psychiatry, 60 (7), 303–308.
Bockting, C. L., et al. (2005): Preventing relapse/recurrence in recurrent depression with cognitive therapy: a randomized controlled trial. In: Journal of Consulting and Clinical Psychology, 73 (4), 647–657.
Bohus, M. (2019): Borderline-Störung. Göttingen: Hogrefe.
Bohus, M., & Wolf-Arehult, M. (2018): Interaktives SkillsTraining für Borderline-Patienten. Stuttgart: Schattauer.
Boylan, K., et al. (2019): An evaluation of clinical practice guidelines for self-harm in adolescents: The role of borderline personality pathology. In: Personality Disorders: Theory, Research, and Treatment,10 (6), 500–510.

Brakemeier, E. L., et al. (2021): Praxisbuch CBASP: Behandlung chronischer Depression und Modifikationen der traditionellen CBASP-Therapie. Weinheim: Beltz.

Breuninger, C., et al. (2019): Dysfunctional cognition and self-efficacy as mediators of symptom change in exposure therapy for agoraphobia – Systematic review and meta-analysis. In: Behaviour Research and Therapy, 120, Artikel 103443.

Carter, G., et al. (2016): Royal Australian and New Zealand College of Psychiatrists clinical practice guideline for the management of deliberate self-harm. In: Australian and New Zealand Journal of Psychiatry, 50, 939–1000.

Chanen, A. M., et al. (2020): Diagnosis and Treatment of Borderline Personality Disorder in Young People. In: Current Psychiatry Reports, 22, Artikel 25.

Chanen, A. M., et al. (2022): Comparison of Adolescent versus Young Adult Outpatients with First-Presentation Borderline Personality Disorder: Findings from the MOBY Randomized Controlled Trial. In: Canadian Journal of Psychiatry, 67 (1), 26–38.

Churchill, R., et al. (2013): »Third wave« cognitive and behavioural therapies versus treatment as usual for depression. Unter: https://www.cochranelibrary.com/cdsr/doi/10.1002/14651858.CD008705.pub2/full (letzter Zugriff: 5. Juli 2023).

Costa, P. T. Jr., & Widiger, T. A. (1994): Personality disorders and the five-factor model of personality. Washington: American Psychological Association.

Deutsche Gesellschaft für Kinder- und Jugendpsychiatrie und Psychotherapie et al. (Hrsg.) (2016): Leitlinien zur Diagnostik und Therapie von psychischen Störungen im Säuglings-, Kindes- und Jugendalter. Köln: Deutscher Ärzte Verlag.

Deutsche Gesellschaft für Psychiatrie, Psychotherapie und Nervenheilkunde (DGPPN) (Hrsg.) (2017): Nationale VersorgungsLeitlinie. Unipolare Depression. Berlin: Springer.

Deutsche Gesellschaft für Psychiatrie und Psychotherapie, Psychosomatik und Nervenheilkunde (DGPPN) (Hrsg.) (2022): S3-Leitlinie Borderline-Persönlichkeitsstörung. Unter: https://register.awmf.org/de/leitlinien/detail/038-015 (letzter Zugriff: 5. Juli 2023).

Driessen, E., & Hollon, S. D. (2010): Cognitive behavioral therapy for mood disorders: efficacy, moderators and mediators. In: Psychiatric Clinics of North America, 33 (3), 537–555.

Eifert, G. H. (2022): Akzeptanz- und Commitment-Therapie (ACT). Fortschritte der Psychotherapie. Göttingen: Hogrefe.

Fennell, M. (1998): Cognitive therapy in the treatment of low self-esteem. In: Advances in Psychiatric Treatment, 4, 296–304.

Flückiger, C. (2021): Basale Wirkmodelle in der Psychotherapie. In: Psychotherapeut, 66, 73–82.

Fonagy, P., et al. (2017): Affektregulierung, Mentalisierung und die Entwicklung des Selbst. Stuttgart: Klett-Cotta.

Grant, B. F., et al. (2008): Prevalence, correlates, disability, and comorbidity of DSM-IV borderline personality disorder: results from the Wave 2 National Epidemiologic Survey on Alcohol and Related Conditions. in: The Journal of Clinical Psychiatry, 69, 533–545.

Grawe, K. (1998): Psychologische Therapie. Göttingen: Hogrefe.

Gunderson, J. G., et al. (2018): Borderline personality disorder. Unter: https://www.nature.com/articles/nrdp201829 (letzter Zugriff: 5. Juli 2023).

Hautzinger, M. (2021): Kognitive Verhaltenstherapie bei Depressionen. Weinheim: Beltz.

Hayes, L., et al. (2011): Acceptance and Commitment Therapy for the Treatment of Adolescent Depression: A Pilot Study in a Psychiatric Outpatient Setting. In: Mindfulness, 2, 86–94.

Herpertz, S. C., et al. (2022): Patientinnen und Patienten mit Persönlichkeitsstörungen im ärztlichen Alltag / Patients with personality disorders in everyday clinical practice – implications of the ICD-11. In: Deutsches Ärzteblatt, 119, 1–7.

Hoffmann, F., et al. (2012): Prevalence and comorbidities of adolescent depression in Germany: An analysis of health insurance data. In: Zeitschrift für Kinder- und Jugendpsychiatrie und Psychotherapie, 40 (6), 399–404.

Jacob, G. A., et al. (2006): Gruppentherapiemodul zur Stärkung des Selbstwertes bei Patientinnen mit Borderline-Persönlichkeitsstörung. In: Verhaltenstherapie, 16, 212–221.

Kanfer, F. H. (1996): Selbstmanagement-Therapie. Berlin: Springer.

Kuyken, W., et al. (2015): Effectiveness and cost-effectiveness of mindfulness-based cognitive therapy compared with maintenance antidepressant treatment in the prevention of depressive relapse or recurrence (PREVENT): a randomised controlled trial. In: The Lancet, 386 (9988), 63–73.

Larrivée, M.-P. (2013) Borderline personality disorder in adolescents: the He-who-must-not-be-named of psychiatr. In: Dialogues in Clinical Neuroscience, 15 (2), 171–179.

Leichsenring, F., et al. (2023): Borderline Personality Disorder: A Review. In: JAMA, 329 (8), 670–679.

LeMoult, J., et al. (2020): Meta-analysis: Exposure to Early Life Stress and Risk for Depression in Childhood and Adolescence. In: Journal of the American Academy of Child & Adolescent Psychiatry, 59 (7), 842–855.

Linehan, M. M., (1993): Cognitive Behavioral Treatment of Borderline Personality Disorder. New York: Guilford Press.

Linehan, M. M. (1996): Trainingsmanual zur Dialektisch-Behavioralen Therapie der Borderline-Persönlichkeitsstörung. München: CIP Medien.

MacPherson, H. A., et al. (2013): Dialectical behavior therapy for adolescents: theory, treatment adaptations, and empirical outcomes. In: Clinical Child and Family Psychology Review, 16 (1), 59–80.

Maughan, B., et al. (2013): Depression in childhood and adolescence. In: Journal of the Canadian Academy of Child and Adolescent Psychiatry, 22 (1), 35–40.

McCullough, J. P. Jr. (2000): Treatment of Chronic Depression. Cognitive Behavioral Analysis System of Psychotherapy. New York: Guilford Press.

Michalak, J., & Heidenreich, T. (2004): Achtsamkeitsbasierte kognitive Therapie zur Rückfallprophylaxe bei Depressionen. In: Dies. (Hrsg.): Achtsamkeit und Akzeptanz in der Psychotherapie. Tübingen: Dgvt-Verlag, 193–245.

Michonski, J. D., et al. (2013): An item response theory analysis of the DSM-IV borderline personality disorder criteria in a population-based sample of 11- to 12-year-old children. In: Personality Disorders: Theory, Research, and Treatment, 4 (1), 15–22.

Mitmansgruber, H. (2020): Die »neue« Borderline-Persönlichkeitsstörung: Dimensionale Klassifikation im DSM-5 und ICD-11. In: Psychotherapie Forum, 24, 1–11.

Mobach, L., et al. (2023): The Role of Distorted Cognitions in Mediating Treatment Outcome in Children with Social Anxiety Disorder: A Preliminary Study. in: Child Psychiatry & Human Development, 54, 558–569.

National Health and Medical Research Council (NHMRC) (2012): Clinical Practice Guideline for the Management of Borderline Personality Disorder. Melbourne: National Health and Medical Research Council.

Nationale Versorgungsleitlinie, Unipolare Depression (2022): https://www.leitlinien.de/themen/depression/version-3/version-3-0 (letzter Zugriff: 22. September 2023).

Negt, P., et al. (2016): The treatment of chronic depression with cognitive behavioral analysis system of psychotherapy: a systematic review and meta-analysis of randomized-controlled clinical trials. Unter: https://onlinelibrary.wiley.com/doi/10.1002/brb3.486 (letzter Zugriff: 5. Juli 2023).

Norcross, J. C., & Lambert, M. J. (2018): Psychotherapy relationships that work III. In: Psychotherapy, 55 (4), 303–315.

Ohlis, A., et al. (2023): Experiences of dialectical behaviour therapy for adolescents: A qualitative analysis. In: Psychology and Psychotherapy: Theory, Research and Practice, 96 (2), 410–425.

Oud, M., et al. (2018): Specialized psychotherapies for adults with borderline personality disorder: A systematic review and meta-analysis. In: Australian & New Zealand Journal of Psychiatry, 52 (10), 949–961.
Oud, M., et al. (2019): Effectiveness of CBT for children and adolescents with depression: A systematic review and meta-regression analysis. In: European Psychiatry, 57, 33–45.
Plessen, C. Y., et al. (2023): Exploring the efficacy of psychotherapies for depression: a multiverse meta-analysis. Unter: https://mentalhealth.bmj.com/content/26/1/e300626 (letzter Zugriff: 5. Juli 2023).
Renneberg, B., & Herpertz, S. C. (2021): Persönlichkeitsstörungen. Göttingen: Hogrefe.
Segal, Z. V., et al. (2009): Achtsamkeitsbasierte Kognitive Therapie für Depressionen. Ein Ansatz zur Rückfallprophylaxe. Tübingen: Dgvt-Verlag.
Simonsen, S., et al. (2019): European guidelines for personality disorders: past, present and future. Unter: https://bpded.biomedcentral.com/articles/10.1186/s40479-019-0106-3 (letzter Zugriff: 5. Juli 2023).
Stein, D. J., et al. (2020): Mental, behavioral and neurodevelopmental disorders in the ICD-11: an international perspective on key changes and controversies. Unter: https://bmcmedicine.biomedcentral.com/articles/10.1186/s12916-020-1495-2 (letzter Zugriff: 5. Juli 2023).
Taubner, S., et al. (2019): Mentalisierungsbasierte Therapie. Göttigen: Hogrefe.
Tilley, J. L., et al. (2022): Dialectical behaviour therapy (DBT) for high-risk transgender and gender diverse (TGD) youth: A qualitative study of youth and mental health providers' perspectives on intervention relevance. In: Psychology and Psychotherapy: Theory, Research and Practice, 95 (4), 1056–1070.
Vittorio, L. N., et al. (2022): Using Socratic Questioning to promote cognitive change and achieve depressive symptom reduction: Evidence of cognitive change as a mediator. Behaviour Research and Therapy, 150 (104035).
Voderholzer, U. (2022): Therapie psychischer Erkrankungen – State of the art. München: Urban & Fischer.
Volkert, J., et al. (2018): Prevalence of personality disorders in the general adult population in Western countries: systematic review and meta-analysis. The British Journal of Psychiatry, 213, 709–715.
Wertz, J., et al. (2020): Borderline Symptoms at Age 12. Signal Risk for Poor Outcomes During the Transition to Adulthood: Findings From a Genetically Sensitive Longitudinal Cohort Study. In: Journal of the American Academy of Child & Adolescent Psychiatry, 59, 1165–1177.
Widiger, T. A., & Costa, P. T. Jr. (2013). Personality disorders and the five-factor model of personality. Washington: American Psychological Association.
Wiles, N. J., et al. (2016): Long-term effectiveness and cost-effectiveness of cognitive behavioural therapy as an adjunct to pharmacotherapy for treatment-resistant depression in primary care: follow-up of the CoBalT randomised controlled trial. In: The Lancet Psychiatry, 3 (2), 137–144.
Winograd, G., et al. (2008): Adolescent borderline symptoms in the community: prognosis for functioning over 20 years. In: Journal of Child Psychology and Psychiatry, 49 (9), 933–941.
Winsper, C., et al. (2016): The aetiological and psychopathological validity of borderline personality disorder in youth: A systematic review and metaanalysis. In: Clinical Psychology Review, 44, 13–24.
Winsper, C., et al. (2020): The prevalence of personality disorders in the community: a global systematic review and meta-analysis. The British Journal of Psychiatry, 216, 69–78.
World Health Organization (WHO) (1992): International Classification of diseases. 10. Auflage. Genf: WHO.
World Health Organization (WHO) (2022): International Classification of diseases. 11. Auflage. Genf: WHO.

Yeomans, F. E., et al. (2017): Übertragungsfokussierte Psychotherapie für Borderline-Patienten: Das TFP-Praxismanual. Stuttgart: Schattauer
Young, J. E. (2019): Kognitive Therapie für Persönlichkeitsstörungen: Ein schemafokussierter Ansatz. Tübingen: DGVT Verlag.
Zanarini, M. C. (2007): The subsyndromal phenomenology of borderline personality disorder: a 10-year follow-up study. In: The American Journal of Psychiatry, 164 (6), 929–935.
Zanarini M. C., et al. (2010): Time to attainment of recovery from borderline personality disorder and stability of recovery: A 10-year prospective follow-up study. In: The American Journal of Psychiatry, 167, 663–667.

Kapitel 3

Al-Buhari, S. (2010): Die Sammlung der Hadithe. Stuttgart: Reclam.
Ahrens-Eipper, S., et al. (2009): Mutig werden mit Til Tiger. Ein Trainingsprogramm für sozial unsichere Kinder. Göttingen: Hogrefe.
Annies, S. (2022): Karalie und Paul. Von Menschen und Spiegeln. Norderstedt: Books on demand.
Bandelow, B. (2008): Selbstvertrauen. Sind die Gene oder die Eltern schuld? Unter: https://www.focus.de/familie/erziehung/familie/nie-wieder-schuechtern-selbstvertrauen_id_2778025.html / (letzter Zugriff: 5. Juli 2023).
Bandura, A. (1977): Self-efficacy: Toward a unifying theory of behavioral change. In: Psychological Review, 84 (2), 191–215.
Bandura, A. (1997): Self-efficacy. The exercise of control. New York: Freeman and Company.
Barnes-Holmes, D., et al. (2020): Updating RFT (More Field than Frame) and Implications for Process Based Therapy. In: The Psychological Record, 70, 605–624.
Beck, J. (1999): Praxis der kognitiven Therapie. Weinheim: Beltz/PVU.
Becker, A. E., et al. (2011): Social network media exposure and adolescent eating pathology in Fiji. In: British Journal of Psychiatry, 198 (1), 43–50.
Bibel (2016): Einheitsübersetzung der Heiligen Schrift. Stuttgart: Katholische Bibelanstalt.
Bibel (2017): Lutherbibel revidiert. Stuttgart: Deutsche Bibelgesellschaft.
Bohus, M., & Wolf-Arehult, M. (2018): Interaktives SkillsTraining für Borderline-Patienten. Stuttgart: Schattauer.
Caspar, F. (2018): Beziehungen und Probleme verstehen. Eine Einführung in die psychotherapeutische Plananalyse. Göttingen: Hogrefe.
[His Holiness the] Dalai Lama (2011): How to be compassionate: A handbook for creating inner peace and a happier world. London: Random House.
Davis, M. (2009): Street Gang: The Complete History of Sesame Street. New York: Penguin Books.
Diener, C. (2006): Die Schatzkiste. In: S. Fliegel & A. Kämmerer (Hrsg.): Psychotherapeutische Schätze. 101 bewährte Übungen und Methoden für die Praxis. Tübingen: Dgvt-Verlag, 155.
Eifert, G. H. (2022): Akzeptanz- und Commitment-Therapie (ACT). Fortschritte der Psychotherapie. Göttingen: Hogrefe.
Faber, A., & Mazlish, E. (2019): So sag ich's meinem Kind: Wie Kinder Regeln fürs Leben lernen. München: Oberstebrink Verlag.
Fennell, M. (2005): Anleitung zur Selbstachtung. Bern: Huber.
Fennell, M. (2021): The Overcoming Low Self Esteem Handbook. London: Robinson.
Fernyhough, C. (2018): Selbstgespräche. Von der Wissenschaft und Geschichte unserer inneren Stimme. München: Komplettmedia.
Flückiger, C. (2021): Basale Wirkmodelle in der Psychotherapie. In: Psychotherapeut, 66, 73–82.

Foxcroft, L. (2014): Rauchen, Lesen, Seife essen. Unter: https://www.nzz.ch/folio/rauchen-lesen-seife-essen-ld.1621719 (letzter Zugriff: 5. Juli 2023).
Frisina, P. G., et al. (2004): A meta-analysis of the effects of written emotional disclosure on the health outcomes of clinical populations. In: Journal of Nervous and Mental Disease, 192 (9), 629–634.
Galante, J., et al. (2014): Effect of kindness-based meditation on health and well-being: A systematic review and meta-analysis. In: Journal of consulting and clinical psychology, 82 (6), 1101.
Gilbert, P., & Choden (2013): Achtsames Mitgefühl. Freiburg i. Br.: Arbor Verlag.
Gilbert, P., & Choden (2020): Achtsames Mitgefühl. Ein kraftvoller Weg, das Leben zu verwandeln. Freiburg. i. Br.: Arbor Verlag.
Gilbert, P., & Proctor, S. (2006): Compassionate mind training for people with high shame and self-criticism: Overview and pilot study of a group therapy approach. In: Clinical Psychology and Psychotherapy, 13 (6), 353–379.
Goncalves, O. F. (1995): Cognitive Narrative Psychotherapy: The hermeneutic construction of alternative meanings. In: M. J. Mahoney (Hrsg.): Cognitive and constructive psychotherapies. Theory, research and practice. New York: Springer, 139–162.
Gräßer, M., et al. (2020): Therapie-Tools Ressourcenmalbuch für Kinder und Jugendliche. Weinheim: Beltz.
Grawe, K. (1992): Komplementäre Beziehungsgestaltung als Mittel zur Herstellung einer guten Beziehung. In: J. Margraf & J. C. Brengelmann (Hrsg.): Die Therapeut-Patient-Beziehung in der Verhaltenstherapie. München: Röttger, 215–244.
Grawe, K. (1998): Psychologische Therapie. Göttingen: Hogrefe.
Gruber, T. (2020): Therapie-Tools Ressourcenaktivierung. Weinheim: Beltz.
Hayes, S. C. (2004): Acceptance and commitment therapy, relational frame theory, and the third wave of behavioral and cognitive therapies. In: Behavior Therapy, 35, 639–665.
Hayes, S. C., & Hofmann, S. (Hrsg.) (2018): Process-based CBT. The science and core clinical competencies of CBT. Oakland: New Harbinger Publications.
Hayes, S. C., et al. (Hrsg.) (2001): Relational Frame Theory. A Post-Skinnerian Account of Human Language and Cognition. New York: Kluwer Academic Publisher.
Hebräische Bibel (2015): The Jerusalem Bible Edition of The Koren Tanakh. Jerusalem: Koren Publishers.
Heimes, S. (2011): Kreatives und therapeutisches Schreiben. Göttingen: Vandenhoeck & Ruprecht.
Hilbert, A., & Martin, A. (2015): Wirkfaktoren des psychotherapeutischen Prozesses. In: Psychotherapeut, 60, 185–186.
Holmes, E. A., et al. (2007): Imagery Rescripting in Cognitive Behaviour Therapy: Images, Treatment Techniques and Outcomes. In: Journal of Behavior Therapy and Experimental Psychiatry, 38, 297–305.
Juul, J. (2020): Respekt, Vertrauen & Liebe: Was Kinder von uns brauchen. Weinheim: Beltz.
Kanfer, F. H. (1996): Selbstmanagement-Therapie. Berlin: Springer.
Kant, I. (1990 [1900ff.]): Gesammelte Schriften. Hrsg. von Preußische Akademie der Wissenschaften (Bd. 1–22), Deutsche Akademie der Wissenschaften zu Berlin (Bd. 23), Akademie der Wissenschaften zu Göttingen (ab Bd. 24). Berlin: Reimer.
Karakasidou, E., & Stalikas, A. (2017): The Effectiveness of a Pilot Self-Compassion Program on Well Being Components. In: Psychology, 8, 538–549.
Kazantis, N., et al. (2018): The processes of CBT. A review of meta-analyses. In: Cognitive Therapy and Research, 42, 349–357.
Koran (2010): Vollständige Ausgabe. Hamburg: Nikol.
Kurth, M. (2021): 199 Fragen an dich selbst. Hamburg: Rowohlt.
Lange, A., et al. (2003): Interapy. A controlled randomised trial of the standardized treatment of

posttraumatic stress through the internet. In: Journal of Consulting and Clinical Psychology, 71, 901–909.
Lepore, S. J., & Smyth, J. M. (Hrsg.) (2002): The Writing Cure: How Expressive Writing Promotes Health and Emotional Well-being. Washington, D. C.: American Psychological Association.
Linehan, M. M. (1993): Cognitive Behavioral Treatment of Borderline Personality Disorder. New York: Guilford Press.
Linehan, M. M. (1996): Trainingsmanual zur Dialektisch-Behavioralen Therapie der Borderline-Persönlichkeitsstörung. München: CIP Medien.
Lohmann, B., & Annies, S. (2016): Achtsamkeit in der Verhaltenstherapie. Stuttgart: Schattauer.
Meichenbaum, D. (1995): Changing conceptions of cognitive-behavior-modification. Retrospect and prospect. In: M. J. Mahoney (Hrsg.): Cognitive and constructive psychotherapies. Theory, research and practice. New York: Springer, 20–26.
Meichenbaum, D. (2012): Intervention bei Stress. Bern: Huber.
Meichenbaum, D. (2014): Ways to Bolster Resilience in Traumatized Clients: Implications for Psychotherapists. In: Journal of Constructivist Psychology, 27 (4), 329–336.
Meichenbaum, D. (2017): A constructive narrative perspective on trauma and resilience: The role of cognitive and affective processes. In: S. N. Gold (Hrsg.): APA handbook of trauma psychology: Foundations in knowledge. Worcester: American Psychological Association, 429–442.
Messner, R. (2021) unter: https://www.bergundsteigen.com/wp-content/uploads/2021/12/bergundsteigen_115_sommer-2021.pdf (letzter Zugriff: 5. Juli 2023), 102.
Meyer, L. (2019): Geschäft mit dem Abnehmen. Unter: https://www.tagesspiegel.de/wirtschaft/die-diat-branche-verliert-an-gewicht-4026265.html (letzter Zugriff: 5. Juli 2023).
Michelberger, M. (2021): Body Politics. Ein Manifest. Hamburg: Rowohlt-Verlag.
Müller-Engelmann, M., & Steil, R. (2017): Cognitive restructuring and imagery modification for posttraumatic stress disorder (CRIM-PTSD): A pilot study. In: Journal of Behavior Therapy and Experimental Psychiatry, 54, 44–50.
Müller-Engelmann, M., et al. (2018): Adressing the Negative Self-Concept in Posttraumatic Stress Disorder by a Three-Session Programme of Cognitive Restructuring and Imagery Modification (CRIM-PTSD): A Case Study. In: Journal of Behavioral and Brain Science, 8, 319–327.
Neff, K. (2012): Selbstmitgefühl. München: Kailash Verlag.
Neff, K. (2014): Selbstmitgefühl. Schritt für Schritt. Freiburg i. Br.: Arbor.
Neff, K., & Germer, C. K. (2013): A pilot study and randomized controlled trial of the mindful self-compassion program. In: Journal of Clinical Psychology, 69 (1), 28–44.
Neff, K., & Germer, C. K. (2019): Selbstmitgefühl. Das Übungsbuch. Freiburg i. Br.: Arbor.
Norcross, J. C., & Lambert, M. J. (2018): Psychotherapy relationships that work III. In: Psychotherapy, 55 (4), 303–315.
Orlinsky, D., & Howard, K. (1986): Process and Outcome in Psychotherapy. In: S. L. Garfield & A. E. Bergin (Hrsg.): Handbook of Psychotherapy and Behavior Change. New York: Wiley, 311–384.
Orth, I., & Petzold, H. (2008): Leib, Sprache, Geschichte in einer integrativen und kreativen Psychotherapie. Über die Heilkraft von »Poesietherapie« und »kreativen Medien«. In: Integrative Therapie, 1, 99–132.
Pennebaker, J. W. (1997a): Opening Up: The Healing Power of Expressing Emotions. New York: Guilford Press.
Pennebaker, J. W. (1997b): Writing about emotional experiences as a therapeutic process. In: Psychological Science, 8, 162–166.
Pennebaker, J. W. (2010): Heilung durch Schreiben. Ein Arbeitsbuch zur Selbsthilfe. Huber: Bern.
Petzold, H. G. (2012): Transversale Identität und Identitätsarbeit. Die Integrative Identitätstheorie als Grundlage für eine entwicklungspsychologisch und sozialisationstheoretisch

begründete Persönlichkeitstheorie und Psychotherapie – Perspektiven »klinischer Sozialpsychologie«. In: Ders. (Hrsg.): Identität. Ein Kernthema moderner Psychotherapie. Wiesbaden: VS Verlag für Sozialwissenschaften, 407–603.
Pink, D. H. (2022): Die Kraft der Reue: Wie der Blick zurück uns hilft, nach vorne zu schauen. Eine völlig neue Perspektive auf eine unterschätzte Emotion. Berlin: Allegria.
Rogers, C. R. (1983a): Die klientenzentrierte Gesprächspsychotherapie. Client-Centered Therapy. Frankfurt a. M.: Fischer Taschenbuch Verlag.
Rogers, C. R. (1983b): Therapeut und Klient – Grundlagen der Gesprächspsychotherapie. Frankfurt a. M.: Fischer Taschenbuch Verlag.
Rogers, C. R. (2018): Entwicklung der Persönlichkeit (Konzepte der Humanwissenschaften): Psychotherapie aus der Sicht eines Therapeuten. Stuttgart: Klett Cotta.
Salzberg, S. (2012): Metta Meditation. Freiburg i. Br.: Arbor.
Shonin, E., et al. (2015): Buddhist-derived loving-kindness and compassion meditation for the treatment of psychopathology: A systematic review. In: Mindfulness, 6, 1161–1180.
Singer, T., & Bolz, M. (Hrsg.) (2013): Mitgefühl in Alltag und Forschung. Ebook: Max-Plank-Society, Germany.
Skinner, B. F. (1957): Verbal behavior. New York: Appleton Century Croft.
Stenzel, N., & Berking, M. (2012): Wirkfaktoren in der Psychotherapie. In: M. Berking & W. Rief (Hrsg.): Klinische Psychologie und Psychotherapie für Bachelor. Heidelberg/Berlin: Springer, 149–164.
Strack, F., et al. (1988): Inhibiting and Facilitating Conditions of the Human Smile: A Nonobtrusive Test of the Facial Feedback Hypothesis. In: Journal of Personality an Social Psychology, 54, 768–777.
Stucki, C., & Grawe, K. (2007): Bedürfnis- und Motivorientierte Beziehungsgestaltung. Hinweise und Handlungsanweisungen für Therapeuten. In: Psychotherapeut, 52, 16–23.
Telgheder, M. (2023): Neue Anbieter wollen am Schönheits-Boom mitverdienen. Unter: https://www.handelsblatt.com/unternehmen/dienstleister/m1-kliniken-und-medidate-neue-anbieter-wollen-am-schoenheits-boom-mitverdienen/21098448.html (letzter Zugriff: 5. Juli 2023).
Thich Nhat Hanh (2004): Jeden Augenblick genießen. Übungen zur Achtsamkeit. Stuttgart: Theseus.
VDÄPC (2022): VDÄPC-Statistik 2022: Zahlen, Fakten, Entwicklungen in der Ästhetisch-Plastischen Chirurgie. Unter: https://vdaepc.de/vdaepc-statistik-2022-zahlen-fakten-entwicklungen-in-der-aesthetisch-plastischen-chirurgie/ (letzter Zugriff: 5. Juli 2023).
Walden, K., et al. (2000): ALF Allgemeine Lebenskompetenzen und Fertigkeiten. 5. Klasse. Hohengehren: Schneider Verlag.
Wengenroth, M. (2016): Das Leben annehmen: So hilft die Akzeptanz- und Commitment-Therapie (ACT). Göttingen: Hogrefe.
Wirtz, M. A. (2021): Lexikon der Psychologie – Dorsch. Göttingen: Hogrefe.
Zessin, U., et al. (2015): The relationship between self-compassion and well-being: A meta-analysis. In: Applied Psychology: Health and Well-Being, 7 (3), 340–364.

Kapitel 4

Bohus, M., & Wolf-Arehult, M. (2018): Interaktives SkillsTraining für Borderline-Patienten. Stuttgart: Schattauer.
Meichenbaum, D. (2012): Intervention bei Stress. Bern: Huber.
Pennebaker, J. W. (2010): Heilung durch Schreiben. Ein Arbeitsbuch zur Selbsthilfe. Huber: Bern.
Sturmey, P. (2009): Behavioral activation is an evidence-based treatment for depression. In: Behavior Modification, 33, 818–829.